糖尿病及肥胖
诊治新技术

New Technologies for Diagnosis and
Treatment of Diabetes and Obesity

主 编

贾伟平

副主编

包玉倩　周　健

上海科学技术出版社

图书在版编目（CIP）数据

糖尿病及肥胖诊治新技术 / 贾伟平主编. -- 上海 :
上海科学技术出版社, 2023.1
ISBN 978-7-5478-5869-1

Ⅰ. ①糖… Ⅱ. ①贾… Ⅲ. ①糖尿病－诊疗②肥胖病
－诊疗 Ⅳ. ①R587.1②R589.2

中国版本图书馆CIP数据核字(2022)第168164号

糖尿病及肥胖诊治新技术
主编　贾伟平
副主编　包玉倩　周　健

上海世纪出版(集团)有限公司
上海科学技术出版社 出版、发行
(上海市闵行区号景路 159 弄 A 座 9F－10F)
邮政编码 201101　　www.sstp.cn
苏州美柯乐制版印务有限责任公司印刷
开本 889×1194　1/16　印张 14.25
字数 330 千字
2023 年 1 月第 1 版　2023 年 1 月第 1 次印刷
ISBN 978－7－5478－5869－1/R・2600
定价：140.00 元

本书如有缺页、错装或坏损等严重质量问题，请向印刷厂联系调换

内容提要

本书对糖尿病及肥胖症的临床新技术和新成果进行了系统阐述,介绍了糖尿病病理生理评估新技术、糖尿病精确诊断和监测新技术、肥胖症测定新技术、多学科协作下的代谢/减重手术、代谢性疾病的防控新技术及 2 型糖尿病风险及降糖药物疗效的遗传预测技术等,有助于糖尿病及肥胖症的早期筛查、明确诊断、快速鉴别、及时评估及个体化治疗。

本书可作为从事内分泌代谢性疾病临床、教学及科研工作的临床医生和研究人员的参考书,亦可供医学院校相关专业医学生、研究生和内科住院医师在临床工作中使用。

编者名单

主　编　贾伟平

副主编　包玉倩　周　健

编著者　（按姓氏拼音排序）

包玉倩　蔡　淳　胡　承　贾伟平　李华婷　刘月星
陆静毅　马晓静　庞　璨　彭丹凤　于浩泳　赵蔚菁
周　健

主编简介

贾伟平

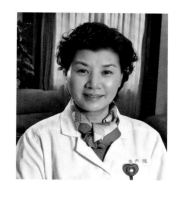

1956年生,江苏省镇江市人,研究生学历,博士学位。内分泌代谢病学及慢性病防治管理专家,九三学社社员。中国工程院院士,中国医学科学院学部委员。上海交通大学讲席教授,博士生导师,上海交通大学医学院附属第六人民医院主任医师。现任上海市糖尿病研究所所长、国家基层糖尿病防治管理办公室主任。兼任《中华内科杂志》总编辑、国际糖尿病联盟西太平洋地区执行理事、*Journal of Molecular Cell Biology* 副主编等职。曾任中华医学会糖尿病学分会主任委员、中华医学会内科学分会副主任委员等。当选第十一、十二届全国人大代表。

长期致力于糖尿病精准诊疗、预警筛查、发病机制的研究及慢病防治工程管理。主持国家重点基础研究发展计划(973)、国家重点研发计划、国家自然科学基金重点项目、重点国际合作研究项目等各类科研项目20余项。以通信(含共同通信)作者在 *BMJ*、*Diabetes Care*、*Lancet Diabetes Endocrinol* 等国际权威期刊发表论文300余篇。以第一、第二完成人获得国家科学技术进步奖二等奖2项,以第一完成人获得省部级科学技术进步奖一等奖5项。获何梁何利基金科学与技术进步奖、谈家桢生命科学临床医学奖、吴阶平-保罗·杨森医学药学奖、亚洲糖尿病研究协会 Distinguished Research Award for Epidemiology of Diabetes in Asia(流行病学杰出研究奖)。

前　言

过去的 30 年里,我国经济飞速发展,人们的生活方式、饮食习惯都发生了巨大变化,同时也伴随着疾病谱的改变,以糖尿病为代表的各种慢性疾病死亡数已占到了全部死亡人数的 88.5%。《中国统计年鉴 2021》报道我国总人口为 14.121 2 亿,其中 34.3% 的人超重,16.4% 肥胖;11.9% 的成人患有糖尿病。糖尿病导致的多种并发症和合并症,如失明、肾功能衰竭、截肢、心肌梗死、卒中已成为人类致死和致残的主要病因,这不仅对患者身心健康造成巨大损害,亦对我国医疗卫生体系的慢病防控提出了严峻挑战。应对糖尿病的防控策略是关口前移,加速遏制,逐渐消除糖尿病对实际人群的健康危害。根据糖尿病发生和发展的临床进程,设置了降低糖尿病发病率、提高知晓率和血糖控制率、降低慢性并发症与合并症发病率、降低重要器官功能衰竭发生率、降低伤残率和病死率等各阶段目标。当前,在我国进入全面建设社会主义现代化国家新时代的关键时期,国家更是把保障人民健康放在优先发展战略位置。深入开展健康中国行动,坚持预防为主,加强重大慢性病的健康管理。

为了更好地担负起"坚持面向人民生命健康"历史赋予的重任,不断探索疾病的发病机制,创新预防及诊疗的技术,及时开展培训和推广,使得更多的专业工作者和民众获益——这正是本书所有编者的初心和践行使命的具体举措。上海交通大学医学院附属第六人民医院内分泌代谢科成立 30 余年来,聚焦糖尿病、肥胖等重大代谢性疾病,开展病因、发病机制、早期筛查、精准诊治、监测管理等研究和新技术的开发,取得了一系列的科研成果,在国内外都产生了较大影响力。本书内容汇总了各位编者多年的科研工作成果及国内外最新研究进展。在糖尿病方面,分别介绍了精确评估糖尿病病理生理的技术和科研或临床最适用的方法,包括糖尿病精准诊治新技术、基层适用技术及管理方案,持续葡萄糖监测的关键技术、临床应用的标准及发展前景,以及糖尿病遗传和环境风险预警技术的建立与应用等。在肥胖症方面,着重揭示中国肥胖症的临床特点,介绍精密测定技术和简易测量方法的建立及临床应用,尤其是编者团队创立的多学科团队协作下的代谢减重手术的系列研究成果。还值得一提的是,编者在长期积累的临床诊治经验和社区防控实践的基础上,结合对我国代谢性疾病实际防控情况的评估,充分考虑地区文化、社会经济和制度等方面的差异性,创建适合中国人群的代谢性疾病防控模式。

希望本书的出版能为我国糖尿病和肥胖症的预防和干预提供新的研究思路和技术方法,促进新技术向临床应用转化,进一步提升、优化我国糖尿病和肥胖症的综合管理体系,并在指导临床医生开展临床和科研工作、科普代谢性疾病相关核心知识及教育医学院校学生等多方面,能有所助益。

中国工程院院士

2022 年 10 月

目　录

第一章　**糖尿病病理生理评估新技术**

·· 001

第一节　评估胰岛素敏感性的"金标准"：高胰岛素-正葡萄糖钳夹
　　　　技术·005

第二节　精确评估胰岛 β 细胞功能的"金标准"：高葡萄糖钳夹技术·015

第三节　精确评估胰岛 β 细胞分泌功能早期变化新技术：胰岛素慢速
　　　　脉冲分泌波动检测技术·022

第四节　临床常用的胰岛 β 细胞分泌功能评估方法：葡萄糖耐量-胰岛素
　　　　释放试验·047

第五节　衡量胰岛 β 细胞储备功能的非糖物质刺激试验·056

第二章　**糖尿病诊断和监测新技术**

·· 067

第一节　糖尿病个体化治疗的精密监测技术：持续葡萄糖监测·068

第二节　糖尿病诊断及控制评估指标：糖化血红蛋白·082

第三节　糖尿病控制评估指标：糖化白蛋白·095

第三章　**肥胖症测定新技术**

·· 109

第一节　肥胖的测定方法和诊断标准·110

第二节　精确测定人体腹部体脂分布的磁共振法·116

第三节　适用于人群腹型肥胖诊断的简易参数·124

第四节　静息能量消耗的间接测热技术·133

第四章　**多学科协作下的代谢/减重手术**

137

第五章　**代谢性疾病的防控新技术**

149

第一节　中国糖尿病和肥胖病的防控现状·150

第二节　慢性非传染性疾病防控理念·156

第三节　代谢性疾病的一线防控："守门人"角色·159

第四节　人工智能技术助力糖尿病并发症筛查·181

第五节　代谢性疾病防控的三级联动模式·187

第六章　**2型糖尿病风险及降糖药物疗效的遗传预测技术**

195

第一节　2型糖尿病的遗传预警技术·196

第二节　降糖药物疗效的遗传预测技术·209

第一章
糖尿病病理生理评估新技术

多种生理因素参与维持机体葡萄糖的动态平衡,其中最重要的是胰岛 β 细胞对葡萄糖的反应性(胰岛素分泌)及组织对胰岛素的敏感性(胰岛素作用)。正常状态下,胰岛 β 细胞合成胰岛素后储存在细胞内的胰岛素分泌颗粒中,在受到适当的分泌刺激下将胰岛素释放入血。胰岛 β 细胞的分泌具有一定的特点,呈脉冲式分泌(pulsatile secretion)、时相分泌(phasic secretion)。机体的胰岛素分泌可以根据需求进行瞬间调节,控制因进餐、运动等引起的血糖波动,使血糖水平稳定在狭窄的生理范围内。

胰岛 β 细胞胰岛素分泌缺陷和(或)靶组织对胰岛素敏感性降低是糖尿病发病的重要病理生理机制。胰岛素敏感性降低又称胰岛素抵抗,是指胰岛素与其特异性受体结合后生物效应低于正常水平,即胰岛素不能有效地促进周围组织摄取葡萄糖及抑制肝脏葡萄糖输出。尽管两个致病机制在不同的个体中参与的程度并不完全一致,然而只有在胰岛 β 细胞的分泌功能缺陷(质和量)严重至不足以维持葡萄糖代谢稳态时才出现临床高血糖表现。评价胰岛素分泌和胰岛素敏感性的方法有多种,包括采用"金标准"方法测定得到的精确指数,以及通过不同时间点的血糖和血清胰岛素或 C 肽水平计算得到的简易参数(表 1 - 1 和表 1 - 2)。

检测及评价胰岛 β 细胞分泌功能的方法主要有胰岛素脉冲式分泌、葡萄糖刺激或非糖物质刺激的胰岛素分泌(包括时相、峰值、分泌持续时间)及胰岛 β 细胞分泌其他物质的功能。胰岛素脉冲样分泌的测定、高葡萄糖钳夹试验是敏感性最高的试验,其他试验的敏感性由高到低依次为静脉葡萄糖耐量-胰岛素释放试验(intravenous glucose tolerance test and insulin releasing test, IVGTT - IRT)、甲苯磺丁脲刺激试验、精氨酸刺激试验、胰高血糖素刺激试验及口服葡萄糖耐量-胰岛素释放试验(oral glucose tolerance test and insulin releasing test, OGTT - IRT)。选择合适的方法是正确评估胰岛 β 细胞功能的前提,需综合考虑不同的检测方法在糖尿病自然病程中检出胰岛 β 细胞功能异常的敏感性、特异性及评估的目的。在糖调节尚处于正常阶段的糖尿病高危人群中可用高葡萄糖钳夹试验;在胰岛 β 细胞逐渐减退过程中,可选用 IVGTT - IRT、OGTT - IRT 早期评价胰岛素分泌的指标;而在发生糖尿病之后,可将精氨酸刺激试验及

表1-1 胰岛β细胞分泌功能评估和检测方法的比较

原理	名称	操作	主要参数	临床应用	优点	缺点
胰岛素脉冲式分泌	慢速脉冲分泌波动	给予受试对象一定的葡萄糖负荷,每15~20分钟采血一次,持续24~48小时	ISR、MCR-I 血糖、胰岛素、C肽脉冲曲线	评估糖尿病易感者潜在的胰岛β细胞功能缺陷,亦可用于观察糖尿病患者治疗前后胰岛β细胞功能的变化	精确评价早期β细胞功能改变的手段之一	耗时长、操作复杂、重复性差,不适用于群体研究
葡萄糖刺激的胰岛素分泌	高葡萄糖钳夹试验	空腹静息状态外源性输注的同时限定的空腹葡萄糖,使血糖迅速达到比空腹血糖高约1倍水平,并维持2~3小时,计算稳态后血胰岛素平均浓度	双相胰岛素分泌、最大胰岛素分泌量、MCR-G、ISI	评价胰岛β细胞功能的精确方法,可同时评价胰岛β细胞在葡萄糖刺激后胰岛素的分泌能力及胰岛素敏感性	"金标准",发现早期及潜在胰岛β细胞功能减退,同时能较好地反映胰岛素敏感性	耗时长、操作复杂、重复性差,不适用于群体研究
	IVGTT-IRT	以0.5 g/kg葡萄糖计算,用50%或25%葡萄糖液于2~3分钟内静脉推注	AIR	评估糖尿病前期或早期糖尿病患者的胰岛素一相分泌	敏感性高,重复性好,变异性小,与高糖钳夹相关性好	难以评估中晚期糖尿病患者的胰岛β细胞功能,可导致静脉高血糖
	OGTT-IRT	成人:75 g无水葡萄糖;儿童:按1.75 g/kg计算,最大量不超过75 g	早期相:胰岛素分泌指数(ΔI30/ΔG30) 晚期相:胰岛素曲线下面积	用于糖尿病的分型诊断,低血糖的诊断与鉴别诊断	符合生理状态,适合群体研究	未能兼顾个体差异、重复性差、变异系数大
	标准餐试验	标准馒头餐或混合餐	同OGTT	同OGTT	适用于无法进行OGTT者	同OGTT

注:ISR,胰岛素分泌率;MCR-I,胰岛素代谢清除率;MCR-G,葡萄糖代谢清除率;ISI,胰岛素敏感性指数;IVGTT-IRT,静脉葡萄糖耐量-胰岛素释放试验;OGTT-IRT,口服葡萄糖耐量-胰岛素释放试验;AIR,急性胰岛素释放相。

续表

原理	名称	操作	主要参数	临床应用	优点	缺点
非糖物质刺激的胰岛素分泌	精氨酸刺激试验	30~60 秒内静脉推注盐酸精氨酸 5 g	精氨酸指数（胰岛素和 C 肽急性分泌相）	用于评价正常人及 2 型糖尿病的胰岛 β 细胞功能	简单，易行，经济，重复性好，不刺激静脉	不适用于低血糖或血糖水平较高者，不能评估受损晚期的胰岛 β 细胞功能
	胰高血糖素刺激试验	静推 1 mg 胰高血糖素	刺激后 C 肽 6 分钟 > 0.6 nmol/L 表示胰岛功能尚可	主要用于评估糖尿病患者残存的胰岛 β 细胞功能及指导分型	同精氨酸刺激试验	不适用于血糖较高者及嗜铬细胞瘤个体，仅能了解胰岛素快速分泌相
	甲苯磺丁脲（D860）刺激试验	在静注葡萄糖（0.3 g/kg，最大剂量 25 g）后 20 分钟给予一定剂量的甲苯磺丁脲静脉注射	注射后增加的胰岛素曲线下面积或一定时间内平均胰岛素的增量	评估对葡萄糖刺激缺乏反应的个体的胰岛 β 细胞分泌功能，可预测胰岛上磺脲类受体突变个体的药物疗效	操作简单	不能有效反映已接受磺脲类药物治疗的患者的胰岛 β 细胞功能
非胰岛素肽类	PI		正常个体空腹 PI 与 IRI 的比例接近 15%，糖尿病个体 PI/IRI 升高 2~3 倍	预测糖尿病高危个体发生 2 型糖尿病的风险，也是胰岛 β 细胞分泌功能减退的指标	操作简单	不能有效反映已早期损的胰岛 β 细胞功能
	C 肽	可与 OGTT 联合评估胰岛 β 细胞功能	用于胰岛素治疗的糖尿病患者	不受外源性胰岛素的影响	同 OGTT	

注：PI，胰岛素原；IRI，免疫反应性胰岛素。

OGTT－IRT 的双相胰岛素分泌反应的变化作为判断病情轻重的指标；在胰岛 β 细胞功能即将衰竭时，只能选择胰高血糖素刺激试验来判断其衰竭程度。

表1-2　胰岛素敏感性（胰岛素抵抗）的评估和检测方法的比较

方　　法	优　　点	缺　　点	适　　用
HEC	检测胰岛素敏感性金标准	昂贵，费时，需专业人员和专业设备	小样本人群科研
IST	较 HEC 简便易行；与 HEC 相关性较好	操作仍显复杂；肝糖输出未完全抑制，影响结果判读	各研究人群
MMT	相对 HEC 费用低；NGT 人群与 HEC 相关性好	采血次数多，需要特殊软件	NGT 人群，IGT 人群
空腹状态指数（FINS，HOMA－IR，QUICK，李光伟指数，Bennett ISI）	简便易行	胰岛素测定非标准化；无公认的判断切点	NGT 人群，IGT 人群，早期 2 型糖尿病人群，流行病学调查
OGTT 衍生的动态指数（Matsuda，Stumvoll，Gutt）	评估肝脏和外周组织胰岛素敏感性；操作简便易行	计算较繁琐；胰岛素测定非标准化；无公认的判断切点	NGT 人群，IGT 人群，早期 2 型糖尿病人群

注：NGT，正常糖耐量；IGT，糖耐量减退；HEC，高胰岛素-正葡萄糖钳夹；IST，胰岛素抑制试验；MMT，微小模型技术；OGTT，口服葡萄糖耐量试验。

　　本章将对评价胰岛素敏感性的精确方法——高胰岛素-正葡萄糖钳夹技术，评价胰岛 β 细胞分泌功能的方法——胰岛素脉冲样分泌、高葡萄糖钳夹试验、静脉葡萄糖耐量-胰岛素释放试验、精氨酸刺激试验、胰高血糖素刺激试验及口服葡萄糖耐量-胰岛素释放试验等技术逐一进行介绍。

第一节　评估胰岛素敏感性的"金标准"：高胰岛素-正葡萄糖钳夹技术

一、历史背景

多种生理因素参与维持机体葡萄糖动态平衡，其中最根本的是胰岛 β 细胞对葡萄糖的反应性及组织对胰岛素的敏感性。早在 20 世纪 30 年代，Himsworth 首先采用 OGTT，观察到各种类型糖尿病胰岛素敏感性的差异。随后 Yalow 和 Berson 建立了胰岛素放射免疫测定方法，为全面认识葡萄糖-胰岛素的相互作用提供了可能。1966 年 Andres 等根据葡萄糖-胰岛素的负反馈原理，创立了一种开放性的、可受研究者控制的定量分析胰岛素分泌和作用的方法——葡萄糖钳夹技术。这项技术通过持续性输注可控制浓度及速率的外源性胰岛素和（或）葡萄糖，使血糖达到稳定状态，以检查葡萄糖、胰岛素及其他物质的代谢过程。1979 年 DeFronzo 等对该技术做了详细研究并应用于人体，从此推动了葡萄糖钳夹技术在世界范围内的应用。

高胰岛素-正葡萄糖钳夹技术（hyperinsulinemic-euglycemic clamp，HEC）是评价机体胰岛素敏感性的精确方法，可以精确测定外周组织的胰岛素敏感性，具有稳态、定量、重复性好的优点，能够排除内源胰岛素及升糖因素的影响，客观反映外源胰岛素制剂的药代动力学和药效动力学特点，在临床试验中是研发新型胰岛素制剂及胰岛素类似物的国际公认的可靠方法。该技术的缺点是不能反映内源性葡萄糖（即肝糖）产生及葡萄糖在细胞内利用的情况。扩展高胰岛素-正葡萄糖钳夹技术是指在高胰岛素-正葡萄糖钳夹技术的基础上，联合应用同位素稀释追踪技术及间接测热技术，测定机体胰岛素敏感性的方法，同时可以全面了解机体内葡萄糖的生成及利用的情况。将这项技术应用于胰岛素抵抗相关疾病（如肥胖、2 型糖尿病等），可以明确胰岛素抵抗的程度及机制，对阐明药物或非药物措施对胰岛素敏感性的影响及作用机制有独到之处。

2000 年，上海交通大学医学院附属第六人民医院严格按照 DeFronzo 的经典操作流程，率先在国内建立了扩展高胰岛素-正葡萄糖钳夹技术，确立了中国人正常体重-正常糖耐量（normal glucose tolerance，NGT）、超重/肥胖- NGT、超重/肥胖-糖耐量减退（impaired glucose tolerance，IGT）、超重/肥胖-糖尿病（diabetes mellitus，DM），以及不同糖代谢受损亚型的胰岛素敏感性。该项技术已经在国内多家医院成功建立并应用，包括上海交通大学医学院附属瑞金医院、北京协和医院、重庆医科大学附属第一医院、深圳大学第一附属医院等。除了传统人工操作的方式，亦有自动化葡萄糖钳夹试验系统。在传统钳夹试验过程中，需要间隔数分钟测定一次动脉化的血浆葡萄糖浓度以调整葡萄糖输注率（glucose infusion rate，GIR）；而智能化钳夹试验程序能够每分钟检测一次动脉化的全血葡萄糖浓度，并根据该数值与葡萄糖钳夹目标值的负反馈公式调整 GIR。

二、原理及意义

机体组织的葡萄糖代谢可分为胰岛素依赖组织(肌肉和脂肪组织)和非胰岛素依赖组织(脑和内脏组织)。高浓度胰岛素能刺激胰岛素依赖组织摄取葡萄糖,其中肌肉组织摄取85%,脂肪组织仅摄取1%,其余由非胰岛素依赖组织摄取。高胰岛素-正葡萄糖钳夹技术的基本原理是持续输注外源性胰岛素和葡萄糖,阻断胰岛β细胞和胰岛素依赖组织间的反馈调节,达到外源性胰岛素-葡萄糖代谢平衡状态后,根据个体中胰岛素对葡萄糖代谢的作用程度,评价机体胰岛素敏感性。

高胰岛素-正葡萄糖钳夹是在胰岛素-葡萄糖代谢平衡状态下精确测定组织对胰岛素的敏感性。基本方法是:空腹12小时,抽取基础血样后,静脉输注胰岛素,在指定时间内,使血浆胰岛素水平迅速升高并保持于优势浓度(一般为100 mU/L),在此期间,每5分钟测定一次动脉化的静脉血浆葡萄糖值。根据负反馈机制,调整外源性葡萄糖输注率,使血糖保持在基础水平。一般经过2小时,达到胰岛素-葡萄糖代谢稳定状态。由于在血浆胰岛素的优势浓度下,可完全抑制内源性(主要是肝脏)葡萄糖产生,因而此时外源性葡萄糖输注率等于外周组织的葡萄糖利用率,可作为评价外周组织(主要是肌肉组织)胰岛素作用的指标。其缺点在于无法知晓肝糖产生是否被完全抑制。

扩展高胰岛素-正葡萄糖钳夹技术由高胰岛素-正葡萄糖钳夹、放射性同位素稀释追踪(如^{3}H标记葡萄糖示踪)及间接测热共同组成。放射性同位素稀释追踪技术是指通过输注^{3}H标记葡萄糖,跟踪同位素标记葡萄糖的去向,评估机体内源性葡萄糖生成(主要是肝糖)和葡萄糖消失率(glucose disappearance rate, Rd,也即葡萄糖利用率);同理,通过输注^{14}C标记亮氨酸可计算亮氨酸利用率、氧化率、非氧化率及亮氨酸显现率,或利用^{14}C标记软脂酸计算软脂酸的转运率、氧化率或再酯化率。间接测热技术是通过测定受试者O_2和CO_2的交换,计算底物(糖、脂肪和蛋白质)净氧化与非氧化量。因此,扩展高胰岛素-正葡萄糖钳夹技术是国际上公认的测定胰岛素敏感性和评价葡萄糖代谢的"金标准"。

此外,高胰岛素-正葡萄糖钳夹技术可以联合局部插管法定量分析肌肉或内脏组织的葡萄糖交换;联合局部组织活检术分析肌肉或脂肪组织的胰岛素受体数目、酪氨酸激酶活性、葡萄糖转运子数目或糖代谢关键酶活性,研究胰岛素作用缺陷的发生部位。

三、标准操作流程

(一) 高胰岛素-正葡萄糖钳夹技术(共 150 分钟)

受试对象空腹12小时,试验前每天摄入碳水化合物的量不得少于200 g,试验前至少戒酒3天,可以做适量的体力活动;早晨8:00前到实验室,测定身高、体重并排空小便后,仰卧;分别在双前臂头静脉或正中静脉穿刺并留置导管以0.9% NaCl液维持静脉通道,以备抽血及输注各种试验用液。整个试验在受试对象清醒安静状态下进行。

1. 操作步骤

此时取血标本一侧前臂应置于恒温仪中（温度50℃）以保证静脉血动脉化。在钳夹开始10分钟内输注短效胰岛素溶液（40 U/mL）使血浆胰岛素水平迅速升高，随后140分钟内以40 mU/（m^2·min）速率持续输注。在此期间，每5分钟测定一次动脉化的静脉血葡萄糖，输注并调整20%葡萄糖液的输注率，使钳夹血糖值接近研究对象正常空腹血糖值（通常设置为4.4～5.0 mmol/L），并记录调整时间。钳夹期间每10分钟取血标本测定血浆葡萄糖比活性和胰岛素，每30分钟取血标本测C肽、皮质醇、生长激素、胰高血糖素和游离脂肪酸。试验期间收集尿标本测定尿糖含量，用以校正葡萄糖代谢清除率（MCR－G）。所有血样均经离心分离血清或血浆，－70℃保存至测定。

2. 操作要点

整个试验过程需1名临床注册医师，负责GIR即时调整及受试者一般生命体征监护；1名注册护士，负责采血；1名医技人员，负责葡萄糖浓度测定。

高胰岛素-正葡萄糖钳夹技术的成功建立需关注如下几点。

（1）血浆胰岛素保持优势浓度，充分抑制肝糖输出：在规定时间内，使血浆胰岛素水平迅速升高并保持于优势浓度（一般接近100 mU/L），人体内胰岛素浓度高于生理水平时肝糖输出可以被充分抑制，GIR方能真实反映外周组织的Rd，使得客观评价胰岛素制剂的药效动力学参数成为可能。

（2）监测血糖间隔时间：每5分钟监测一次静脉血糖值，根据血糖值调整GIR，使受试者血糖值维持在目标值，变异系数应小于5%。目标血糖需控制在正常空腹血糖±10%范围内。监测血糖的间隔时间如果过长，很难将平台稳定好，易造成血糖波动，引起内源性胰岛素和升糖激素的变化。

（3）充分抑制内源性胰岛素的分泌：C肽的测定反映了内源胰岛素的分泌情况，对平台的稳定尤为重要，稳态后C肽应抑制为低于基础水平的60%。

（4）控制各种干扰因素：选择女性受试者时，需要考虑月经周期对胰岛素敏感性进而对GIR的影响。消除患者紧张和顾虑，稳定患者的情绪，以避免对胰岛素敏感性的影响。整个试验过程，要求患者保持清醒状态，不能入睡。因为清醒和入睡时下丘脑、垂体、靶腺所分泌的各种激素可能有差异，因此，使受试者基础状态一致，减少试验误差。

（5）预防低血糖：试验完毕继续输入葡萄糖液30分钟，给患者进食，防止低血糖的发生，并密切观察患者情况。

（二）扩展高胰岛素-正葡萄糖钳夹（共300分钟）

扩展高胰岛素-正葡萄糖钳夹技术由高胰岛素-正葡萄糖钳夹、^{3}H标记葡萄糖示踪和间接测热三部分组成。受试对象空腹12小时，早晨8：00前到实验室，测定身高、体重并排空小便后，仰卧；分别在双前臂头静脉或正中静脉穿刺并留置导管以0.9%NaCl液维持静脉通道，以备抽血及输注各种试验用液。整个试验在受试对象清醒安静状态下进行（图1－1）。

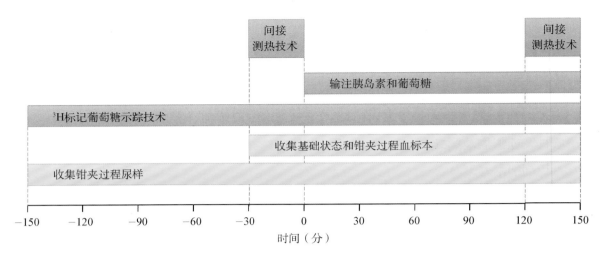

图 1-1　扩展高胰岛素-正葡萄糖钳夹试验流程图

1. ³H 标记葡萄糖示踪技术

^{3}H 标记葡萄糖液(比活性 16.8 Ci/mmol,纯度 99.7%)输注总量为 100 L Ci。初始剂量为 25 L Ci,5 分钟内注入,随后用注射泵以 0.25 L Ci/min 速率持续输注共 5 小时。

2. 高胰岛素-正葡萄糖钳夹技术

共 150 分钟,见上述。

3. 间接测热技术

在钳夹前 30 分钟和钳夹第 120~150 分钟,使用间接测热仪测定基础状态和高胰岛素-正葡萄糖钳夹稳定状态下的葡萄糖在细胞内氧化和非氧化的量。

四、指标解读和参考值

(一)参数计算

(1)普通高胰岛素-正葡萄糖钳夹技术以 MCR-G[mg/(kg·min)]作为胰岛素敏感性指数(insulin sensitivity index, ISI),具体计算为钳夹第 120~150 分钟 GIR 减去空间校正值(space correction, SC)(式 1-1)及尿糖获得。

$$SC = 3.795[(G_1 - G_2) \times 体表面积(m^2)] / 体重(kg) \qquad (式 1-1)$$

式中:

SC:空间校正值;

G_1:调整前的血糖值;

G_2:调整后的血糖值。

(2)扩展高胰岛素-正葡萄糖钳夹技术以 Rd 作为 ISI。

应用 Steele 公式计算钳夹过程每 10 分钟的平均 GIR、葡萄糖空间校正值、血浆葡萄糖显现率(glucose appearance rate, Ra)、血浆 Rd。

1)总 Rd:以钳夹开始 40~150 分钟的平均 Rd 值表示。

2）胰岛素-葡萄糖代谢稳定状态（钳夹稳态期）的 Rd：指高胰岛素稳定状态下，GIR 变化最小的时间段内的 Rd。通常为钳夹第 120~150 分钟。

3）基础状态下的肝糖产生量（hepatic glucose production，HGP）等于 ^{3}H 葡萄糖的输注率（counts/min）除以钳夹前 30 分钟稳定期内的平均血浆葡萄糖比活性（counts/mg）（式 1-2）。基础状态下血糖保持稳定，且没有外源性葡萄糖输注，所以基础 HGP 就等于 Ra 和 Rd。高胰岛素正糖钳夹过程中，HGP 即是 Ra 和 GIR、SC 的差值（式 1-3）。

基础状态下：

$$HGP = \frac{^3H\ 的\ GIR(counts/min)}{钳夹前\ 30\ 分钟稳定期内的平均血浆葡萄糖比活性(counts/mg)}\quad（式1-2）$$

钳夹稳定状态下：

$$HGP = Ra - GIR - SC \quad（式1-3）$$

4）葡萄糖在细胞内的代谢途径及代谢量：利用间接测热技术，根据间接测热仪自带统计软件得出葡萄糖氧化率，葡萄糖非氧化率（即糖原合成率）是 Rd 与葡萄糖氧化率的差值。根据间接测热仪自带统计软件得出脂氧化率。

（二）正常参考值和指标解读

评价是否成功建立扩展高胰岛素-正葡萄糖钳夹技术的要点包括：① 当血胰岛素达到优势浓度时，血糖钳夹在正葡萄糖（正常血糖）状态并保持稳定；② 内源性胰岛素完全被抑制；③ 未见低血糖致明显升糖激素释放；④ 肝糖产生被抑制；⑤ 反映葡萄糖在细胞内代谢状况。

上海交通大学医学院附属第六人民医院严格按照 DeFronzo 的经典技术进行操作，在实施钳夹过程中，观察到下列结果（图 1-2）。

（1）胰岛素浓度高峰达 93.14±12.45 mU/L，随后维持在 63.00±4.86 mU/L，形成稳定高胰岛素状态。

（2）血糖钳夹在 4.97±0.10 mmol/L 的正常水平。

（3）血 C 肽低于基础水平，表明内源性胰岛素分泌已完全抑制，血胰岛素浓度完全由外源性胰岛素决定。

（4）皮质醇、生长激素、胰高血糖素浓度未见显著升高，HGP 为 0，表明钳夹过程中已排除了内源性葡萄糖的影响，此时 Rd 由外源性葡萄糖输注所决定。上述结果都提示扩展高胰岛素-正葡萄糖钳夹技术已成功建立。

在高胰岛素作用下，机体的 Rd 显著增加，是基础状态的两倍。细胞内葡萄糖利用的机制在基础状态（空腹）与高胰岛素状态显著不同。基础状态下葡萄糖利用主要以氧化为主，占 Rd 的 83%，而葡萄糖非氧化率仅占 17%；在高胰岛素状态下，葡萄糖非氧化率（糖原合成）占 Rd 的 54%，糖原合成量是基础状态的 6 倍，这表明胰岛素介导的葡萄糖利用主要是糖原合成增加。高胰岛素作用下，机体脂肪氧化显著减少及血游离脂肪酸浓度大幅度下降，较基础状态降低 4/5，表明胰岛素对脂肪代谢的影响，主要是抑制机体脂肪分解及抑制脂肪氧化供能途径。

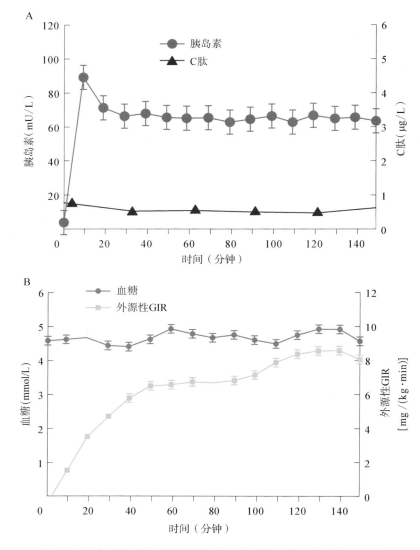

图1-2 高胰岛素-正葡萄糖钳夹时血浆胰岛素和C肽曲线(A)
及血糖和外源性GIR曲线(B)

上海交通大学医学院附属第六人民医院建立的普通高胰岛素-正葡萄糖钳夹技术,M正常值为:8.47±0.60 mg/(kg·min);扩展高胰岛素-正葡萄糖钳夹技术,Rd正常值为:5.86±0.65 mg/(kg·min)。

实际应用中需注意:对于无明显肝糖产生增加的疾病个体,可采用普通高胰岛素-正葡萄糖钳夹技术,并用M值评价机体胰岛素敏感性;反之则以扩展高胰岛素-正葡萄糖钳夹技术及Rd值评价为宜。

五、临床应用

(一)超重/肥胖个体胰岛素敏感性分析

在高胰岛素-正葡萄糖钳夹试验的过程中,正常体重组及超重/肥胖组血糖水平均稳定在正常血糖水平（图 1-3）。正常体重组及超重/肥胖组的基础胰岛素水平分别为 7.3±1.1 mU/L 和 16.3±2.0 mU/L。高胰岛素-正葡萄糖钳夹试验开始后，血浆胰岛素水平皆迅速升高，在 10 分钟达到峰值，分别是 87.5±12.4 mU/L 和 127.8±10.2 mU/L，并分别维持在 63.0±4.9 mU/L 和 78.1±4.7 mU/L 水平，直到钳夹试验结束。无论正常体重组或超重/肥胖组，钳夹稳态与基础状态相比，血 C 肽水平均降低，胰高血糖素水平呈下降趋势，血皮质醇及生长激素水平差异无显著性。

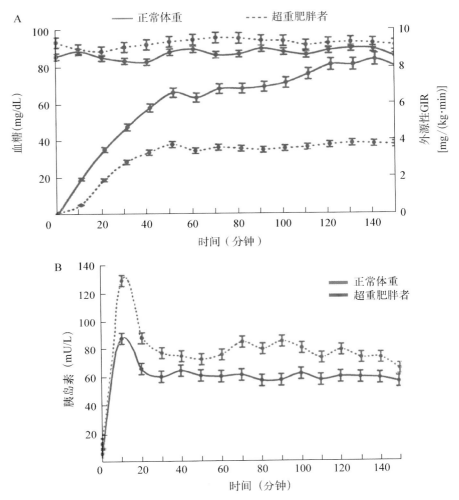

图 1-3 高胰岛素-正葡萄糖钳夹过程中糖耐量正常的正常体重者和超重/肥胖个体的血糖、外源性 GIR 曲线（A）和胰岛素水平（B）

在基础状态，正常体重组及超重/肥胖组之间 HGP 差异无显著性，而在高浓度胰岛素刺激下，两组肝糖产生均完全被抑制。无论正常体重组或超重/肥胖组，钳夹稳态与基础状态相比，机体 Rd 都显著增加，但是超重/肥胖组较之正常体重组 Rd 显著降低［3.37±0.15 mg/（kg·min）vs. 5.86±0.65 mg/（kg·min），P<0.01］，以糖原合成障碍为主［1.51±0.15 mg/（kg·min）vs. 3.17±0.62 mg/（kg·min），P<0.01］。降低原因主要是胰岛素介导的细胞内葡萄糖代谢通路发生变化，即在高浓度胰岛素刺激下，糖原合成和葡萄糖氧化均显著减少，以葡萄糖非氧化

代谢降低尤为突出。这表明糖耐量正常的肥胖个体胰岛素敏感性的下降主要表现为胰岛素刺激的糖原合成障碍。

同时超重/肥胖个体胰岛素抑制脂肪氧化及血游离脂肪酸水平的作用减弱,但在 NGT 者中,未见到不同程度的肥胖个体之间存在胰岛素敏感性降低程度的差异,即胰岛素介导的 Rd、糖原合成率及葡萄糖氧化率均未见到显著性差异。

(二)超重/肥胖、腹型肥胖个体与不同糖代谢状态的胰岛素敏感性分析

在 NGT 者中,单纯超重/肥胖个体虽然存在显著的胰岛素敏感性减低,但不同程度的肥胖个体之间胰岛素敏感性降低程度上不存在明显差异(图 1－4A);腹内脂肪增多者(腹腔内脂肪面积≥100 cm^2)较之非腹内脂肪增多者(腹腔内脂肪面积<100 cm^2)胰岛素介导的 Rd 下降43%(图 1－4B),其特点是糖原合成率和葡萄糖氧化率共同下降(分别达 41%和 38%)。腹腔内脂肪增加是影响 Rd 的主要因素,其腹内脂肪增加产生胰岛素敏感性下降的可能机制是:机体不同脂肪组织的脂解速率不一致,腹腔内脂肪的脂解速率较快。无论是否伴有 IGT 或 DM,超重/肥胖个体均存在胰岛素介导的 Rd 降低,且不同代谢状态之间无显著差异(图 1－5),主

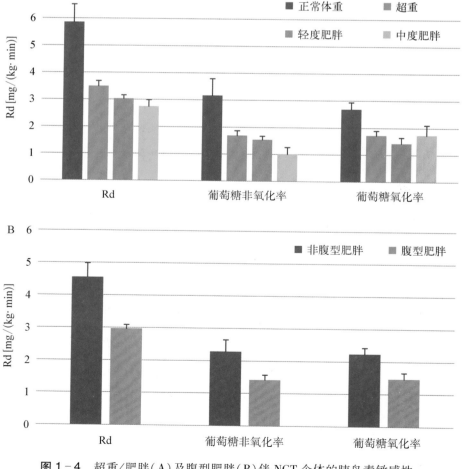

图 1－4　超重/肥胖(A)及腹型肥胖(B)伴 NGT 个体的胰岛素敏感性

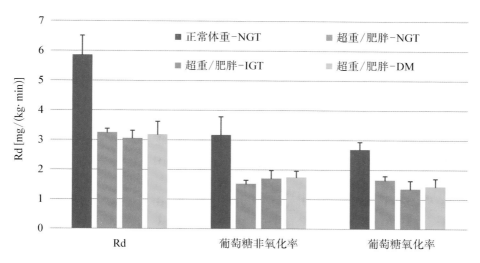

图 1-5　超重/肥胖伴糖代谢异常个体的胰岛素敏感性

NGT,正常糖耐量;IGT,糖耐量减退;DM,糖尿病;Rd,葡萄糖利用率

要表现为葡萄糖在细胞内的氧化利用减少。体脂增多导致胰岛素敏感性降低的机制主要是总体脂和腹部体脂增加,尤其是腹腔内脂肪聚积,可使体内脂蛋白脂酶的活性增强,脂肪脂解增多,产生大量游离脂肪酸。游离脂肪酸经门静脉进入肝脏后,导致肝糖输出增加,同时肝糖利用抑制,形成中央型胰岛素抵抗。

参·考·文·献

［ 1 ］包玉倩,贾伟平,陈蕾,等. 应用扩展高胰岛素-正葡萄糖钳夹技术检测肥胖伴糖耐量异常个体的胰岛素敏感性［N］. 中国医学科学院学报,2006,28: 740－744.

［ 2 ］陈蕾,贾伟平,项坤三,等. 肥胖者胰岛素抵抗与总体脂、局部体脂关系的研究［J］. 中华内分泌代谢杂志,2001,17: 276－279.

［ 3 ］陈蕾,贾伟平,项坤三. 葡萄糖钳夹技术在糖尿病研究中的应用［J］. 中华内分泌代谢杂志,2003,19: 74－76.

［ 4 ］贾伟平,陈蕾,项坤三,等. 扩展高胰岛素-正葡萄糖钳夹技术的建立［J］. 中华内分泌代谢杂志,2001,17: 268－271.

［ 5 ］Boden G, Chen X, Ruiz J, et al. Mechanisms of fatty acid-induced inhibition of glucose uptake［J］. J Clin Invest, 1994, 93: 2438－2446.

［ 6 ］DeFronzo RA, Bonadonna RC, Ferrannini E. Pathogenesis of NIDDM, a balanced overview［J］. Diabetes Care, 1992, 15(3): 318－368.

［ 7 ］DeFronzo RA, Ferrannini E, Hendler R, et al. Regulation of splanchnic and peripheral glucose uptake by insulin and hyperglycemia in man［J］. Diabetes, 1983, 32: 35－45.

［ 8 ］DeFronzo RA, Ferrannini E. Insulin resistance, a multifaceted syndrome responsible for NIDDM, obesity, hypertension, dyslipidemia, and atherosclerotic cardiovascular disease［J］. Diabetes Care, 1991, 14 (3): 173－194.

［ 9 ］DeFronzo RA, Gunnarsson R, Bjorkman O, et al. Effects of insulin on peripheral and splanchnic glucose metabolism in noninsulin-dependent (type 2) diabetes mellitus［J］. J Clin Invest, 1985, 76: 149－155.

［10］DeFronzo RA, Jacot E, Maeder E, et al. The effect of insulin on the disposal of intravenous glucose, results from indirect calorimetry and hepatic and femoral venous catheterization［J］. Diabetes, 1981, 30: 1000－1007.

［11］DeFronzo RA, Sherwin RS, Kraemer N. Effect of physical training on insulin action in obesity［J］. Diabetes, 1987, 36: 1379－1385.

［12］DeFronzo RA, Tobin JD, Andres R. Glucose clamp technique: a method for quantifying insulin secretion and resistance［J］. Am J Physiol, 1979, 237(3): E214－E223.

［13］DeFronzo RA. Lilly lecture 1987. The triumvirate: β-cell, muscle, liver. A collusion responsible for NIDDM ［J］. Diabetes, 1988, 37: 667－687.

［14］DeFronzo RA. Pharmacologic therapy for type 2

diabetes mellitus[J]. Ann Intern Med, 1999, 131: 281 - 303.

[15] Elahi D. In praise of the hyperglycemic clamp, a method for assessment of β-cell sensitivity and insulin resistance[J]. Diabetes Care, 1996, 19: 278 - 286.

[16] Felber JP, Ferrannini E, Golay A, et al. Role of lipid oxidation in pathogenesis of insulin resistance of obesity and type2 diabetes[J]. Diabetes, 1987, 36: 1341 - 1350.

[17] Ferrannini E. The theoretical bases of indirect calorimetry: a review[J]. Metabolism, 1988, 37(3): pp287 - 301.

[18] Fery F, Plat L, Baleriaux M, et al. Inhibition of lipolysis stimulates whole body glucose production and disposal in normal postabsorptive subjects[J]. J Clin Endocrinol Metab, 1997, 82: 825 - 830.

[19] Fritsche A, Stumvoll M, Grub M, et al. Effect of hypoglycemia on β-adrenergic sensitivity in normal and type 1 diabetes subjects[J]. Diabetes Care, 1998, 21: 1505 - 1510.

[20] Geroge E, Marques JL, Harris ND, et al. Preservation of physiological responses to hypoglycemia 2 days after antecedent hypoglycemia in patients with IDDM[J]. Diabetes Care, 1997, 20: 1293 - 1298.

[21] Golay A, Felber JP, Jallut D, et al. Effect of lipid oxidation on the regulation of glucose utilization in obese patients[J]. Acta Diabetol, 1995, 32: 44 - 48.

[22] Groop LC, Saloranta C, Shank M, et al. The role of free fatty acid metabolism in the pathogenesis of insulin resistance in obesity and noninsulin-dependent diabetes mellitus[J]. J Clin Endocrinol Metab, 1991, 72: 96 - 107.

[23] Jeng CY, Sheu WHH, Fuh MMT, et al. Relationship between hepatic glucose production and fasting plasma glucose concentration in patients with NIDDM[J]. Diabetes, 1994, 43: 1440 - 1444.

[24] Korzon-burakowska A, Hopkins D, Matyka K, et al. Effects of glycemic control on protective responses against hypoglycemia in type 2 diabetes[J]. Diabetes Care, 1998, 21: 283 - 290.

[25] Luzi L, Petrides AS, DeFronzo RA. Different sensitivity of glucose and amino acid metabolism to insulin in NIDDM[J]. Diabetes, 1993, 42: 1868 - 1877.

[26] Mingrone G, Degaetano A, Greco AV, et al. Reversibility of insulin resistance in obese diabetic patients: role of plasma lipids[J]. Diabetologia, 1997, 40: 599 - 605.

[27] Niskanen L, Usitupa M, Sarlund LT, et al. The effects of weight loss on insulin sensitivity, skeletal muscle composition and capillary density in obese non-diabetic subjects[J]. Int J Obes Relat Disord, 1996, 20: 154 - 160.

[28] Olefsky JM. Treatment of insulin resistance with peroxisome proliferator-activated receptor γ agonists [J]. J Clin Invest, 2000, 106: 467 - 472.

[29] Piatti PM, Monti F, Fermo F, et al. Hypocaloric high-protein diet improves glucose oxidation and spares lean body mass: comparison to hypocaloric high-carbohydrate diet[J]. Metabolism, 1994, 43: 1481 - 1487.

[30] Scheen AJ, Lefebvre PJ. Asessment of insulin resistance in vivo: application to the study of type 2 Diabetes[J]. Horm Res, 1992, 38: 19 - 27.

[31] Scheen AJ, Paquot N, Castillo MJ, et al. How to measure insulin action in vivo[J]. Diabetes Metab Rev, 1994, 10(2): 151 - 188.

[32] Sherwin RS. Evaluation of hypoglycemic counterregulation using a modification of the andres glucose clamp[J]. Experi Geronto, 1993, 28: 371 - 380.

[33] Solini A, Bonora E, Bonadonna R, et al. Protein metabolism in human obesity: relationship with glucose and lipid metabolism and with visceral adipose tissue [J]. J Clin Endocrinol Metab, 1997, 82: 2552 - 2558.

[34] Tappy L, Paquot N, Tonian P, et al. Assessment of glucose metabolism in humans with the simultaneous use of indirect calorimetry and tracer techniques[J]. Clin Physiol, 1995, 15: 1 - 12.

[35] Thiebaud D, Jacot E, DeFronzo RA, et al. The effect of graded doses of insulin on total glucose uptake, glucose oxidation, and glucose storage in man[J]. Diabetes, 1982, 31: 957 - 963.

第二节　精确评估胰岛 β 细胞功能的"金标准"：
高葡萄糖钳夹技术

一、历史背景

NGT 个体在静脉给予葡萄糖刺激后，胰岛素的分泌呈双相峰，葡萄糖刺激后的第一个高峰为第一时相，称为急性胰岛素释放相（acute insulin response，AIR）或快速相胰岛素分泌，反映胰岛 β 细胞的储备功能，第二个高峰为第二时相胰岛素分泌，与血糖水平持续升高的时间一致，反映胰岛 β 细胞的分泌功能。AIR 的作用在于抑制内源性葡萄糖产生，使胰岛素敏感性组织快速反应，在数分钟内使葡萄糖代谢由内源性葡萄糖产生转为葡萄糖利用，维持体内葡萄糖稳态。

高葡萄糖钳夹试验是通过持续输注外源性葡萄糖，形成葡萄糖-胰岛素反馈环路，将血糖控制在需要的高葡萄糖水平，评价胰岛 β 细胞分泌功能。这是国际公认的精确评估胰岛 β 细胞分泌功能的"金标准"，在各类及各种胰岛 β 细胞分泌功能的检测方法中的精确性最高。

2001 年，上海交通大学医学院附属第六人民医院按照 DeFronzo 的经典操作程序率先在国内建立了高葡萄糖钳夹技术，并将其应用在正常血糖及糖耐量减退、糖尿病人群，研究其胰岛素分泌状态的异同，同时以高葡萄糖钳夹技术评价简易胰岛素分泌指数的可靠性，为流行病学及临床研究提供可靠的估测机体胰岛素分泌的简易参数。该项技术已经在国内多家医院开展，包括复旦大学附属中山医院、复旦大学附属第五人民医院、重庆医科大学附属第一医院、深圳大学第一附属医院等。

二、原理及意义

在持续的高糖刺激下，人体胰岛素分泌呈现双相峰。第一时相多发生在 10 分钟内，胰岛 β 细胞中储备的胰岛素被释放，循环中胰岛素浓度快速升高，多在 4 分钟时达到峰值，之后减弱，以促进细胞对葡萄糖的摄取而降低血糖。当持续给予的外源性葡萄糖输注使血糖维持在较高水平时，可使胰岛 β 细胞继续合成和分泌胰岛素，第二时相分泌逐渐明显，此相胰岛素浓度升高相对缓慢，且与高糖持续时间保持一致。由于高葡萄糖钳夹使不同个体血糖升高的水平相同，且可完整地观察胰岛素的双相分泌，故能精确地评价胰岛 β 细胞储备和分泌功能。

高葡萄糖钳夹技术的临床价值在于：① 了解胰岛素的早期和晚期分泌相，使胰岛 β 细胞反应量化，直接比较不同个体在相同葡萄糖浓度刺激下的胰岛素分泌反应，发现潜在的胰岛 β 细胞功能减退；② 应用高葡萄糖逐步钳夹可测得胰岛 β 细胞最大的胰岛素分泌量；③ 与高葡萄糖钳夹联合进行口服葡萄糖、脂肪溶液或静脉注射精氨酸等试验,可观察不同物质对胰岛素反应改变的影响;④ 依据 GIR 及血浆胰岛素浓度可知晓机体 Rd(胰岛素敏感性)。因此,高葡萄糖钳夹是研究不同病理生理状态下胰岛 β 细胞分泌功能变化的必要手段,可为糖尿病的防治提供依据。

三、标准操作流程

(一)操作步骤

(1)受试对象空腹 12 小时,早晨 8 点前到实验室,测量身高、体重、腰围、臀围,并排空小便后仰卧。

(2)分别在两侧上肢静脉留置穿刺针,以 0.9%NaCl 溶液维持静脉通道,以备抽血及输注 20%葡萄糖溶液(用 10%和 50%葡萄糖溶液混合配制)。整个试验在研究对象清醒安静状态下进行,共持续 180 分钟。

(3)在试验开始前第 30 分钟、开始前第 15 分钟、0 分钟留取基础血样后,一侧上肢置于温度 50℃、湿度 70%的恒温箱中以获得动脉化的静脉血样,另一侧静脉开始输注 20%葡萄糖。

(4)高葡萄糖钳夹的目标值是在正常空腹血糖的基础上通过输注葡萄糖使血糖快速升高至 13 mmol/L 左右,并维持此高糖平台 2 小时以上。要达到该目标值,葡萄糖的输注需分为以下两个阶段。

1)初始剂量期(血糖快速升高期):为钳夹开始至第 14 分钟。此期内使血糖在原有基础上升高约 7.9 mmol/L,达到 13 mmol/L 左右(空腹血糖+7.9 mmol/L)。此期每 2 分钟取血标本测定血浆葡萄糖,并分离血清,待测胰岛素。

2)维持剂量期(高糖平台维持期):为钳夹第 15~150 分钟。此期需保持血糖稳定在 13 mmol/L 左右 2 小时以上。每 5 分钟取血标本测定血糖,并根据血糖值调节 GIR。其间尚需每 10 分钟取血标本待测胰岛素。

(5)整个钳夹过程中血糖的变异系数不能超过 5%。收集试验期间的尿标本,测定尿糖含量,以校正 MCR - G。

(二)操作人员资质

整个操作流程需 1 名临床注册医师,负责调整 GIR;1 名注册护士,负责采血;1 名医技人员,负责测定葡萄糖浓度。

(三)注意事项

(1)受试者基础血糖应低于钳夹目标葡萄糖浓度;肾糖阈正常,以免尿糖丢失。

(2)选择女性受试者时,需要考虑月经周期对胰岛素敏感性进而对 GIR 造成影响。

(3)整个试验过程,要求患者保持清醒状态,不能入睡。因为清醒和入睡时下丘脑、垂体、靶腺所分泌的各种激素可能有差异,因此需使受试者基础状态一致,从而减少试验误差。

(4)由于高糖持续刺激至第 150 分钟试验结束时,体内血胰岛素浓度仍保持在较高水平,告知并确认受试者在试验结束半小时内必须进食,以避免发生低血糖反应。

四、指标解读和参考值

(一)参数的定义和计算

1. 双相胰岛素分泌

(1)第一时相胰岛素分泌(first phase secretion,1PH):为高葡萄糖钳夹中前 10 分钟(第 2、4、6、8、10 分钟时)胰岛素浓度的总和。

(2)第二时相胰岛素分泌(second phase secretion,2PH):为高葡萄糖钳夹中第 20~150 分钟的平均胰岛素浓度。

2. 最大胰岛素分泌量

最大胰岛素分泌量(maximum secretion of insulin,INS－Max)为钳夹过程中最后 30 分钟平均胰岛素浓度,即钳夹第 120~150 分钟的平均胰岛素浓度。

3. 胰岛素敏感性

(1)MCR－G[mg/(kg·min)]:由钳夹第 120~150 分钟 GIR 减去 SC 及尿糖获得。

(2)ISI:第 120~150 分钟平均 MCR－G 与平均胰岛素浓度的比值×100。

(二)正常参考值

成功建立高葡萄糖钳夹技术需符合下列要求:① 在指定时间内(14 分钟)形成机体高葡萄糖状态并维持试验所需的高糖平台;② 在维持高糖平台期间,每 5 分钟检测血糖,其变异系数不能超过 5%;③ 出现双相胰岛素分泌形态。

上海交通大学医学院附属第六人民医院自 2001 年起对 29 例正常体重－NGT 个体成功建立了高葡萄糖钳夹技术,观察到:在持续高糖刺激下,血浆胰岛素第一时相分泌平均在第 6 分钟时达到峰值 69.98±5.87 mU/L,是基础的 10 倍,后逐渐下降,1PH 为 247.8±23.5 mU/L。30 分钟后第二时相分泌逐渐明显并逐步升高,2PH 为 72.8±6.1 mU/L;钳夹 120~150 分钟,机体胰岛素分泌达到最大稳定状态,INS－Max 为 97.3±9.5 mU/L。

需要注意的是,高葡萄糖钳夹试验过程中的血胰岛素水平处于动态变化过程,计算 ISI 必须校正血胰岛素浓度。ISI 的正常参考值为:19.9±2.4 mg·L/(kg·min·mU)。以高葡萄糖钳夹试验测定的胰岛素敏感性数值要比高胰岛素-正葡萄糖钳夹试验测定的数值高。

五、临床应用

(一)胰岛 β 细胞功能的研究

在糖刺激胰岛素分泌试验中高葡萄糖钳夹试验是评价胰岛 β 细胞功能早期缺陷的精确技术。如图 1－6 所示,在正常糖调节的个体快速输注葡萄糖可见,在高糖刺激下,胰岛素呈双向分泌,第一个分泌高峰出现在血糖升高的 3~5 分钟,为胰岛素的急性相或第一时相分泌;第二个高峰期出现在糖刺激10分钟后,为胰岛素的第二时相分泌,并且随着糖刺激持续作用,第二个高峰可持续存在。

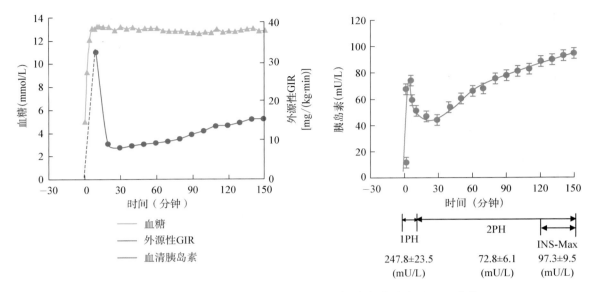

图1-6 正常人高葡萄糖钳夹试验的血糖、胰岛素浓度及GIR曲线

(二)简易胰岛素分泌指数与精确胰岛素分泌指数的相关分析

正常体重-NGT个体中,与OGTT有关的早期胰岛素分泌指标,如OGTT 10分钟胰岛素浓度(I_{10})、OGTT 20分钟胰岛素浓度(I_{20})、OGTT 20分钟胰岛素浓度与0分钟胰岛素浓度的差值/OGTT 20分钟血糖与0分钟血糖的差值($\Delta I_{20}/\Delta G_{20}$)与高葡萄糖钳夹试验的1PH显著相关(图1-7),而OGTT 10分钟胰岛素浓度与0分钟胰岛素浓度的差值/OGTT 10分钟血糖与0分钟血糖的差值($\Delta I_{10}/\Delta G_{10}$)、OGTT 30分钟胰岛素浓度与0分钟胰岛素浓度的差值/OGTT 30分钟血糖与0分钟血糖差值($\Delta I_{30}/\Delta G_{30}$)、$\Delta I_{10}$、$\Delta I_{20}$、$\Delta I_{30}$、OGTT 30分钟胰岛素浓度($I_{30}$)与1PH无明显相关;精氨酸刺激试验的胰岛素分泌指数与高葡萄糖钳夹试验的1PH显著相关(图1-8)。

(三)不同糖代谢状态胰岛素分泌指数及胰岛素敏感性与不同体重的相关分析

在糖尿病自然病程中,糖刺激胰岛素分泌变化的特点为:当空腹血糖(fasting plasma glucose,FPG)在6.4 mmol/L左右时,第一时相胰岛素分泌显著下降,第二时相胰岛素分泌无改变;当FPG在9 mmol/L以上时,第二时相胰岛素分泌开始下降。糖调节异常者的胰岛素分泌表现为第一时相下降、第二时相代偿性略增加,而糖尿病尤其是病情较重者则表现为胰岛素双相分泌均减弱。

上海交通大学医学院附属第六人民医院应用高葡萄糖钳夹技术探讨NGT、IGT及DM个体胰岛素分泌功能的差别,以及与超重/肥胖的关系(图1-9),发现IGT者的胰岛素分泌形态的变化表现为双相胰岛素分泌降低,第一时相胰岛素分泌功能是依IGT程度的加剧而递减的。正常体重伴IGT或DM个体第一时相、第二时相及最大胰岛素分泌均明显减少;IGT伴超重/肥胖者,糖刺激的胰岛素呈高分泌状态,一旦出现IGT或DM,第一时相胰岛素分泌则明显降低。

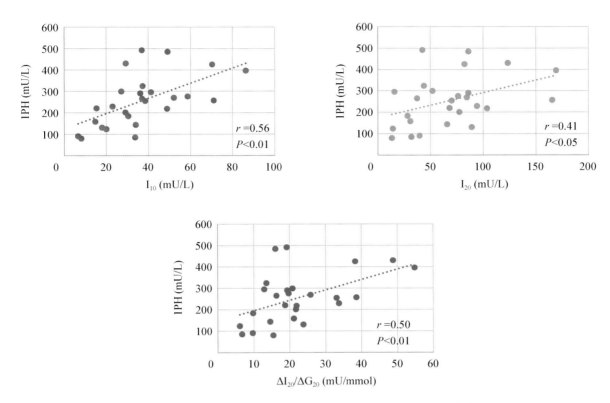

图 1-7　正常体重－NGT 个体第一时相精确胰岛素分泌指数与
OGTT 早期胰岛素分泌指数的相关分析

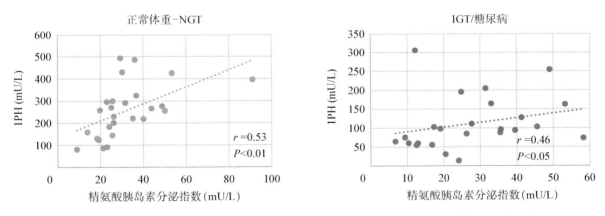

图 1-8　第一时相精确胰岛素分泌指数与精氨酸刺激试验胰岛素分泌指数的相关分析

相同体重指数（body mass index，BMI）水平但不同糖耐量者之间的进一步分析发现（图 1-10）。

（1）正常体重-IGT 个体各时相胰岛素分泌均减少，其中正常体重－IGT 及正常体重－DM 者的 1PH 分别比正常体重－NGT 者减少 36% 与 76%。

（2）单纯超重/肥胖个体糖刺激后的胰岛素双相分泌形态正常，但各时相胰岛素分泌幅度显著高于正常体重－NGT 者，表明存在代偿性高胰岛素分泌状态。

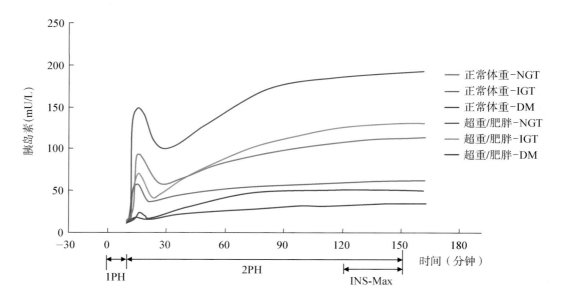

图 1-9 不同体重指数-不同糖耐量亚组葡萄糖刺激下胰岛素分泌状态

NGT,正常糖耐量;IGT,糖耐量减退;DM,糖尿病;1PH,第一时相胰岛素分泌;
2PH,第二时相胰岛素分泌;INS-Max,最大胰岛素分泌量;ISI,胰岛素敏感性

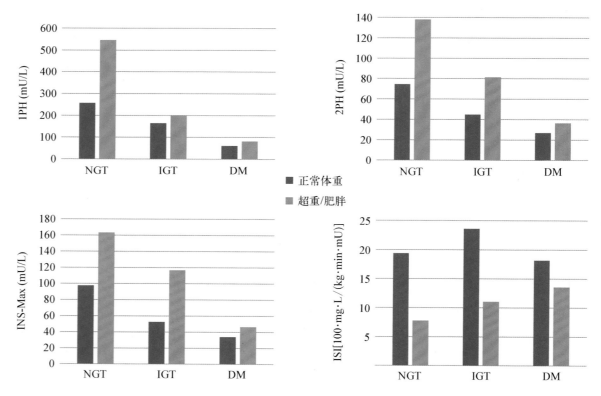

图 1-10 不同糖代谢状态和不同体重指数个体精确胰岛素分泌指数与 ISI 比较

NGT,正常糖耐量;IGT,糖耐量减退;DM,糖尿病

（3）超重/肥胖－IGT者1PH急剧减少,表现为第一时相胰岛素分泌不足单纯超重/肥胖者的50%,超重/肥胖－DM者的1PH仅占单纯超重/肥胖者的15%,而且比正常体重－NGT者也显著降低。

（4）超重/肥胖－IGT者的2PH量较NGT者未见明显减少,表明此时机体胰岛β细胞功能尚处于代偿阶段,当超重/肥胖者IGT程度较重时,2PH即明显衰退。

（5）在相同BMI水平,IGT与糖尿病各时期胰岛素分泌指数未见显著差异,可能与研究所选择的糖尿病患者均为新诊断患者,糖代谢紊乱程度较轻有关。超重/肥胖－NGT者,糖刺激的胰岛素呈高分泌状态,一旦出现IGT或糖尿病,1PH则明显降低。

参·考·文·献

［1］包玉倩,贾伟平,朱敏,等. 应用高葡萄糖钳夹技术检测肥胖伴糖耐量异常者胰岛β细胞的功能变化[J]. 中华医学杂志,2004,84:1781－1784.

［2］陈蕾,贾伟平,项坤三. 葡萄糖钳夹技术在糖尿病研究中的应用[J]. 中华内分泌代谢杂志,2003,19:74－76.

［3］贾伟平,项坤三. 胰岛β细胞功能评估——从基础到临床[J]. 中华内分泌代谢杂志,2005,21:199－201.

［4］李光伟. 少些完美,多些自由——临床科研工作中胰岛β细胞功能评估的困难与对策[J]. 中华内分泌代谢杂志,2003,19:5－7.

［5］朱敏,贾伟平,包玉倩,等. 高葡萄糖钳夹技术的建立[J]. 中华糖尿病杂志,2004,12:23－27.

［6］Carpentier A, Steven DM, Benoit L, et al. Acute errhancement of insulin secretion by FFA in humans is lost with prolonged FFA elevation [J]. Am Physiol Soci, 1999:E1055－E1066.

［7］Chiu KC, Cohan P, Lee NP, et al. Insulin sensitivity differs among ethnic groups with a compensatory response in β cell function[J]. Diabetes Care, 2000, 23:1353－1358.

［8］Dariush E. In praise of the hyperglycemic clamp, a

method for assessment of β cell sensibility and insulin resistance[J]. Diabetes Care, 1996, 19:278－286.

［9］Defronzo RA, Tobin JD, Andres R. Glucoes clamp technique: a method for quantifying insulin secretion and resistance[J]. Am J Physiol, 1979, 237:E214－E223.

［10］Meneilly GS, Elliott T. Assessment of insulin sensitivity in older adults using the hyperglycemic clamp technique[J]. J Am Geriatr Soc, 1998, 46:88－91.

［11］Mitrakou A, Vourinen-Markkola H, Raptis G, et al. Simultaneous assessment of insulin secretion and insulin sensitivity using a hyperglycemic clamp [J]. J Clin Endocrinol Metab, 1992, 75:379－382.

［12］Porte DJ. Banting lecture 1990: B-cells in type II diabetes mellitus[J]. Diabetes. 1991, 40:166－180.

［13］Pratley RE, Weyer S. The role of impaired early insulin secretion in the pathogenesis of type II diabetes mellitus [J]. Diabetologia, 2001, 44:929－945.

［14］Stumvoll M, Gerich J. Clinical features of insulin resistance and beta cell dysfunction and the relationship to type 2 diabetes[J]. Clin Lab Med, 2001, 21:31－35.

第三节　精确评估胰岛 β 细胞分泌功能早期变化新技术：
胰岛素慢速脉冲分泌波动检测技术

一、历史背景

1922 年,Karen Hansen 首先报道了血糖存在波动变化现象。1967 年,Anderson GE 等首先发现了餐后血糖及胰岛素分泌的波动性。胰岛素分泌的脉冲模式最早是 1976 年 Beigelman PM 等在小鼠的离体胰岛中发现,周期为 5~15 分钟,其脉冲模式可能与胰岛内在的电活动周期有关。20 世纪 80 年代后,国外关于胰岛素脉冲分泌(ultradian oscillations of insulin secretion)的研究不断涌现。1982 年,Lang DA 等通过 28 例正常受试者发现:空腹状态下胰岛素、胰高血糖素分泌存在脉冲模式,两者脉冲的振幅存在正相关($r = 0.23, P < 0.05$),两者脉冲波有 2 分钟时差,因此可能存在内部"起搏点"控制两者协同式脉冲分泌,脉冲分泌的意义可能是有助于维持外周胰岛素有效浓度以抑制肝糖的分解代谢。1983 年,Matthews DR 等发现:正常人胰岛素脉冲分泌的周期为 14 分钟,胆碱能药物、内啡肽、α 肾上腺素能受体阻滞剂及 β 肾上腺素能受体阻滞剂并不影响其脉冲频率;静脉输注葡萄糖、口服甲苯磺丁脲或水杨酸钠等药物可增高其脉冲幅度而不影响其频率,而对于患有 Whipple 病并接受迷走神经干切断术的患者,胰岛素脉冲周期可延长至 33~37 分钟;而在 2 型糖尿病患者中,其脉冲幅度是正常人的 6 倍。因此,胰岛素脉冲分泌的 14 分钟周期可能与维持体内葡萄糖稳态有关,而迷走神经对控制其周期有重要作用。

1987 年,Simon C 等首先描述了胰岛素脉冲可分为快速(高频)脉冲和超昼夜(低频)脉冲,他用持续肠内营养的方法观察到正常个体存在超昼夜脉冲,周期为 53~113 分钟,而快速脉冲的周期为 8~14 分钟,快速脉冲可叠加在超昼夜脉冲上,脉冲可能反映出胰腺的某种生物变化或肠道对外周葡萄糖吸收的某种生物周期性。1988 年,Polonsky KS 等研究了正常人和 2 型糖尿病患者在混合餐情况下的 24 小时昼夜胰岛素分泌模式,其通过每 15~20 分钟采外周血一次,测定 C 肽水平,描绘出胰岛素的昼夜节律,发现糖尿病患者在餐后胰岛素分泌增幅显著低于正常人,其波形较正常人显得"低钝";在正常对照中,自早 9 时至晚 11 时,共出现 7~8 个脉冲波,其中 3 个出现在餐后,平均周期为 105~120 分钟;在夜间至次日晨共出现 2~4 个脉冲波。正常人及 2 型糖尿病患者在脉冲个数上没有差别,但后者的脉冲幅度明显减弱;在高葡萄糖钳夹试验中(血糖 16.7 mmol/L),2 型糖尿病患者的胰岛素分泌总量低于正常对照组的 70%,这提示胰岛素脉冲的幅度及时间性与胰岛 β 细胞功能有密切关系。

由于此项研究方法试验成本高,检测、分析方法难度大,成功建立该方法的研究机构较少。我国自 2003 年起,由上海交通大学医学院附属第六人民医院在国内建立了胰岛素脉冲检测分析方法,并通过此项技术阐明了正常糖耐量个体、肥胖及 2 型糖尿病患者在混合餐情况下,胰岛素超昼夜脉冲分泌模式的异常情况,丰富了糖尿病的病理生理研究。胰岛素脉冲分泌模式的研究历史见表 1-3。

表 1-3 胰岛素脉冲分泌模式研究的历史

时 间	研 究 者	研 究 内 容
1922 年	Karen Hansen	首次报道血糖存在波动变化现象
1967 年	Anderson GE	首次发现餐后血糖及胰岛素分泌的波动性
1976 年	Beigelman PM	首次发现小鼠离体胰腺的胰岛素分泌脉冲模式
1982 年	Lang DA	首次报道空腹状态下胰岛素和胰高血糖素分泌的脉冲模式
1983 年	Matthews DR	首次报道胰岛素脉冲分泌的 14 分钟周期
1987 年	Simon C	首次报道胰岛素的快速(高频)脉冲和超昼夜(低频)脉冲分泌
1988 年	Polonsky KS	首次报道糖尿病患者 24 小时昼夜胰岛素分泌模式
2003 年	贾伟平	首次在中国建立胰岛素脉冲检测分析方法,并应用于研究不同糖代谢人群的胰岛素分泌模式

二、脉冲式胰岛素分泌的意义

体内多种激素均呈现脉冲式的分泌模式,胰岛素的脉冲式分泌对胰岛素发挥正常的降糖作用意义重大。总量相等的胰岛素,当以脉冲式分泌时,其降糖效率较持续恒速分泌提高30%。用生长激素释放抑制激素抑制内源性胰岛素释放,同时静脉输注葡萄糖以抑制肝糖输出,比较脉冲式和持续恒速两种方式输注等量胰岛素的降糖效果,发现在达到相同血糖水平、相同 MCR-G 的前提下,前者的 GIR 较高,由于此时肝糖输出完全被抑制,因而推测慢速脉冲可能是通过增加外周组织对葡萄糖的利用来起作用的。

产生脉冲式胰岛素分泌的机制可能是由于胰高血糖素以脉冲式分泌,因而只有当胰岛素也以脉冲式分泌时才能以最节俭的方式抑制胰岛 α 细胞释放胰高血糖素,拮抗其诱导的肝糖产生。此外,从分子水平看,一个胰岛素受体最多可以结合两分子的胰岛素,但由于胰岛素与胰岛素样生长因子-1(insulin-like growth factor-1, IGF-1)受体结合有优先性,所以当胰岛素浓度恒定时,胰岛素与 IGF-1 受体结合较多,胰岛素受体并未被饱和,当胰岛素浓度脉冲式升高时,才会有更多的胰岛素与其受体充分结合,发挥更大的降糖作用。还有研究发现靶器官上的胰岛素受体与胰岛素结合后,即通过"内化"作用而被携带至下游底物,经过一段时间的"休息"后,胰岛素受体可通过"再循环"作用重新在细胞膜上表达。因此,脉冲式胰岛素分泌的增效作用可能与靶器官上的胰岛素受体表达的波动性有密切关系。

生物信号理论认为:生物信号效应与其波长、振幅有关。胰岛素快速脉冲信号在门静脉中振幅大,因而推测它主要以肝脏为靶器官,抑制肝糖输出;当它到达外周脂肪、肌肉组织前需通过毛细血管进而扩散进入靶器官,而此时其信号效应即脉冲的振幅已很小,故不可能对外周组织产生很明显的生物效应;与快速脉冲不同,慢速脉冲在外周振幅大、波长宽、周期长、衰减慢,可以充分作用于外周组织,介导其对葡萄糖的利用。从形式上来看,胰岛素超昼夜脉冲是由于胰岛素快速脉冲振幅有节律的变化引起的;实质上,慢速脉冲提供了一个胰岛素的背景浓度,反映了胰岛 β 细胞分泌活动的总趋势,与快速脉冲相辅相成而又"各有分工"。因此,探讨研究胰岛素脉冲的检测和分析方法,对于阐明糖尿病的病理生理机制有重要意义。

三、分析策略

(一) 采血的部位及频率

胰岛素脉冲分泌的检测方法首先要确定采血的部位和频率。由于胰岛素由胰岛 β 细胞分泌后首先进入门静脉,经肝脏部分摄取(40% ~ 80%)后再进入外周循环,故检测外周血胰岛素浓度时,其准确性会有所降低。所以在动物试验中,可以采取门静脉采血的方法,以尽量减少胰岛素的衰减,尽量降低"生物噪声",门静脉采血法可使检测到的胰岛素脉冲振幅升高100% ~ 500%。但人体试验无法进行门静脉采血,故只能采取外周静脉采血。

当研究胰岛素快速脉冲时,常采用的方法是每 1 ~ 2 分钟外周静脉采血一次,共持续 1 ~ 2 小时。但如果当采血间隔超过 1 分钟时,会减低快速脉冲的检出效率,即便将采血间隔缩短到 30 秒,也不会进一步提高快速脉冲的检出效率,因此每分钟采血一次的时间间隔是科学合理的。而当研究超昼夜脉冲时,一般采用的方法是:给予受试对象一定的能量负荷(持续小肠营养、混合餐、持续静脉葡萄糖注射等),每 15 ~ 20 分钟采血一次,持续 24 ~ 48 小时,目的是观察负荷后胰岛素超昼夜脉冲的变化规律。也有研究用生长激素释放抑制激素抑制体内胰岛素的分泌,模拟脉冲式方式注射外源性胰岛素,或采用持续恒速给药的方式,比较两种方法的降糖效果,揭示胰岛素慢速脉冲的生理意义。

(二) 胰岛素和 C 肽的检测

胰岛素和 C 肽为等量释放,但胰岛素会被肝脏摄取和灭活,而 C 肽几乎很少被肝脏摄取,故利用外周血 C 肽计算得到的胰岛素分泌率(insulin secretion rate, ISR)能更好地反映肝前胰岛素分泌情况。另外,由于胰岛素半衰期短(5 ~ 8 分钟),C 肽半衰期长(约 35 分钟),故胰岛素分泌的波动曲线较 C 肽分泌曲线更能敏感地反映体内实际的胰岛素分泌的脉冲变化。

(三) 脉冲分析策略

1. 基于二室模型和标准参数法计算的 ISR 和胰岛素代谢清除率(MCR – I)

Faber 等于 1978 年首次应用单剂量注射及持续静脉滴注基因合成的人 C 肽来研究正常人及糖尿病患者体内 C 肽分布、代谢的动力学过程,研究发现:① C 肽在体内的衰变曲线呈双指数分布而非线性分布,提示从药代动力学的角度来讲,C 肽在体内的分布至少可分为二室而非单室;② C 肽的代谢清除率不依赖于外周血 C 肽浓度的改变;③ 不同糖耐量的受试者间 C 肽的代谢清除率无明显差异,这意味着比较不同人群间的胰岛 β 细胞分泌胰岛素(或 C 肽)的量可以通过测定外周血 C 肽浓度结合其体内清除的特点而间接达到目的。

基于 Faber 等的研究成果,1980 年 Eaton 等提出关于体内 C 肽分布、代谢动力学的二室模型。在基础状态下给受试者单次剂量注射合成 C 肽,同时注射生长激素释放抑制激素完全抑制内源性胰岛素和 C 肽的分泌,得到受试者的 C 肽体内衰变曲线,并进一步求得受试者个体的 C 肽动力学参数(individual parameters),如一级分布速率常数 K_1、K_2,一级分布消除速率常数 K_3,分布相半衰期(short half life, SHL)及消除相半衰期(long half life, LHL),表观分布容积(apparent volume of distribution)等。在获得个体 C 肽动力学参数的基础上,给受试者以刺激(如口服或静脉注射葡萄糖)或抑制(如禁食、注射胰岛素)等非稳态条件的试验,测定试验过程中 C 肽浓度的变化,结合前述的动力学参数来计算各时间点的 ISR。ISR 是反映肝前胰岛素分泌的速率及量的指标,能精确反映胰岛 β 细胞的分泌功能。

1992 年,Polonsky KS 等分析了 200 例包括正常人、肥胖者及 2 型糖尿病患者通过注射 C 肽而得到的个体 C 肽衰变曲线及其动力学参数特点,发现关于 C 肽体内分布及消除的动力学参数在这个年龄、性别、肥胖程度及糖耐量高度异质的人群中其变异率<30%,且 C 肽分布容积与肥胖程度高度相关。因此,他们提出用有关 C 肽分布及消除的动力学标准参数(standard parameters),从而不需要进行注射合成 C 肽获得衰变曲线的实验过程。与前述个体参数法计算的 ISR 相比,计算结果仅有 1%~2% 的差异,可见由标准参数法计算的 ISR 能正确评价胰岛 β 细胞的分泌功能,与个体参数法有良好的相关性,简化了实验过程而又不失精确性。Van Cauter 等推荐的基于 C 肽的个体参数法计算的 ISR 能较好地克服个体间及个体内的误差变异。有研究者在动物实验中证实了此法与门静脉置管取血法在检出胰岛素有效脉冲方面高度吻合。在此基础上,Shapiro 等多次在动物实验中证实,从门静脉内直接注射外源性胰岛素所计算得到的机体 MCR - I 是从外周血液循环直接注射 MCR - I 的 2 倍,说明肝脏对内源性 MCR - I 约为 50%。这些资料均证实这一计算内源性 MCR - I 的准确性和可靠性。

2. 去除趋势

建立得到了关于 ISR 的时间序列后首先要去除趋势,因为时间序列分析都是建立在序列平稳的条件下。一个平稳的随机序列有以下要求:① 均数不随时间变化;② 方差不随时间变化;③ 自相关系数只与时间间隔有关,而与所处的时间无关。

为了使序列平稳,我们需要消除序列中的趋势项,具体方法包括以下 3 种。

(1)差分法(differencing):差分是去除趋势的有效方法,例如一次差分可记作 $W_t = Z_t - Z_{t-1}$,即后一个数据减去前一个数据,依此类推。

(2)稳健的非线性回归法(robust-no linear regression)或线性回归法(linear regression):用此两种方法也可得到拟合曲线作为趋势项,再将原始序列减去趋势项得到平稳序列进一步分析。

（3）中心滑动平均法（centered moving average）：以当前值为中心，计算指定范围（span）的均数，序列最初和最后的几个数中心移动平均数不能计算。取移动平均的效果是把序列的噪声部分抵消，而把平滑部分（smoothing）保留，平滑部分即为趋势项，将原始序列减去趋势项就可得到去除趋势后的平稳序列。例如，图 1-11 为两点滑动平均法得到的平稳时间序列，图 1-12 为七点滑动平均法得到的平稳时间序列，当用原始序列与拟合线相减得到的序列为去除趋势后的平稳序列。

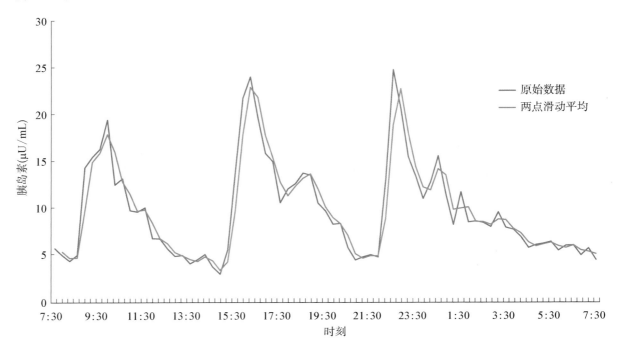

图 1-11 两点滑动平均法的示意图

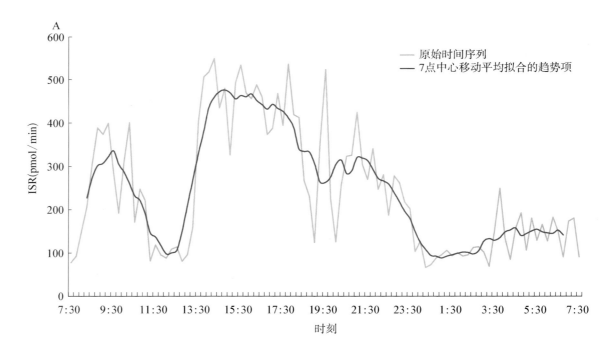

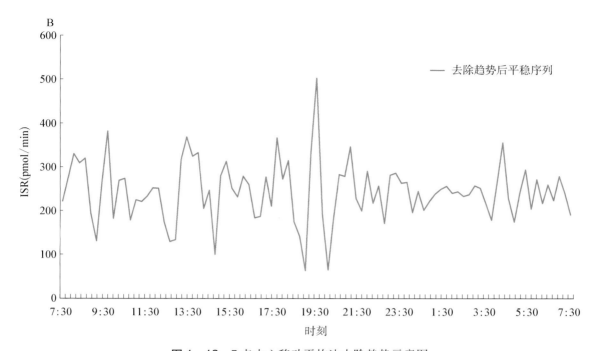

图 1-12 7点中心移动平均法去除趋势示意图

A. 黄色折线图为原始时间序列图,蓝色平滑曲线为 7 点中心移动平均法拟合的趋势线;
B. 原始序列与拟合线相减得到的序列为去除趋势后的平稳序列

3. 有效脉冲的检出

脉冲曲线(图 1-13)上有很多不同幅度的"波",但并非每个"波"都是有效的信号波。另外,由于试验或检验的随机误差,脉冲曲线会出现一些"噪声",这些都会影响脉冲曲线的评估。因此,需采用聚类(cluster)分析法或 ultra 法去除噪声,去除所有改变幅度未超过一定阈值的波,这个阈值的设定与该指标的检验误差有关,通常以 2~3 倍的变异系数为界,如果后一点的数值与前一点的数值相比未超过 2 或 3 倍的变异系数,则可认为这两点没有变化;只有当后一点的数值大于或小于前一点数值 2 或 3 倍的变异系数以上才被认为是有效的升高或降低。用公式表示:某指标从 A 浓度升至 B 浓度时,当 A<B(1−nCV)则可认为 A→B 是有效的升高;相反,从 A 浓度降至 B 浓度,则当 A(1−nCV)>B 可认为 A→B 是有效的降低,n 可取 2 或 3。

4. 周期性分析

脉冲曲线的周期性分析可采用两种方法。

(1)自相关分析(auto-correlation analysis):该方法是通过自相关系数(序列和自身的提前和滞后序列间的相关系数)来反映本时间序列的"自身重复性",重复间距数可提示周期循环。

(2)谱分析(spectral analysis)着眼于分析数据隐含的周期特征或分析数据在整个频率空间的谱特征。谱分析对噪声的耐受性较好,随机过程的变异并不会影响到周期性的检出。周期图的横坐标为频率或时间间隔,纵坐标为取对数后的相应频率的能量(方差)。出现峰的地方是对方差有重要贡献的位置,也就是可能的敏感频率。

需要注意的是这两种方法只是用来评价激素分泌的周期性而并非确定分泌本身,缺乏周期性并不能排除不规律分泌的模式或分泌幅度较低的情况。

为较直观地理解以上方法,可以人为构造一条曲线,周期为 12(图 1-14A)。分别用自相关分析和谱分析进行周期性检验(图 1-14B、C)。

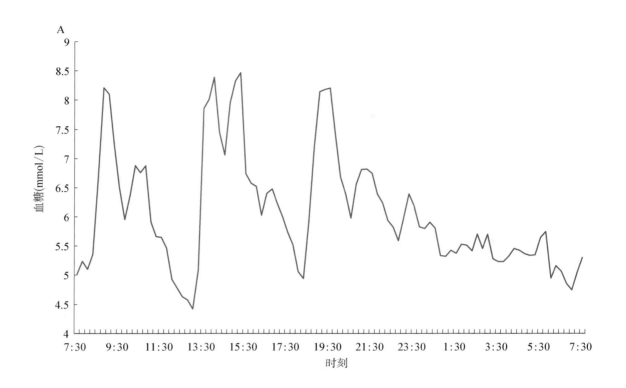

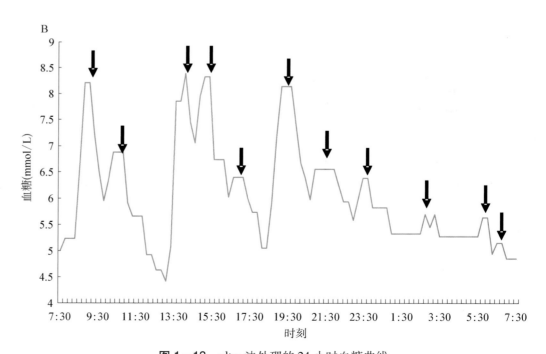

图 1-13 ultra 法处理的 24 小时血糖曲线

A. 原始的 24 小时血糖波动序列;B. ultra 法处理后的脉冲图,箭头所指为检出的有效脉冲波

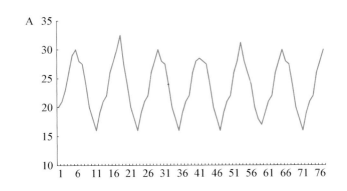

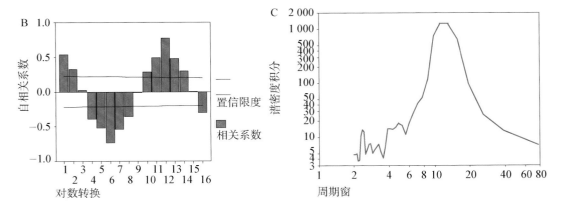

图 1-14 时间序列周期性分析示意图

A. 人为构造的一条周期为 12 的平稳的时间序列曲线图；B. 该时间序列的自相关分析图，横坐标示点 1 和
点 12 呈明显正相关，提示此时间序列每隔 12 个点重复一次，即周期为 12，与图 A 相符；
C. 图 A 的谱密度分析图，可见横坐标为 12 时峰值最高，提示周期为 12 的波能量（方差）最大，是占主导地位的周期间隔

四、试验方法

受试者以如下患者为例。

男性，29 岁，正常糖耐量个体，无糖尿病家族史，无高血压病史，无心脏、肝脏、肾脏及其他内分泌系统疾病史，近期未服用影响胰岛素分泌和胰岛素敏感性的药物。各项指标为：BMI 19.93；腰臀比 0.84；血压 120/70 mmHg；糖化血红蛋白（HbA_{1c}）5.2%；总胆固醇 4.6 mmol/L；甘油三酯 0.5 mmol/L；高密度脂蛋白胆固醇（HDL - C）2.25 mmol/L；低密度脂蛋白胆固醇（LDL - C）2.25 mmol/L；尿素氮 6.0 mmol/L。

向受试者阐明具体试验过程及方法，试验前将试验的性质、目的及可能产生的不良反应告知受试者并签署知情同意书。常规询问病史、体检，记录年龄、性别、BMI、腰臀比、血压，抽空腹血做实验室检查，包括肝肾功能、血脂、HbA_{1c} 等指标。

（一）75 g 葡萄糖耐量试验

具体操作详见"第一章第五节 衡量胰岛 β 细胞储备功能的非糖物质刺激试验"。

（二）24 小时混合餐情况下胰岛素、血糖检测

（1）受试者试验前晚 20:00 以后禁食,试验当天 7:00 前到达试验场所,静卧休息 30 分钟,7:30 试验正式开始,单侧肘正中静脉埋置蝶形留置针,生理盐水慢滴维持管道通畅,同时前臂置于 50℃ 恒温箱以便静脉血动脉化。

（2）采用混合餐法。三餐总摄入为 30 kcal/（kg·d）,其中碳水化合物 50%、蛋白质 15%、脂肪 35%,饮水不限;三餐热量分配按早餐 20%、午餐和晚餐各 40%（食谱由笔者医院专职营养师按比例要求,通过营养膳食管理系统软件制定,并由医院营养食堂烹制）,进餐时间分别为 8:00、13:00、18:00,每餐均要求受试者在 15 分钟内吃完。从 7:30 至次日 7:30 期间每 15 分钟采血一次,每次 2.5 mL,分装于干试管及氟化钠-草酸钾抗凝管中,暂存于 4℃ 冰箱,60 分钟内予离心处理（Beckman 365607 型离心机,Beckman 公司,美国）,以 2 500 转/分的速度离心 3 分钟,提取血清分别转入 1.5 mL 及 1 mL 的 Eppendrof 管中,放入 -20℃ 冰箱,备测各时间点的胰岛素、C 肽、血糖值。流程见图 1 - 15。

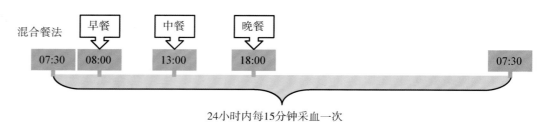

图 1 - 15 24 小时混合餐试验流程示意图

（三）计算方法

1. ISR 的计算

根据 Van Cauter 等提出的标准参数法计算有关 C 肽体内分布、代谢的动力学参数,获得表观分布容积（Vd）及 K_1、K_2、K_3。获得 C 肽动力学参数的计算步骤如下。

（1）确定受试者类型：分为正常人、超重者（Van Cauter 等以实际体重超过理想体重 15% 以上为标准）及糖代谢异常者。理想体重（kg）= 身高（cm）- 105。

（2）确定 C 肽的 SHL 及其相关系数（fraction）（表 1 - 4）。

表 1 - 4 不同个体 C 肽的 SHL 及其相关系数

	正 常 人	超 重 者	糖代谢异常者
SHL（分钟）	4.95	4.55	4.52
相关系数	0.76	0.78	0.78

（3）根据年龄确定 C 肽的 LHL（式 1 - 4）。

$$LHL（分钟）= 0.1 × 年龄 + 29.2 \qquad （式 1 - 4）$$

（4）计算体表面积（body surface area，BSA）。本研究采用 Stevenson 等提出的关于中国人的 BSA 公式（式 1-5）。

$$BSA(m^2) = 0.006\,1 \times 身高(cm) + 0.012\,8 \times 体重(kg) - 0.015\,29$$

（式 1-5）

（5）用下述公式分别计算男性及女性的 C 肽 Vd（式 1-6、式 1-7）。

$$男性：Vd(L) = 1.11 \times BSA(m^2) + 2.04$$

（式 1-6）

$$女性：Vd(L) = 1.92 \times BSA(m^2) + 0.64$$

（式 1-7）

试验中时间序列的各点 C(t) 值为 C 肽实测浓度与 Vd 的乘积所得。

（6）进一步计算 a、b、K_1、K_2、K_3 的值（式 1-8~式 1-10）。

$$K_2(C 肽从外周室分布至中央室的速率常数) = (Ab + Ba)/(A + B)$$

（式 1-8）

$$K_3(C 肽从中央室消除速率常数) = ab/K_2$$

（式 1-9）

$$K_1(C 肽从中央室分布至外周室的速率常数) = a + b - K_2 - K_3$$

（式 1-10）

（7）将以上参数代入以下一阶齐次微分方程（式 1-11）。

$$S(t) = -K_1 C(t_0) e^{-K_2 t} - K_1 K_2 \int_0^t C(S) e^{-K_2(t-s)} ds + (K_1 + K_3) C(t) + dC(t)/dt$$

（式 1-11）

（8）各项参数及常数（表 1-5）根据上述公式人工计算，一阶齐次微分方程借助 MATLAB 软件用自编程序计算完成。

表 1-5 ISR 计算模型参数

C(t)	t 时刻中央室总 C 肽含量
S(t)	t 时刻胰岛 β 细胞 C 肽（胰岛素）分泌率
a、b	分布相速率常数及消除相速率常数，分别由 C 肽分布及清除过程所决定
A、B	计算过程中产生的常数
SHL	0.693/a
LHL	0.693/b
SHL 相关系数	A/(A+B)

2. 胰岛素代谢清除率（MCR-I）

基于二室模型求得各点 S(t) 后，根据 Shapiro 等提出的方法计算 MCR-I（式 1-12），用

ISR 曲线下面积(area under curve of insulin secretion rate,AUCS;单位: pmol)与外源性胰岛素曲线下面积(area under curve of insulin,AUCI;单位: pmol·min/mL)之比表示,并以 BSA(m²)作为校正因子。

$$MCR - I[mL/(min \cdot m^2)] = AUCS(pmol)/AUCI(pmol \cdot min/mL) \cdot BSA(m^2)$$

$$(式 1-12)$$

3. 空腹、24 小时总胰岛素、餐后胰岛素分泌评价

空腹 ISR 以 7:30、7:45、8:00 三个时间点的分泌率平均值表示(单位 pmol/min),并以此作为基础 ISR;24 小时胰岛素分泌总量由 24 小时 ISR 曲线下面积求得(单位 nmol/24 h);餐后胰岛素分泌为每餐后的 4 小时 ISR 曲线下面积表示(单位 nmol)。空腹血糖以 7:30、7:45、8:00 三个时间点的平均血糖表示,并以此作为基础血糖水平。

4. 曲线下面积

血糖曲线下面积(area under curve of glucose,AUCG)、AUCI 及 AUCS 的计算采用不规则梯形法。

(四) 数据分析

(1)根据各模型参数(表 1-6)先后计算 MCR-I,以及空腹/餐后及 24 小时胰岛素分泌情况(表 1-7)。

表 1-6　ISR 计算模型参数数值代入

参　数	数　值	参　数	数　值
a	0.14/min	SHL	4.95 min
b	0.02/min	LHL	32 min
BSA	1.81 m²	K_2	0.05/min
Vd	4.05 L	K_3	0.06/min
K_1	0.05/min	MCR-I	0.89 mL/(min·m²)

表 1-7　空腹/餐后/24 小时胰岛素分泌

空腹 ISR	110.29 pmol/min
餐后胰岛素分泌量	75.4 nmol
24 小时胰岛素分泌总量	197.9 nmol

(2)进行 24 小时血糖/ISR 波动图及脉冲统计(图 1-16 和表 1-8)。

（3）血糖-ISR 周期节律分析及互相关分析：在进行周期节律分析及互相关分析前，需首先将两时间序列平稳化。因此，利用前述的七点滑动平均法得到去除长期趋势的血糖、ISR 波动图。如图 1-17A 所示，可见血糖波、ISR 波基本同时出现，两者无明显提前或滞后，提示其协同性良好。进一步用互相关函数对血糖-ISR 两组时间序列的协同性进行分析，如图 1-17B 所示，可见在滞后数（Lag）为 0 时，互相关函数为 0.758（$P<0.01$）。

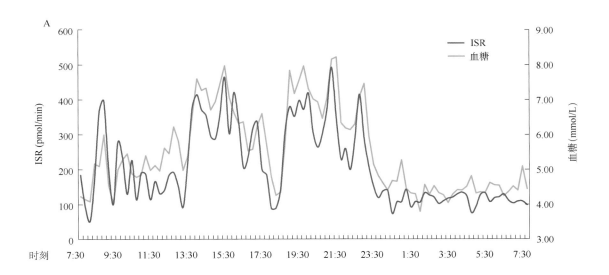

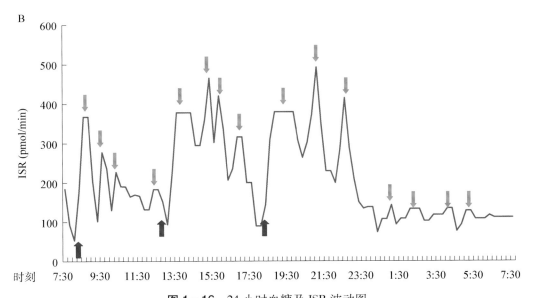

图 1-16　24 小时血糖及 ISR 波动图

A. 原始的 24 h 血糖、ISR 波动图；B. 经 ultra 法处理过的 ISR 波动图

⬇ 表示 ISR 的有效脉冲；⬆ 表示进餐时间

表 1 - 8　胰岛素脉冲分析

早餐后	餐后脉冲个数	4
	最大脉冲幅度（pmol/min）	380.31
	首个脉冲发生时间（min）	45
	达峰时间（min）	45
午餐后	餐后脉冲个数	4
	最大脉冲幅度（pmol/min）	487.49
	首个脉冲发生时间（min）	30
	达峰时间（min）	120
晚餐后	餐后脉冲个数	3
	最大脉冲幅度（pmol/min）	500.75
	首个脉冲发生时间（min）	45
	达峰时间（min）	120
夜间脉冲个数		4
24 小时脉冲个数		15
24 小时脉冲平均幅度（pmol/min）		404

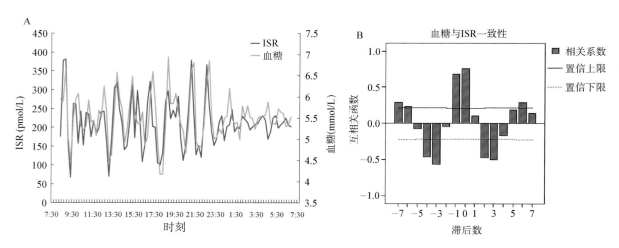

图 1 - 17　去除长期趋势的血糖-ISR 波动图

（4）血糖、ISR 周期节律分析：对血糖、ISR 分别进行谱分析及自相关分析。谱分析显示血糖波动曲线的周期主要集中在第 60～160 分钟这一范围内，其中周期为第 100 分钟波能量最高，提示其为占主导地位的波；进一步用自相关函数分析发现在 Lag＝6 或 7 时与 Lag＝1 时存在明显的正相关，提示血糖曲线占主导地位的波是以 6 或 7 个取血间隔（即第 90～105 分钟）为一个周期（图 1－18）。

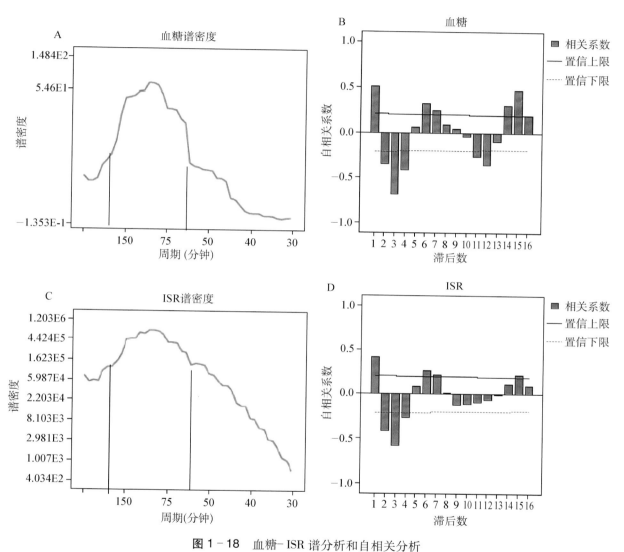

图 1－18　血糖-ISR 谱分析和自相关分析

血糖（A）-ISR（C）波动的谱分析图，横坐标为周期，纵坐标为相应周期波的能量，竖线间的范围是主导波周期波动范围。血糖（B）-ISR（D）波动的自相关分析图

（五）结果解释

原始的 ISR 时间序列由于含有一定的"信号噪声"（随机误差和检验误差），因此不能直接用于脉冲分析。如图 1－16A 所示，ISR 的原始序列有很多低幅的"波"，使整个曲线显得复杂而凌乱，这些波中有相当一部分是检验误差造成的，ultra 法则是检出有效脉冲、降低信号噪声的有力工具。通过此方法我们得到了图 1－16B，可以看出，很多干扰波被"找平"了。此时，突

出的波峰可认为是有效的脉冲分泌波。

进一步分析脉冲的分布特征,可见三餐后均有 3~4 个脉冲出现,最大脉冲幅度分别为 380.31 pmol/min、487.49 pmol/min、500.75 pmol/min;餐后首个脉冲往往出现在第 30~45 分钟;达峰时间变异性较大,分别为第 45 分钟、120 分钟、150 分钟时;夜间可出现 4 个低幅脉冲,24 小时脉冲平均幅度 404.32 pmol/min。午餐后和晚餐后的最大脉冲幅度相近,均明显大于早餐后的脉冲幅度,这与进餐量有关。

图 1-17A 为去除长期趋势的血糖–ISR 波动图,可见血糖波、ISR 波基本同时出现,两者无明显提前或滞后,提示其协同性良好;进一步用互相关函数是分析对其协同性进行量化,可见其在 Lag=0 时相关系数为 0.758。胰岛素脉冲分泌和血糖变化之间存在反馈环路,这是 ISR–血糖协同变化的主要机制,因此,它们之间的协同程度也成为判断胰岛 β 细胞功能的重要参数。

用谱分析进行分别对 ISR、血糖曲线进行谱分析,发现其中占主导地位的波的周期在 60~150 分钟这个范围,其中以周期为 75~105 分钟的波能量最高;进一步用自相关函数分析证实,周期为 90 分钟的波为主成分波,提示胰岛素分泌的周期为 90 分钟左右,此特征与国外相关研究报道一致。

五、临床应用

利用此项技术对体型正常的 NGT 个体、NGT 超重个体及 IGT 个体进行研究(图 1-19),比较其胰岛素超昼夜脉冲分泌模式的差异。

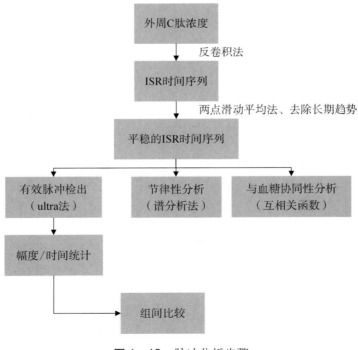

图 1-19 脉冲分析步骤

（一）ISR 计算模型

基于二室模型及标准参数建立的 ISR 计算模型,比较各组间参数:SHL(min)、LHL(min)、相关系数、Vd(L)、K_1(/min)、K_2(/min)、K_3(/min)、a(/min)、b(/min)。

（二）比较各组间血糖、胰岛素、C 肽及 ISR 值

以 7:30、7:45、8:00 三时间点的血糖(mmoL/L)、胰岛素(mU/L)、C 肽(ng/mL)、ISR (pmol/min)均值,作为空腹状态时血糖、胰岛素、C 肽水平和 ISR;以全天各时间点的均值作为 24 小时平均血糖、胰岛素、C 肽水平和平均 ISR。可见超重组及 IGT 组无论是空腹状态和全天,平均时胰岛素、C 肽水平及 ISR 均显著高于对照组,而三组血糖在空腹状态时无显著差异。

（三）比较各组间空腹状态、进餐后及全天的血糖、胰岛素及 ISR 的应答水平

空腹状态的应答水平以 7:30~8:00 血糖[mmoL/(min·L)]、胰岛素[mU/(min·L)]及 ISR(nmol)脉冲波动曲线下的面积求得;进餐后的应答水平以每餐后的 4 小时(即 8:00~12:00、13:00~17:00、18:00~22:00)血糖、胰岛素及 ISR 脉冲波动曲线下的面积之和求得;全天的血糖、胰岛素及 ISR 的应答水平以各自的 24 小时脉冲曲线下面积求得。

如图 1-20 所示,超重组及 IGT 组的空腹、餐后及全天的外周胰岛素、ISR 的应答水平均高于对照组,而三组的血糖应答水平仅在空腹状态下无明显差异。

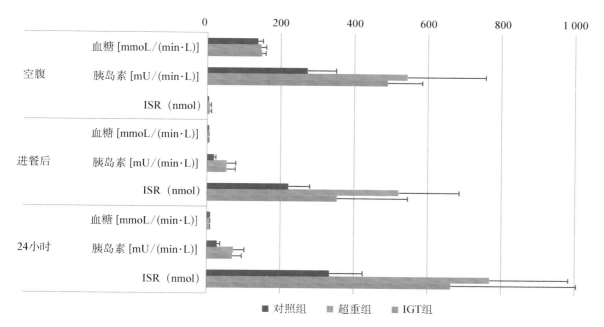

图 1-20　空腹、进餐后及 24 小时血糖、胰岛素及 ISR 的应答水平

（四）比较各组间 24 小时 MCR－I

图 1－21 所示，三组 24 小时 MCR－I 分别为 1.15±0.19、1.03±0.47、0.97±0.05 mL/（min·m²），其中对照组与 IGT 组有显著差异。

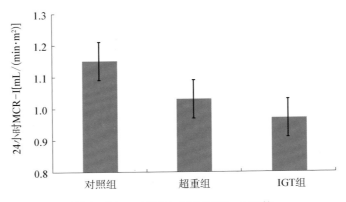

图 1－21　三组 24 小时 MCR－I 比较

MCR－I,胰岛素代谢清除率；IGT,糖耐量减退

（五）三组胰岛素超昼夜速脉冲的分布特点

进餐后血糖升高,胰岛素迅速分泌,三组的餐后 ISR 首个脉冲发生时间、脉冲达峰时间、最大脉冲幅度、脉冲个数（三餐后、夜间、全天）、脉冲平均幅度如表 1－9 所示。脉冲发生的个数用众数表示,脉冲发生时间用中位数表示；脉冲幅度为偏态分布,予对数转化,几何均数表示其集中位置。可见三组 ISR 脉冲的发生次数、餐后首个脉冲发生时间、最大脉冲达峰时间均无明显差异；餐后最大脉冲幅度、24 小时平均脉冲幅度超重组及 IGT 组均较对照组高。IGT 组的脉冲幅度较超重组有下降趋势,但无统计学差异。

表 1－9　三组 ISR 脉冲分布特征

		对照组	超重组	IGT 组
早餐后	餐后脉冲个数	3	2	3
	最大脉冲幅度（pmol/min）	494.31	1 066.60	741.31
	首个脉冲发生时间（min）	45	45	50
	达峰时间（min）	60	75	90
午餐后	餐后脉冲个数	3	3	3
	最大脉冲幅度（pmol/min）	587.49	1 386.76	1 000.00
	首个脉冲发生时间（分钟）	45	45	30
	达峰时间（min）	82.5	105	105
晚餐后	餐后脉冲个数	3	3	3
	最大脉冲幅度（pmol/min）	540.75	1 321.30	893.31
	首个脉冲发生时间（min）	45	30	30
	达峰时间（min）	82.5	60	70

续　表

	对照组	超重组	IGT 组
夜间脉冲个数	4	4	4
24 小时脉冲个数	13	12	13
24 小时脉冲平均幅度（pmol/min）	357.21	819.68	665.64

（六）比较血糖-ISR 脉冲形态特点

形态学的比较能够直观反映三组之间血糖、ISR 脉冲曲线的变化趋势及各自特点。如图 1-22 所示，IGT 组及超重组餐后血糖和 ISR 上升幅度均较对照组大，其中 IGT 组血糖上升更

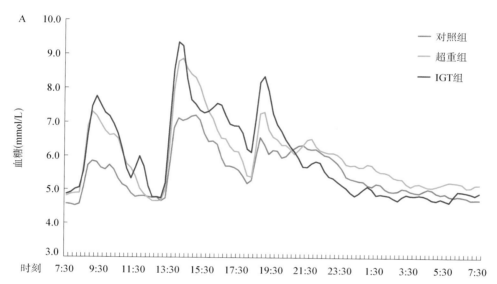

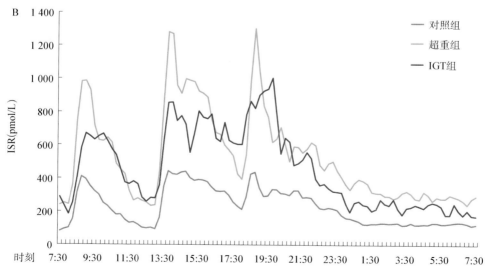

图 1-22　IGT、NGT 超重及正常体重 NGT 个体（对照组）的 24 小时血糖（A）-ISR（B）波动图

NGT，正常糖耐量；IGT，糖耐量减退；ISR，胰岛素分泌率

为明显,超重组 ISR 上升更为明显;早餐后三组血糖- ISR 均能在午餐前降至基础水平,但午餐后 IGT 组未能在晚餐前降至基础水平。

为进一步直观比较三组的差异,从正常组、超重组、IGT 组各选取一个个体,对他们的 24 小时 ISR 波动图(ultra 法处理后)进行比较,如图 1 - 23 所示。可见正常个体的 24 小时 ISR 脉冲

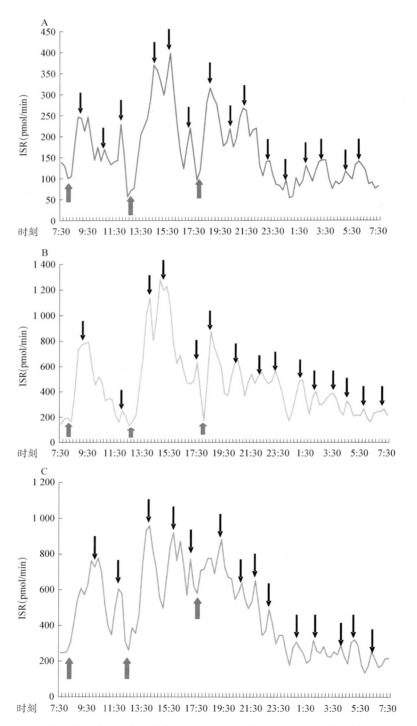

图 1 - 23 正常个体(A)、超重个体(B)、IGT(C)个体 24 小时 ISR 脉冲波动图(ultra 法)

↓表示有效脉冲;⇕表示进餐时间。IGT,糖耐量减退;ISR,胰岛素分泌率

图,三餐后分别出现3~4个脉冲,夜间出现5个低幅脉冲;脉冲于两餐间可降到基础水平,呈现"三峰两谷"的变化特征;超重个体的ISR脉冲图与正常个体类似,但脉冲的总体幅度超过对照组;IGT个体三餐后分别出现2~4个脉冲,夜间出现5个低幅脉冲;脉冲于两餐间未降到基础水平,缺乏"三峰两谷"的变化特征,脉冲的总体幅度介于对照组和超重组之间。

（七）ISR脉冲周期性分析

首先用谱密度分析对三组的ISR脉冲曲线进行周期节律分析。横坐标表示脉冲周期;纵坐标表示谱密度,是取对数之后的相应频率的能量(方差),提示相应频率波的能量,峰值处为主频率波的能量,可提示敏感频率所对应的周期。然后,采用时间序列自相关函数进行分析。函数图中横坐标表示时间间隔,纵坐标表示自相关系数,同向柱图表示正相关,反向柱图表示负相关,横线表示可信区间,只有超过可信区间的同向柱图才表示有意义的正相关。

如图1-24所示,正常对照组的谱密度图峰值所对应的周期为第60~150分钟,提示对照组ISR波谱中以周期为第60~150分钟的波占主要成分;而超重组ISR波谱特征与正常组类似,亦以周期为第60~150分钟的波占主要成分;IGT组ISR波谱虽有波峰出现,但较前两组宽泛,周期跨度从第40~160分钟的波能量相近,提示该波谱中各种周期的波成分较混杂,因而能量分散,节律较紊乱。

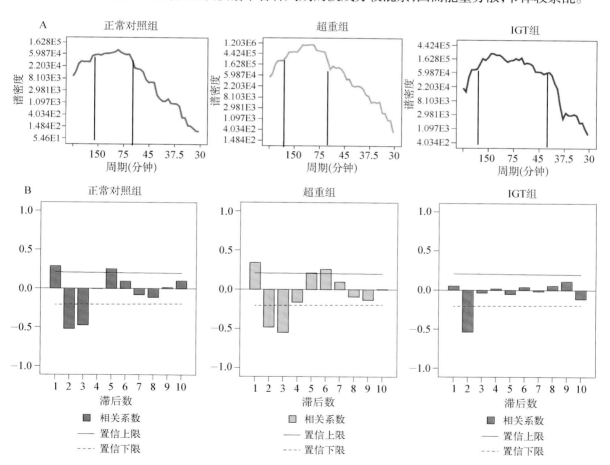

图1-24　IGT个体、NGT-超重个体以及正常体重-NGT个体(对照组)ISR谱分析图(A)及自相关函数图(B)

NGT,正常糖耐量;IGT,糖耐量减退

进一步利用时间序列自相关函数进行分析,可见正常对照组在 Lag＝5 时出现有统计意义的自相关,提示正常对照组 ISR 脉冲曲线中占主导地位的波是以 5 个采血时间间隔,即 75 分钟为一个周期;超重组显示 Lag＝5 和 6 时均出现有统计意义的自相关,提示这两组 ISR 脉冲曲线中占主导地位的波是以 5~6 个取血间隔,即 75~90 分钟为一个周期;IGT 组的 ISR 脉冲自相关函数低平,未超过置信区间,自相关不具统计意义的,提示其周期性差、脉冲节律紊乱。

(八) ISR –血糖协同性分析

如图 1－25 所示,首先从图形特征上粗略判断 ISR –血糖变化的协同性,吻合度越好提示协同性越高。正常对照组和超重组 ISR –血糖曲线在同一时刻的重叠性即协同性较好,而 IGT 组的 ISR –血糖曲线有明显的左右偏倚,即两者在发生时间上同步性较差,提示 IGT 组 ISR –血糖协同性较前两组下降。

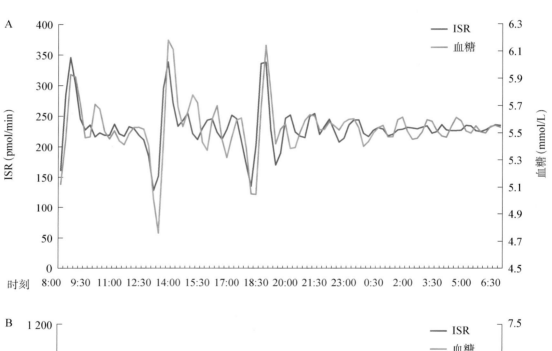

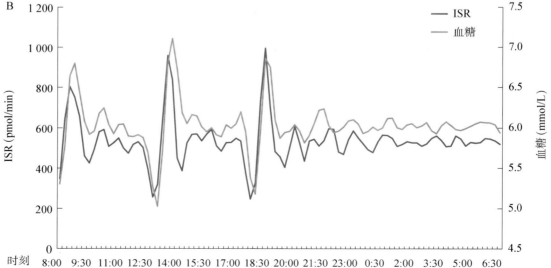

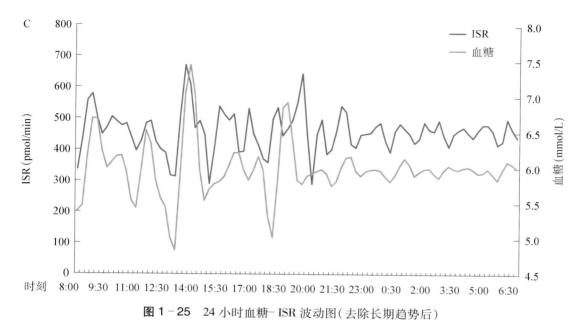

图 1 - 25　24 小时血糖 - ISR 波动图（去除长期趋势后）
A. IGT 个体；B. NGT - 超重个体；C. 正常体重 - NGT 个体。NGT，正常糖耐量；IGT，糖耐量减退；ISR，胰岛素分泌率

进一步用互相关函数分别对三组数据进行互相关程度的量化分析，发现 IGT 组与前两组相比，在 Lag = 0 时的互相关函数有显著降低（图 1 - 26）。

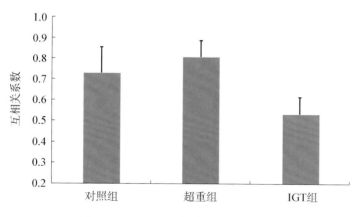

图 1 - 26　三组互相关函数系数比较
IGT，糖耐量减退

（九）结果讨论

对照组、超重组及 IGT 组在 ISR 慢速脉冲发生时间、全天脉冲发生次数、餐后最大脉冲发生时间上无明显差异，每餐后可出现 2~4 个高幅度脉冲，夜间出现 3~4 个低幅度的脉冲，全天可出现 13~15 个脉冲；每餐后首个脉冲往往出现在进餐后第 30~60 分钟时，最大脉冲常出现在进餐后第 45~90 分钟时。脉冲波幅的变化并非单相，而呈波动式上升及波动式下降。此项分布特征在三组间无明显差异。通过对图 1 - 22 和图 1 - 23 的比较，不难看出对照组及超重组的 ISR、血糖曲线节律较规整，在餐后迅速上升，往往在两餐之间降至基础水平。IGT 组的 ISR、

血糖曲线在早餐后亦很规整,而午餐后则发生明显的"畸变",表现为在两餐间不能降至基础水平,与晚餐后的脉冲曲线紧密衔接而难以区分,缺乏"三峰两谷"的变化特征。由于午餐提供的热量是早餐的两倍,因此这种"畸变"可能是由能量负荷的加大所诱发的,可见 IGT 患者对能量负荷的承受能力已明显下降,这也进一步证实饮食控制在改善 IGT 患者血糖控制及胰岛素分泌模式中的重要地位。

超重组及 IGT 组的最大脉冲幅度、24 小时平均脉冲幅度在校正年龄、性别、BMI 后仍明显高于对照组,以超重组更为明显。通过对 ISR 曲线下面积的计算亦发现,超重组及 IGT 组的 24 小时胰岛素分泌总量在校正年龄、性别、BMI 后也明显高于对照组,超重组尤甚。这与脉冲幅度的结果相一致,提示超重/肥胖及 IGT 者的胰岛素高分泌状态主要是由胰岛素分泌脉冲的增幅效应引起的,超重/肥胖的胰岛素高分泌可能是由其胰岛 β 细胞块的增生和肥大引起的;另外,超重/肥胖交感神经活性较高,也在一定程度上参与了胰岛 β 细胞对胰岛素的高分泌,尽管自主神经系统对脉冲的发动并不起作用,但可以增加或减少胰岛素脉冲的幅度来调节其分泌量而起到"缓冲"的作用。

无论在基础还是能量负荷状态下,胰岛素均以脉冲式的方式分泌,其中超昼夜脉冲的周期为 60～150 分钟,并与血糖波动协同出现。胰岛素慢速脉冲发动的机制尚未完全阐明。可能在胰腺内部存在一个"起搏点",由它独立发动并通过胰腺细胞间的缝隙连接将生物电信号传递给其他胰岛细胞,使整个胰岛细胞协调一致地分泌而产生脉冲样模式。离体胰岛细胞脉冲节律的存在说明脉冲的发动并非受自主神经支配。在接受胰腺移植的患者中,胰腺的神经支配被取消,但脉冲的频率和节律依然存在,只是幅度较正常对照组大。因此,有学者推测:自主神经对脉冲的发动不起作用,但可以减少脉冲幅度、调节胰岛素分泌量,起到缓冲的作用。目前的观点认为:血糖-胰岛素分泌之间存在负反馈环路,这种负反馈环路具有"非线性"和"延迟"的特点,它是胰岛素超昼夜脉冲发生的主要机制。当胰岛 β 细胞对血糖变化的反应性迟缓或分泌功能下降,则血糖-胰岛素的负反馈环路受损,表现为血糖-ISR 脉冲曲线协同性下降。因此,血糖-ISR 脉冲曲线协同性下降可作为早期精确判断胰岛 β 细胞功能下降的指标。IGT 组的互相关函数较对照组及超重组明显降低,提示血糖-胰岛素负反馈环路受损是 IGT 患者重要的病理生理特点,可能在 2 型糖尿病的发病中扮演重要角色。

利用谱分析可以分析一组时间序列中主成分波的频率或周期。对照组及超重组 ISR 脉冲曲线中主成分波的时阈较窄,主要集中在 60～150 分钟,即主成分波的周期为 60～150 分钟;而 IGT 组主成分波的时阈较宽,周期阈的跨度较大,提示其中波的成分混杂,这势必影响脉冲的节律性;进一步利用自相关函数进行分析,发现对照组及超重组在 Lag=1 和 Lag=5 或 6 时具有良好的自相关性,提示占主导地位的波的周期为 5～6 个时间间隔,也即 75～90 分钟,而 IGT 组的自相关函数图中看不出明确的自相关,提示曲线自身重复性即周期节律性较差。有学者发现这种改变在 IGT 患者和 NGT 的 2 型糖尿病患者一级亲属中即可见到,在 2 型糖尿病患者中更为明显。因此,利用时间序列的有关方法对 ISR 进行节律性分析有助于早期精确判断、评价胰岛 β 细胞功能。

参·考·文·献

[1] 贾伟平,于浩泳,项坤三. 胰岛素脉冲样分泌的意义及临床应用[J]. 中华内分泌代谢杂志,2004,20：389 - 390.

[2] 于浩泳,贾伟平,包玉倩,等. 胰岛素慢速脉冲分泌波动检测技术的建立及临床应用[J]. 中华内分泌代谢杂志,2005,21：202 - 205.

[3] 于浩泳,贾伟平,包玉倩,等. 超重及糖耐量异常个体胰岛素慢速脉冲分泌模式研究[J]. 中华医学杂志,2006,86：1405 - 1409.

[4] 于浩泳,吴海娅,贾伟平. 胰岛素脉冲样分泌的机制及临床意义[J]. 中华内分泌代谢杂志,2005,21：285 - 287.

[5] Au S, Courtney CH, Ennis CN, et al. The effect of manipulation of basal pulsatile insulin on insulin action in Type 2 diabetes[J]. Diabet Med, 2005, 22(8)：1064 - 1071.

[6] Balks HJ, Schmidt A, Prank K, et al. Temporal pattern of pancreatic insulin and C-peptide secretion and of plasma glucose levels after nutritional stimulation[J]. J Clin Endocrinol Metab, 1992, 75(5)：1198 - 1203.

[7] Beigelman PM, Thomas LJ, Shu MJ, et al. Insulin from individual isolated islets of Langerhans 2. Effect of glucose in varying concentrations[J]. J Physiol (Paris), 1976, 72(6)：721 - 728.

[8] Blackman JD, Polonsky KS, Jaspan JB, et al. Insulin secretory profiles and C-peptide clearance kinetics at 6 months and 2 years after kidney-pancreas transplantation[J]. Diabetes, 1992, 41(10)：1346 - 1354.

[9] Duckworth WC. Insulin degradation：mechanisms, products, and significance[J]. Endocr Rev, 1988, 9(3)：319 - 345.

[10] Eaton RP, Allen RC, Schade DS, et al. Prehepatic insulin production in man：kinetic analysis using peripheral connecting peptide behavior[J]. J Clin Endocrinol Metab, 1980, 51(3)：520 - 528.

[11] Eaton RP, Allen RC, Schade DS. Hepatic removal of insulin in normal man：dose response to endogenous insulin secretion[J]. J Clin Endocrinol Metab, 1983, 56(6)：1294 - 1300.

[12] Gilon P, Ravier MA, Jonas JC, et al. Control mechanisms of the oscillations of insulin secretion in vitro and in vivo[J]. Diabetes, 2002, 51(Suppl 1)：S144 - 151.

[13] Gumbiner B, Van Cauter E, Beltz WF, et al. Abnormalities of insulin pulsatility and glucose oscillations during meals in obese noninsulin-dependent diabetic patients：effects of weight reduction[J]. J Clin Endocrinol Metab, 1996, 81(6)：2061 - 2068.

[14] Hollingdal M, Juhl CB, Pincus SM, et al. Failure of physiological plasma glucose excursions to entrain high-frequency pulsatile insulin secretion in type 2 diabetes[J]. Diabetes, 2000, 49(8)：1334 - 1340.

[15] Hunter SJ, Atkinson AB, Ennis CN, et al. Association between insulin secretory pulse frequency and peripheral insulin action in NIDDM and normal subjects[J]. Diabetes, 1996, 45(5)：683 - 686.

[16] Husain M. Pulsatile secretion of insulin[J]. N Engl J Med, 1988, 319(16)：1094 - 1095.

[17] Juhl C, Grofte T, Butler PC, et al. Effects of fasting on physiologically pulsatile insulin release in healthy humans[J]. Diabetes, 2002, 51(Suppl 1)：S255 - 257.

[18] Juhl CB, Porksen N, Pincus SM, et al. Acute and short-term administration of a sulfonylurea (gliclazide) increases pulsatile insulin secretion in type 2 diabetes[J]. Diabetes, 2001, 50(8)：1778 - 1784.

[19] Lang DA, Matthews DR, Burnett M, et al. Pulsatile, synchronous basal insulin and glucagon secretion in man[J]. Diabetes, 1982, 31(1)：22 - 26.

[20] Lefebvre PJ, Paolisso G, Scheen AJ, et al. Pulsatility of insulin and glucagon release：physiological significance and pharmacological implications[J]. Diabetologia, 1987, 30(7)：443 - 452.

[21] Matthews DR, Lang DA, Burnett MA, et al. Control of pulsatile insulin secretion in man[J]. Diabetologia, 1983, 24(4)：231 - 237.

[22] Matveyenko AV, Liuwantara D, Gurlo T, et al. Pulsatile portal vein insulin delivery enhances hepatic insulin action and signaling[J]. Diabetes, 2012, 61(9)：2269 - 2279.

[23] Meneilly GS, Ryan AS, Veldhuis JD, et al. Increased disorderliness of basal insulin release, attenuated insulin secretory burst mass, and reduced ultradian rhythmicity of insulin secretion in older individuals[J]. J Clin Endocrinol Metab, 1997, 82(12)：4088 - 4093.

[24] O'Meara NM, Sturis J, Blackman JD, et al. Analytical problems in detecting rapid insulin secretory pulses in normal humans[J]. Am J Physiol, 1993, 264(2 Pt 1)：E231 - 238.

[25] O'Meara NM, Sturis J, Blackman JD, et al. Oscillatory insulin secretion after pancreas transplant[J]. Diabetes, 1993, 42(6)：855 - 861.

[26] Opara EC, Atwater I, Go VL. Characterization and control of pulsatile secretion of insulin and glucagon[J]. Pancreas, 1988, 3(4)：484 - 487.

[27] Polonsky KS, Given BD, Hirsch LJ, et al. Abnormal patterns of insulin secretion in non-insulin-dependent diabetes mellitus[J]. N Engl J Med, 1988, 318(19)：1231 - 1239.

[28] Polonsky KS, Given BD, Van Cauter E. Twenty-four-hour profiles and pulsatile patterns of insulin secretion in normal and obese subjects[J]. J Clin Invest, 1988, 81(2)：442 - 448.

[29] Porksen N, Munn S, Steers J, et al. Impact of sampling technique on appraisal of pulsatile insulin secretion by deconvolution and cluster analysis[J]. Am J Physiol, 1995, 269(6 Pt 1): E1106 - 1114.

[30] Porksen N, Munn S, Steers J, et al. Pulsatile insulin secretion accounts for 70% of total insulin secretion during fasting[J]. Am J Physiol, 1995, 269(3 Pt 1): E478 - 488.

[31] Porksen N, Nyholm B, Veldhuis JD, et al. In humans at least 75% of insulin secretion arises from punctuated insulin secretory bursts[J]. Am J Physiol, 1997, 273(5 Pt 1): E908 - 914.

[32] Ritzel RA, Veldhuis JD, Butler PC. Glucose stimulates pulsatile insulin secretion from human pancreatic islets by increasing secretory burst mass: dose-response relationships[J]. J Clin Endocrinol Metab, 2003, 88(2): 742 - 747.

[33] Schofield CJ, Sutherland C. Disordered insulin secretion in the development of insulin resistance and Type 2 diabetes[J]. Diabet Med, 2012, 29(8): 972 - 979.

[34] Shapiro ET, Tillil H, Miller MA, et al. Insulin secretion and clearance. Comparison after oral and intravenous glucose[J]. Diabetes, 1987, 36(12): 1365 - 1371.

[35] Simon C, Brandenberger G, Follenius M. Ultradian oscillations of plasma glucose, insulin, and C-peptide in man during continuous enteral nutrition[J]. J Clin Endocrinol Metab, 1987, 64(4): 669 - 674.

[36] Simon C, Brandenberger G. Ultradian oscillations of insulin secretion in humans[J]. Diabetes, 2002, 51(Suppl 1): S258 - 261.

[37] Sonnenberg GE, Hoffmann RG, Johnson CP, et al. Low- and high-frequency insulin secretion pulses in normal subjects and pancreas transplant recipients: role of extrinsic innervation[J]. J Clin Invest, 1992, 90(2): 545 - 553.

[38] Sonnenberg GE. Pulsatile insulin secretion: relationship to splanchnic insulin dynamics and insulin sensitivity[J]. Int J Obes, 1991, 15(Suppl 2): 123 - 125.

[39] Sturis J, Scheen AJ, Leproult R, et al. 24-hour glucose profiles during continuous or oscillatory insulin infusion. Demonstration of the functional significance of ultradian insulin oscillations[J]. J Clin Invest, 1995, 95(4): 1464 - 1471.

[40] Sturis J, Van Cauter E, Blackman JD, et al. Entrainment of pulsatile insulin secretion by oscillatory glucose infusion[J]. J Clin Invest, 1991, 87(2): 439 - 445.

[41] Van Cauter E, Mestrez F, Sturis J, et al. Estimation of insulin secretion rates from C-peptide levels. Comparison of individual and standard kinetic parameters for C-peptide clearance[J]. Diabetes, 1992, 41(3): 368 - 377.

[42] Veldhuis JD, Johnson ML. Cluster analysis: a simple, versatile, and robust algorithm for endocrine pulse detection[J]. Am J Physiol, 1986, 250(4 Pt 1): E486 - 493.

[43] Wahren J, Kallas A. Loss of pulsatile insulin secretion: a factor in the pathogenesis of type 2 diabetes[J]. Diabetes, 2012, 61(9): 2228 - 2229.

第四节 临床常用的胰岛 β 细胞分泌功能评估方法：
葡萄糖耐量-胰岛素释放试验

葡萄糖作为最常用的刺激物在胰岛 β 细胞功能评估中应用广泛。除此以外，标准餐试验、静脉葡萄糖耐量试验及微小模型法等均在基础研究及临床实践中用于胰岛 β 细胞功能的量化评估。

一、历史背景

1913 年，A. T. B. Jacobson 首先验证了摄入碳水化合物可引起血糖波动。1919 年 Hamman 和 Hirschman 首次报道了反复输注葡萄糖可以提高对碳水化合物的耐受。随后 Staub 和 K. Traugott 分别于 1921 年和 1922 年先后在健康个体中明确了该发现，并以此命名为 Staub - Traugott 效应（即重复输糖后血糖水平递降和葡萄糖的清除率加快）。由于该效应不存在于糖尿病患者中，因此成为后来各类糖耐量试验的理论基础。至 1923 年，美国内分泌医师 Jerome W. Conn 最早阐述了葡萄糖耐量试验。1934 年，Himsworth 首先报道采用 OGTT，观察到糖尿病患者存在胰岛素敏感性的差异。1941 年，Eugene L. Lozner 等首次报道了 IVGTT。随后，Yalow 和 Berson 建立了胰岛素放射免疫测定方法，为全面认识葡萄糖-胰岛素的相互作用提供了可能。

20 世纪 70 年代，世界卫生组织（World Health Organization，WHO）决定统一葡萄糖耐量标准用于诊断糖尿病。同时期，美国首先采用 75 g 无水葡萄糖法对成人进行口服葡萄糖耐量测试，而在此之前通常都采用 100 g 无水葡萄糖法。其后，由于部分个体口服葡萄糖后常会出现恶心、呕吐等胃肠道刺激症状，且可导致血糖急骤升高，因此也有标准馒头餐（100 g 富强粉制，含碳水化合物 7 578 g、蛋白质 7~10 g、脂肪 1~2 g）或混合餐试验（热量为 6 270 kJ，比例为 40% 碳水化合物、40% 脂肪及 20% 蛋白质）替代口服葡萄糖进行评估。

二、原理

胰岛 β 细胞的功能是合成胰岛素，并根据血糖水平的变化不断调整胰岛素释放量，释放出的胰岛素通过在周围组织的生物学作用将血糖稳定在生理范围内。葡萄糖的刺激如果适度，可引起胰岛素的时相分泌。正常人体接受急性（静脉注射）葡萄糖刺激后，胰岛素分泌呈双相释放，第一个峰出现在糖刺激的第 35 分钟，称为急性胰岛素释放相（AIR），即第一时相胰岛素分泌期，反映胰岛 β 细胞储备的胰岛素对急性刺激产生反应的能力。第二个高峰称为第二时相，与血糖浓度持续升高的时间一致，反映胰岛 β 细胞持续分泌胰岛素的功能。

三、口服葡萄糖耐量−胰岛素释放试验(OGTT−IRT)

OGTT−IRT 是目前评价糖代谢状况的金标准,同时也是临床评估胰岛 β 细胞功能的常用方法。

(一) 操作规范

(1) 试验前 3 天至 1 周饮食依旧,不必因做试验而有意减少食量。试验前 3 天内每天碳水化合物摄入量不少于 150 g,以免试验结果产生不必要的误差。

(2) 试验前晚上 20:00 以后禁止饮食。22:00 以后不可饮水、不吸烟、不喝酒、不喝咖啡。

(3) 试验前停用避孕药物 1 周,其他影响糖耐量的药物,如利尿剂、β 肾上腺素阻滞剂、阿司匹林、烟酸、可乐定、苯妥英钠、含锂类药物、含苯环的药物、噻嗪类药物等应停用 3~4 天。

(4) 基础状态下口服 75 g 葡萄糖(溶于 200~300 mL 20~25℃温水中),5 分钟内喝完。

从喝第一口糖水开始计时,分别于相应时间点采血,测血糖、胰岛素、C 肽等值,并绘制其反应曲线,根据达峰时间、峰值、曲线形态及曲线下面积分析评估胰岛 β 细胞功能。

(二) 评估方法

1. 75 g−180 分钟法

其中 OGTT 180−5 法是从喝第一口糖水开始计时,分别于第 0、30、60、120、180 分钟采血,测血糖、胰岛素、C 肽、胰岛素原等值,并绘制其反应曲线,根据达峰时间、峰值、曲线形态及曲线下面积分析,大致评估胰岛 β 细胞功能。在 OGTT 180−5 法的基础上,在前 30 分钟增加了 2 次采血时间点(第 10、20 分钟),可进一步了解相应时间点的胰岛素分泌指标。

2. 75 g−300 分钟法

75 g−300 分钟法亦称为 OGTT 微小模型法,包括 OGTT 300−9 法、OGTT 300−11 法、OGTT 300−22 法等,其中 OGTT 300−11 法应用较多。OGTT 300−9 法分别于第 0、30、60、90、120、150、180、240、300 分钟时间点取血 9 次,OGTT 300−11 法在 OGTT 300−9 法的基础上增加了 2 次采血时间点(第 10、20 分钟),OGTT 300−22 法在 OGTT 300−11 法的基础上再增加了 11 次采血时间点。OGTT 300−11 法包括标准的取血时间,能评估个体的糖耐量水平、胰岛 β 细胞功能及胰岛素敏感性。通过 C 肽和葡萄糖微小模型解释的 OGTT 300−11 法,提供了对个体胰岛 β 细胞功能和胰岛素敏感性相当准确的描述,同时保持了标准 120 分钟 OGTT 提供的关于糖耐量的重要临床分类,能广泛用于遗传及流行病学调查。

(三) 正常参考值和临床意义

口服 75 g 无水葡萄糖(或 100 g 标准面粉制作的馒头)后,胰岛素水平 30 分钟~1 小时达到峰值,为空腹胰岛素的 5~10 倍,2 小时后<30 mU/L,3 小时后达到空腹水平。

（1）1 型糖尿病空腹胰岛素明显降低，口服葡萄糖后释放曲线低平。

（2）2 型糖尿病空腹胰岛素可正常、稍高或减低，口服葡萄糖后胰岛素呈延迟释放反应。2 型糖尿病早期或伴肥胖者，释放曲线可能增高；但晚期或非超重、非肥胖及消瘦的 2 型糖尿病患者，释放曲线一般较正常人低。高峰延迟是 2 型糖尿病的特征。

（3）胰岛 β 细胞瘤常出现高胰岛素血症，即血糖较低时，患者胰岛素仍呈高水平曲线。

（4）肥胖、肝功能损伤、肾功能不全、肢端肥大症、巨人症等血清胰岛素水平增高；腺垂体功能低下，肾上腺皮质功能不全或饥饿，血清胰岛素水平减低。

（四）临床适用性

1. 优点

① 与基础状态法比，OGTT 糖负荷后的评估参数更适合群体研究；② 与阻断葡萄糖-胰岛素反馈法相比，OGTT 不干扰葡萄糖-胰岛素反馈的生理机制；③ 与其他激发葡萄糖-胰岛素反馈法（如 IVGTT、微小模型法）相比，葡萄糖从胃肠道逐步吸收，可刺激消化道的激素及胰岛素分泌，更符合生理状态。

2. 局限性

① 葡萄糖剂量未兼顾个体不同的体重、年龄、性别或 BMI，这个剂量的确定并未反映 OGTT 中耐受量，即能够耐受的最大剂量；② 严重高血糖时，不宜服用葡萄糖，以免引发酮症及酮症酸中毒；③ 重复性差，变异系数大，影响因素较多。

3. 主要影响因素

年龄、药物、精神状态、应激、激素之间相互作用、糖负荷量及试验前营养、膳食状况等均会影响试验结果。① 如试验前进食碳水化合物不得少于 150 g/d，否则易造成假阳性结果；② 胃排空、胃肠激素及中枢神经肽的影响；③ 因受试者服糖前已禁食 8~14 小时，在空腹状态下，高渗糖溶液快速进入胃内，使胃内容量于短时间内明显增加，通过神经反射引起胃运动增强，使胃收缩明显增强，部分受试者服糖后会出现恶心、呕吐等不适症状，不能耐受；④ 试验前服用肾上腺皮质激素、降压药、利尿剂、磺胺类药物等均会影响结果。

此外，健康人在快速服用大量葡萄糖后，血糖迅速升高，刺激胰岛 β 细胞过量分泌胰岛素，在 0.5~4 小时亦可出现特发性功能性低血糖，但血糖多为轻度下降，且临床症状较轻或不明显。

（五）指标解读

多年来，学者一直致力于充分利用 OGTT - IRT 5 个时间点的血糖及胰岛素、C 肽值，借助数学模型，建立评估胰岛 β 细胞功能和胰岛素敏感性的指数（图 1 - 27）。以下仅就最常用的数个评估参数进行解读分析。

1. 胰岛 β 细胞功能评估

（1）10 分钟、20 分钟净增胰岛素与净增葡萄糖的比值（$\Delta I_{10}/\Delta G_{10}$、$\Delta I_{20}/\Delta G_{20}$）：上海市糖尿病研究所率先在国内应用高葡萄糖钳夹技术证实了正常糖耐量个体 OGTT - IRT 中 $\Delta I_{10}/\Delta G_{10}$、$\Delta I_{20}/\Delta G_{20}$ 均与高葡萄糖钳夹的 AIR 显著相关（详见第一章第二节图 1 - 7），因此对于正

胰岛β功能		胰岛素敏感性
简易参数		**简易参数**
I_{max}/I_0 I/G AUC_I $\Delta I_{30}/\Delta G_{30}$		I_0 G_0/I_0 AUC_G/AUC_I
模型参数		**模型参数**
Matthews稳态模型	1985年	
	1990年	Cederholm胰岛素敏感性指数
Bennett-李胰岛B细胞功能指数（MBCI）	1993年	Bennett-李胰岛素敏感性指数（IAI）
Haffner HOMA-β指数	1996年	
	1998年	Belfiore胰岛素敏感性指数
	1999年	Matsuda和Defronzo总体胰岛素敏感性指数（WBISI） Avignon胰岛素敏感性指数
Stumvoll指数	2000年	Gutt胰岛素敏感性指数 Stumvoll敏感性指数 Katz定量胰岛素敏感性检测指数（QUICKI）
	2001年	McAuley指数（Mffm/I）
线性最小模型(LMM)-BCI	2005年	LMM-ISI

图 1-27　各类胰岛 β 细胞功能和胰岛素敏感性的指数

常糖耐量的个体进行 OGTT-IRT 时,可加测 10 分钟、20 分钟血糖及胰岛素值,其结果可作为评价 AIR 可靠的简易参数。

（2）30 分钟净增胰岛素与净增葡萄糖的比值（$\Delta I_{30}/\Delta G_{30}$）：$\Delta I_{30}/\Delta G_{30}$ 是 OGTT-IRT 30 分钟糖刺激胰岛素分泌的直接指标,反映糖负荷后胰岛素早期分泌功能。该时间点所反映的早期胰岛素分泌以第一时相（即 AIR）胰岛素分泌为主,但第二时相胰岛素分泌亦有部分贡献。它也是公认的较好的胰岛 β 细胞功能指数之一,被广泛应用于反映早期胰岛素分泌功能,即在糖尿病前期,$\Delta I_{30}/\Delta G_{30}$ 已经下降近半。它的缺点是不能比较胰岛素分泌曲线平坦人群的胰岛 β 细胞功能,因为在这些人 $I_{30}=I_0$,$\Delta I_{30}=0$。此外,在超重和肥胖个体中由于高胰岛素血症的存在,$\Delta I_{30}/\Delta G_{30}$ 相较于正常体重个体反而有所增加,因而会高估超重和肥胖个体的 AIR。

（3）糖负荷后胰岛素曲线下面积（AUC-I）：AUC-I 主要用于评估晚期相胰岛素分泌功能。因其只反映胰岛素分泌数量,而不能反映其达峰时间,因而不能区分曲线下面积相同但其达峰时间不同的正常人和 2 型糖尿病患者的胰岛 β 细胞功能的差异。并且,因受胰岛素抵抗影响,会误判 IGT 人群胰岛 β 细胞功能亢进。

（4）稳态模型评估法（homeostasis model assessment，HOMA）：稳态模型评估胰岛 β 细胞分泌指数（HOMA-β）= $20 \times I_0/(G_0-3.5)$，是评价胰岛素分泌的经典方法。由于空腹胰岛素浓度取决于胰岛 β 细胞的基础分泌能力，空腹血糖浓度又主要由空腹胰岛素浓度决定，因此 HOMA-β 主要反映基础胰岛素分泌。上海市糖尿病研究所率先在国内证实中国人群 HOMA-β 指数与高葡萄糖钳夹技术所测定的胰岛素分泌呈显著正相关（$r=0.61$，$P<0.01$）。需注意的是，由于受胰岛素抵抗干扰较大，HOMA-β 常误判 IGT 人群胰岛 β 细胞功能反优于 NGT 者。

2. 胰岛素敏感性评估

（1）稳态模型评估胰岛素抵抗指数（HOMA-IR）：1985 年，Matthews 等提出的稳态模型是基于血糖和胰岛素在不同器官（包括胰腺、肝脏和周围组织）的相互影响而建立的评估胰岛素敏感性的数学模型。1996 年，Haffner 将原表达式改为 HOMA-IR=$G_0 \times I_0/22.5$。由于空腹血糖主要由肝糖输出决定，而空腹胰岛素浓度又是肝糖输出的主要调节因素，因此 HOMA-IR 主要反映肝胰岛素敏感性的程度。

国外研究见到 HOMA-IR 与正葡萄糖钳夹技术所测定的胰岛素抵抗呈显著相关（$r=0.88$，$P<0.0001$），而且其相关性在糖尿病人群亦存在。上海市糖尿病研究所应用高胰岛素正糖钳夹技术测定中国人胰岛素敏感性，亦发现中国人 ISI（M 值）与 HOMA-IR 呈显著负相关（$r=-0.822$，$P=0.003$）。同时亦发现 HOMA-IR 估测中国人群胰岛素抵抗的敏感性为 86.4%，特异性为 71.4%，诊断符合率为 82.8%。因此，HOMA-IR 是一种简单可靠、非侵入性评估胰岛素抵抗的十分有用的方法。值得注意的是，HOMA-IR 正常值为 1，为非正态分布，实际应用中应将其进行对数转换后分析。

（2）李光伟指数：李光伟教授与美国国立卫生研究院（National Institutes of Health，NIH）的糖尿病流行病学家 Bennett 于 1993 年提出胰岛素敏感性指数（insulin activity index，IAI），称为 Bennett 指数，又称李光伟指数，IAI=$1/(G_0 \times I_0)$，此值为非正态分布，故一般取其自然对数 $\ln(G_0 \times I_0)$。研究表明，NGT、IGT 和 2 型糖尿病人群中，IAI 与正葡萄糖钳夹结果呈正相关，适合人群胰岛素抵抗的流行病学研究工作。

四、简易参数的临床使用实例

胰岛 β 细胞功能缺陷和胰岛素抵抗是 2 型糖尿病发病机制的主要环节。OGTT 和 IRT 是临床中常用的胰岛 β 细胞功能和胰岛素抵抗的评估方法。例如，对 466 例居住上海地区的中国人进行 75 g OGTT-IRT，并分成 NGT 组、IGT 组和 DM 组。采用 HOMA 评价胰岛素敏感性（HOMA-IR）及胰岛 β 细胞基础功能（HOMA-β），并用 $\Delta I_{30}/\Delta G_{30}$ 评价早期胰岛素分泌。由图 1-28 可见，无论有无超重/肥胖，IGR 个体已存在糖负荷早期分泌功能及胰岛 β 细胞基础功能显著降低或下降趋势，糖尿病则存在胰岛素抵抗的持续增加及胰岛 β 细胞功能进一步衰退的共同变化。该研究提示中国人的 IGR 个体同时存在显著胰岛素抵抗和胰岛素分泌功能缺陷，但以前者为主；而糖尿病患者除了胰岛素抵抗持续增加之外，有更严重的基础胰岛素分泌功能障碍及糖负荷早期胰岛素分泌不足。

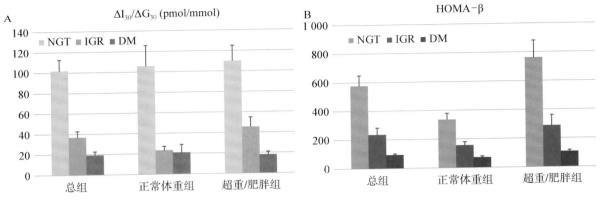

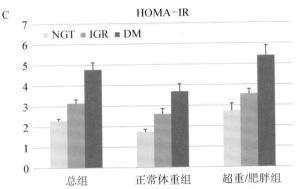

图 1 - 28 不同糖代谢状态下 OGTT - IRT 中胰岛功能和胰岛素敏感性

A. 早期胰岛素分泌反应($\Delta I_{30}/\Delta G_{30}$);B. 胰岛 β 细胞基础功能指数(HOMA - β);C. 胰岛素敏感性(HOMA - IR)

NGT,正常糖耐量;IGR,糖调节受损;DM,糖尿病

另一项横断面研究对 1 192 例中国人进行 75 g OGTT - IRT,进一步将 FPG 以 10 mg/dL(0.56 mmol/L)进行分层。如图 1 - 29 所示,随着 FPG 逐渐升高,胰岛素早期相分泌($\Delta I_{30}/\Delta G_{30}$)下降明显。当 100 mg/dL(5.6 mmol /L)<FPG<110 mg/dL(6.1 mmol/L)时,$\Delta I_{30}/\Delta G_{30}$ 已降至最大值的 50%,这意味着在 FPG 仍处于正常范围内的时候,胰岛素早期相分泌已明显受损,此时的胰岛素早相分泌($\Delta I_{30}/\Delta G_{30}$)已经不足以抑制肝糖输出,胰岛素降低餐后血糖的能力开始减弱。当 FPG>130 mg/dL(7.2 mmol/L)时,$\Delta I_{30}/\Delta G_{30}$ 仅达最大值的 25%。与之相比,主要代表晚期相分泌的胰岛素曲线下面积($AUC - I_{180}$)的下降速度就缓和许多,在 FPG>170 mg/dL(9.4 mmol/L)时才降至最大值的 50%,这表明胰岛素早期相分泌受损的出现远早于晚期相分泌受损,且进展较快。即使 FPG 仍在正常范围内(FPG <5.6 mmol/L),胰岛素早期相分泌仅余半,餐后血糖业已升高,而此时胰岛素晚期相分泌仍处于正常范围,处于糖耐量受损阶段。当胰岛素晚期相分泌无法代偿日趋严重的胰岛素抵抗,则进展为糖尿病。

胰岛素分泌和胰岛素的敏感性对于血糖的调节呈现出动态平衡状态。就正常糖调节个体而言,胰岛素的敏感性及胰岛素分泌量不尽相同,但血糖都调控在正常范围内,这主要取决于胰岛素分泌与胰岛素敏感性对于葡萄糖的协同处置能力。如在胰岛素敏感的个体仅需要少量的胰岛素即可保证糖代谢的正常,而在胰岛素抵抗的个体需要分泌较多的胰岛素方能维持正

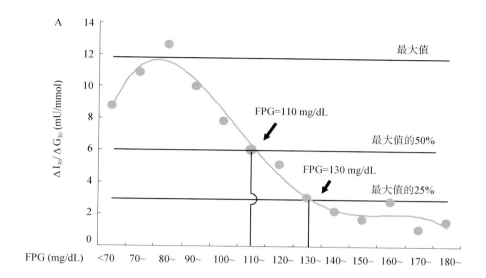

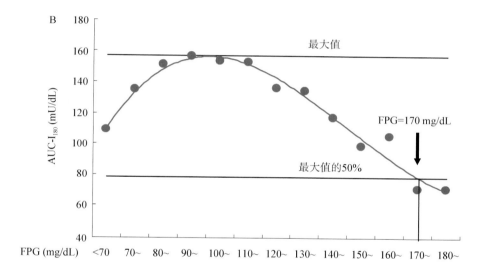

图 1 - 29 OGTT - IRT 中空腹血糖水平下胰岛素早期分泌和晚期分泌的变化趋势

A. $\Delta I_{30}/\Delta G_{30}$；B. AUC - I_{180}

常糖代谢。糖代谢异常人群,包括糖调节受损和糖尿病,正是由于这种协同处置能力出现了障碍而导致了高血糖的发生。因此,在判断胰岛 β 细胞功能及选择治疗方案时,要充分考虑胰岛素敏感性的问题。总之,在糖尿病防治中,模拟或恢复胰岛素的时相性分泌和脉冲式分泌,并有效改善胰岛素敏感性会取得很好的治疗效果。

五、静脉葡萄糖耐量-胰岛素释放试验(IVGTT - IRT)

对于胃肠功能吸收异常或有胃肠疾病者,如胃部手术后胃肠吻合而吸收过快或由于慢性腹泻影响胃肠的吸收等各种情况,可采用 IVGTT - IRT 评估糖代谢状态。IVGTT - IRT 与 OGTT - IRT 不同之处是,前者反映单独血糖升高对胰岛 β 细胞的刺激作用,强而集中;后者除血糖升高的刺激外,还包括进餐后某些胃肠道激素(如抑胃肽等)经门静脉对胰岛 β 细胞的直接作用,这些激素能加强葡萄糖对胰岛素分泌的刺激作用。由于 IVGTT－IRT 是非生理性的高血糖刺激,有诱发糖尿病患者发生酮症酸中毒或高渗综合征的危险,故中度以上高血糖的患者禁用。故 IVGTT－IRT 只用于研究,而 OGTT－IRT 则更近于生理性试验。

IVGTT－IRT 分为第一时相法、第二时相法及多样本静脉葡萄糖耐量试验(FSIVGTT)等。正常人接受 IVGTT－IRT 时血糖迅速升高,很快出现持续 5~7 分钟的胰岛素暴发式分泌(第一时相),此后随着高血糖的持续,胰岛素维持分泌(第二时相),由于血糖水平随即下降,故正常人胰岛素的第二时相分泌曲线较为低平。如果人为造成持续高血糖状态,则胰岛 β 细胞将显露出更大的胰岛素分泌能力而出现平缓上升,且持续达数小时的第二时相分泌。

(一) 操作规范

(1) 试验前 3 天患者每天饮食需含糖类 150 g 以上,以维持机体所需热量。

(2) 试验前 1 天晚餐后禁食至试验时止,禁食时间同 OGTT。

(3) 试验日晨取空腹静脉血测血糖。

(4) 短时间(1~2 分钟)内静脉快速注射 50% 葡萄糖 25 g,分别于相应时间点采血,测血糖、胰岛素、C 肽等值,并绘制其反应曲线,根据达峰时间、峰值、曲线形态及曲线下面积分析评估胰岛 β 细胞功能。

(5) 血标本不应于注射葡萄糖的静脉采血,而应于另一上肢肘静脉采血,以免影响血糖结果。

(二) 评估方法

1. 第一时相法

短时间(1~2 分钟)内静脉快速注射 50% 葡萄糖 25 g,测定第 0、2、4、6、8、10 分钟的血糖、胰岛素和 C 肽等值,观察 AIR 的变化。当葡萄糖剂量>20 g 时,有一个明显的剂量-效应曲线,AIR 达到最大。

2. 第二时相法

静脉快速注射 50% 葡萄糖(0.3 g/kg),分别于第 -30、-15、0、2、3、4、5、6、8、10、15、20、30、40、50、60、90、120、150、240、300 分钟取血。该方法可观察到胰岛素双相分泌。

3. FSIVGTT

一侧快速静脉注射葡萄糖(0.3 g/kg),60 秒内注入,另一侧静脉在 3 小时内多次采血,共 26 个时间点(各研究的采血时间略有不同,一般为 26~34 次),测定血糖、胰岛素、C 肽等值。目前 14 点法(第 0、2、3、4、8、19、24、25、30、40、60、80、100、180 分钟)及 12 点法(第 0、2、4、8、19、22、30、40、50、70、90、180 分钟)应用较多。

(三) 临床适用性

1. 优点

IVGTT－IRT 的优点为敏感性高、重复性好、变异性小,不受胃肠激素及口服葡萄糖所致的个体吸收不同等影响。与高葡萄糖钳夹结果有很好的相关性,可用于预测糖尿病的发生,能早期反映 2 型糖尿病患者的胰岛 β 细胞功能受损程度。

2. 局限性

(1)难以评估中晚期糖尿病患者的胰岛素分泌功能,因为当胰岛 β 细胞功能衰退到一定程度,胰岛素对葡萄糖刺激的 AIR 即已消失。

(2)IVGTT-IRT 结果中各个时相变化的相互关系还有待进一步阐明,也有学者认为静脉注射葡萄糖产生的第二时相变化是人为产物。

(3)易出现肩部不适、发热等不良反应,大约持续几分钟即消失,还易引起静脉炎。

(四)指标解读

静脉输注 25 g 葡萄糖负荷后 10 分钟内胰岛素分泌总量可用于评估 AIR,被认为是基础状态下机体胰岛素分泌对最大强度的脉冲反应,是较好地评价胰岛 β 细胞功能的指数。正常人高峰值可达 250~300 mU/L,糖耐量减退者约为 200 mU/L,而糖尿病患者常低于 50 mU/L。事实上,IVGTT-IRT 可以根据不同的分析目的计算不同的 AIR 值,如 $\Delta I_{10}/\Delta G_{10}$、达到 AIR 最大反应值(AIR I_{max})的时间,以及 AIR_{0-3}、AIR_{0-10}、AIR_{4-6} 和 AIR_{4-8} 等。计算公式如,$AIR_{0-10} = (I_2 + I_4 + I_6 + I_8 + I_{10})/5 - I_0$。

参·考·文·献

[1] 贾伟平,项坤三,陆俊茜,等. 中国人糖耐量异常与胰岛素抵抗和胰岛素分泌[J]. 中国糖尿病杂志,2000,8:67-71.

[2] 李华婷,包玉倩,贾伟平. 糖调节受损不同亚型胰岛素敏感性和胰岛素分泌的特点[J]. 中华内分泌代谢杂志,2008,24:229-231.

[3] 马晓静,周健,贾伟平. 葡萄糖耐量试验的原理及临床应用[J]. 上海医学,2009,32:440-443.

[4] 中华医学会糖尿病学分会胰岛素抵抗学组. 胰岛素抵抗评估方法和应用的专家指导意见[J]. 中华糖尿病杂志,2018,10(6):377-385.

[5] 周健,贾伟平. 应用口服葡萄糖耐量试验评估胰岛 β 细胞功能及胰岛素敏感性的研究进展[J]. 上海医学,2008,31:897-900.

[6] 朱敏,贾伟平. 胰岛 β 细胞功能的检测方法及其临床意义[J]. 国外医学内分泌学分册,2002,22:211-214.

[7] Himsworth HP. Dietetic factors influencing the glucose tolerance and the activity of insulin [J]. J Physiol, 1934, 81:29-48.

[8] Pang C, Bao YQ, Wang C, et al. Relationship between the level of fasting plasma glucose and beta cell functions in Chinese with or without diabetes[J]. Chin Med J (Engl), 2008, 121:2119-2123.

[9] Yalow RS, Berson SA. Immunoassay of endogenous plasma insulin in man [J]. J Clin Invest, 1960, 39:1157-1175.

第五节　衡量胰岛 β 细胞储备功能的非糖物质刺激试验

胰岛 β 细胞功能是指胰岛素脉冲样分泌、各种刺激物引起的胰岛素分泌及胰岛 β 细胞分泌其他物质的功能。其中,胰岛素分泌刺激物除最常用的葡萄糖以外,非糖物质如精氨酸、激素及磺脲类药物等亦可刺激胰岛素释放。由于非糖物质可作用于胰岛 β 细胞不同位点,胰岛 β 细胞在对葡萄糖刺激的反应性降低或缺如时仍可保留对非糖物质的反应性,因此,临床广泛应用非糖物质刺激试验评估胰岛 β 细胞的储备功能及残存功能。目前最常用的两种检测方法为精氨酸刺激试验和胰高血糖素刺激试验。

一、历史背景

胰岛 β 细胞的胰岛素分泌缺陷是导致糖尿病的重要病理生理机制之一。目前国际上对于胰岛 β 细胞的胰岛素分泌规律的研究,不仅在不同的生理、病理状态下胰岛素时相分泌及脉冲式分泌的变化方面有了较多积累,并已深入研究胰岛 β 细胞的凋亡与再生,尤其是胰岛 β 细胞量,胰岛素分泌反应的敏感性、速度、幅度、数量与糖尿病自然病程之间的内在联系,对指导临床思维和诊疗至关重要。

胰岛素分泌刺激物对胰岛 β 细胞刺激后可导致胰岛素释放或分泌反应,胰岛 β 细胞尚具有胰岛素脉冲样分泌的特点及分泌其他多肽的能力。检测及评价胰岛 β 细胞功能的方法主要有胰岛素脉冲式分泌,葡萄糖刺激或非糖物质刺激的胰岛素分泌(包括时相、峰值、分泌持续时间),以及胰岛 β 细胞分泌其他物质的功能。葡萄糖刺激有高葡萄糖钳夹试验、IVGTT、OGTT 等,非糖物质目前常用的有精氨酸、胰高血糖素、甲苯磺丁脲(D860)等,还可通过测定胰岛素原(proinsulin,PI)等了解胰岛 β 细胞功能(表 1 - 10)。在各种测定方法中,高葡萄糖钳夹试验最敏感、精确性最高,能发现潜在的胰岛 β 细胞功能减退,但技术复杂、费用昂贵,在临床难以常规开展。而非糖促胰岛素分泌物质可作用于胰岛 β 细胞的不同位点,刺激胰岛素释放,最常用的方法是精氨酸刺激试验和胰高血糖素刺激试验,主要观察 AIR 的变化。上述试验具有简单易行、经济、耗时短、易于规范、重复性好、副作用小等特点,因此在临床得到广泛推广与应用。

20 世纪中叶,有学者发现静脉给予精氨酸能刺激胰岛素、胰高血糖素释放,并在 1984 年由 Ward 等将精氨酸用于评估糖尿病患者的胰岛 β 细胞功能。近年来,临床研究已证实精氨酸刺激试验能较准确地反映胰岛 β 细胞的储备功能,故在临床上得到广泛采用。此外,20 世纪 60 年代,Samols 发现胰高血糖素可刺激胰岛素分泌;1977 年,Faber 等将其用于评估糖尿病患者残存的胰岛 β 细胞功能。其后临床研究证实,胰高血糖素刺激试验能较准确地反映胰岛 β 细胞的残存功能。

表 1 - 10　胰岛 β 细胞功能检测方法

葡萄糖刺激	非糖物质刺激	非胰岛素肽类
·高葡萄糖钳夹试验 ·IVGTT - IRT ·OGTT - IRT	·氨基酸类(精氨酸) ·激素类(胰高血糖素) ·β 肾上腺素能类(异丙肾上腺素) ·磺脲类药物(甲苯磺丁脲)	·PI ·C 肽

注：IVGTT - IRT，静脉葡萄糖耐量-胰岛素释放试验；OGTT - IRT，口服葡萄糖耐量-胰岛素释放试验；PI，胰岛素原。

二、原理及意义

胰岛 β 细胞的早期分泌相(主要为第一时相)对于调节机体葡萄糖代谢有重要作用。早期相胰岛素分泌降低可使餐后血糖升高，从而使糖尿病患者晚期相胰岛素代偿性分泌增加，并发生高胰岛素血症，故胰岛素早期分泌相迟钝是胰岛 β 细胞破坏的敏感性指标。正常人胰岛 β 细胞对葡萄糖刺激较精氨酸敏感，观察人体胰岛素早期相分泌功能一般用 IVGTT。但当个体 FPG>6.4 mmol/L 或餐后 2 小时血糖>10.0 mmol/L 时，个体对葡萄糖刺激的第一时相反应缺乏，IVGTT 难以准确评估中晚期糖尿病人群胰岛素分泌功能。此外，在葡萄糖代谢异常的早期阶段即可有选择性胰岛 β 细胞对葡萄糖刺激的反应性降低。

OGTT 只表明胰岛 β 细胞对葡萄糖有无反应，不能了解葡萄糖以外刺激的反应，常用于正常人及糖耐量减退人群的筛选，对于已确诊为糖尿病的患者多不进行此试验，且由于受胃肠激素、胃肠排空等影响，个体内及个体间差异较大，重复性较差。

非糖物质因作用于胰岛 β 细胞的不同位点，胰岛 β 细胞仍可保留对它的反应性。研究发现，胰腺部分切除的早期糖尿病小鼠葡萄糖刺激下的胰岛素分泌选择性缺失，但对精氨酸的反应仍存在，甚至增加，故常用于评价正常人及 2 型糖尿病患者的胰岛 β 细胞功能。对葡萄糖刺激反应很差的人群，精氨酸刺激后可能有良好反应，这表明机体尚存在一定数量的胰岛 β 细胞对葡萄糖以外的刺激能继续分泌胰岛素。如果精氨酸刺激后也无反应，则可能表明机体的胰岛 β 细胞功能已丧失殆尽，用药物刺激也无济于事。胰高血糖素刺激试验意义类似于精氨酸刺激试验，常用于 1 型糖尿病患者胰岛 β 细胞功能评估。

(一)盐酸精氨酸刺激试验

1. 精氨酸的生理作用

具有两个碱基的精氨酸是碱性最强的半必需氨基酸，主要在肝脏通过尿素循环合成，参与核酸代谢，以及嘧啶、胶原、蛋白质、氨基酸及其衍生物的合成。正常情况下，人体每天需摄入 5.4 g 精氨酸；某些病理情况下，对精氨酸的需要明显增加；缺乏精氨酸会造成机体高氨血症、生长迟缓和发育障碍；给予药理剂量的精氨酸可促进伤口愈合、增强细胞免疫应答、抗感染及抑制某些类型肿瘤生长。精氨酸可刺激若干内分泌腺分泌胰高血糖素、胰岛素、生长激素释放抑制激素等激素。近年研究发现，长期口服精氨酸还可改善 2 型糖尿病患者的外周及肝脏胰岛素敏感性。

2. 精氨酸的生成物一氧化氮(nitric oxide, NO)及 L-精氨酸-NO 途径

L-精氨酸(L-Arginine, L-Arg)是血管内皮细胞合成 NO 的前体。L-精氨酸经细胞膜上的载体转运至细胞内,在还原型辅酶Ⅱ(nicotinamide adenine dinucleotide phosphate, NADPH)、四氢叶酸等辅助因子存在下,经 NO 合酶(NO synthase, NOS)的作用与 O_2 结合生成 NO 和 L-瓜氨酸,这一生化过程称为 L-精氨酸-NO 途径。此过程拮抗的是精氨酸酶途径,后者催化精氨酸生成尿素和鸟氨酸。

通过 L-精氨酸-NO 途径所产生的 NO 介导神经传导、血管舒张、抑制血小板聚集及免疫防御等多种生理功能。NO 是主要的舒血管物质,抑制 NO 基础释放可引起外周血管明显收缩,导致血压升高。L-精氨酸作为底物对维持 NO 的产生较为重要,在衰老、糖尿病、肺动脉高压等情况下,血浆 L-精氨酸含量减少,所以补充 L-精氨酸有一定治疗效果。另外,L-精氨酸不足时,NOS 本身还具有产生氧自由基的功能,故 NO 与细胞凋亡关系密切,它具有免疫与细胞毒性双重作用。正常人早在 30 岁后即开始出现 L-精氨酸-NO 通路障碍。

高血糖可使 NO 合成和释放减少,诱发内皮功能损伤。HbA_{1c} 水平与 NO 诱导的血管舒张密切相关。有研究证实,血中 NO 在糖尿病肾病时合成减少,系糖基化终产物直接使之失活所致。此外,高血糖诱导的多元醇途径代谢物也可抑制 NO 合成。而补充 L-精氨酸可预防糖尿病肾病患者出现肾小球高滤过,减少其尿蛋白。L-精氨酸的对映异构体 D-精氨酸亦能合成少量 NO,但 NOS 只对 L-精氨酸有立体异构性,D-精氨酸不能发挥内皮依赖性血管舒张作用,亦不能刺激胰岛素分泌,故人体研究中多应用 L-精氨酸。

3. 精氨酸与胰岛功能

(1)精氨酸与胰岛素的相互作用:精氨酸不能被胰岛 β 细胞充分代谢,因此不能直接使 K^+-ATP 通道关闭,但它可通过本身携带的正电荷加强膜的去极化,使钙通道开放,细胞质内钙浓度升高而增加胰岛素分泌(对体外培养的胰岛细胞研究已证实精氨酸能增加胰岛素的释放),而且精氨酸诱导的胰岛素分泌是由刺激前胰岛素水平决定的。精氨酸除直接刺激胰岛素分泌外,也能通过增加葡萄糖和生长激素的分泌刺激胰岛素释放,葡萄糖和精氨酸对胰岛素分泌具有协同作用。L-精氨酸是 NO 合成的底物,有研究发现,胰岛 β 细胞中有 NOS 存在,因此精氨酸兴奋胰岛素分泌的作用亦可能与 NO 有关,L-精氨酸-NO 途径可能参与了精氨酸促进胰岛素分泌的过程,但过量的 NO 亦造成胰岛 β 细胞的损伤。Giugliano 等研究表明,L-精氨酸体内的舒血管效应除了与其作为 NOS 的底物有关,至少部分由刺激内源性胰岛素的分泌介导。胰岛素不仅具有降血糖的作用,它对于 L-精氨酸通路也有促进作用,表现为增加 L-精氨酸的跨膜转运和 NOS 活性。在高血糖状态下这种作用受到抑制,而且 2 型糖尿病常伴有胰岛素抵抗,使胰岛素的正常生理作用不能充分发挥,导致 NO 减少。同时高血糖可使氧自由基及糖基化终产物增加,致使 NO 灭活增加,使其进一步减少。NO 减少可使内皮依赖的血管舒张受损,增加血管张力,同时增加血小板活性,并通过减少可溶性鸟苷酸环化酶来增加血小板的黏附和聚集,加之 2 型糖尿病往往伴有高脂血症,促使动脉粥样硬化和血栓形成,从而共同促使糖尿病血管并发症的发生和发展。

(2)精氨酸与胰高血糖素:胰高血糖素由胰岛 α 细胞分泌,有促进糖原分解和糖异生进而

升高血糖的作用。胰高血糖素与胰岛素之间保持动态平衡以维持体内正常血糖水平。氨基酸（除带侧链者）如精氨酸是刺激胰岛素和胰高血糖素分泌的重要物质，进食蛋白质或摄入氨基酸混合物后两者均可升高。现已发现糖尿病及糖调节受损患者精氨酸负荷后胰高血糖素水平升高。病程较长的 1 型糖尿病患者精氨酸刺激后胰岛素反应消失，但仍保持正常的胰高血糖素反应，提示此时胰岛 α 细胞仍保留一定功能，可以对精氨酸刺激保持反应。

（3）精氨酸与胰岛素原（PI）：PI 的生物学作用与胰岛素基本相同，但活性不到胰岛素的 10%。正常情况下，PI 可占到总免疫反应性胰岛素（immunoreactive insulin，IRI）的 12%～18%。PI 与空腹血糖水平呈正相关，它合成的最适宜血糖范围为 2.8～16.7 mmol/L；在 8～10 mmol/L 范围，PI 生物合成达到最大速率。人血中 PI 水平升高可见于 2 型糖尿病和 1 型糖尿病的一级亲属、曾患妊娠糖尿病的妇女、胰岛素瘤、糖耐量减退人群及甲亢患者中。PI 生物活性很低，故除胰岛素瘤等疾病以外，PI 与 IRI 的比值越高（如在 2 型糖尿病中），提示胰岛 β 细胞功能越差，不成比例升高的 PI 被认为是与胰岛 β 细胞功能失调有关的 PI 转换异常的信号。所以，升高的 PI 可以视为高危人群发展为糖尿病的危险因素。同时，PI/IRI 的升高还与 2 型糖尿病胰岛 β 细胞功能失调的程度有关。早中期 2 型糖尿病患者，不论是基础状态还是急剧刺激胰岛素分泌后（如精氨酸刺激后），PI/IRI 较正常人都升高，但到了晚期则均低于后者。PI 含量在正常人及 2 型糖尿病患者中还同心血管疾病风险因子密切相关。

（4）精氨酸与 C 肽：C 肽是胰岛 β 细胞的正常分泌产物，对精氨酸刺激的反应与胰岛素相似。对于用胰岛素治疗的糖尿病患者，C 肽值不受外源性胰岛素的影响，可据此了解此类人群胰岛 β 细胞功能。

4. 精氨酸刺激试验在胰岛 β 细胞功能检测中的意义

第一时相（即 AIR）是精氨酸刺激后短时间（2～5 分钟）内的胰岛素快速分泌阶段，胰岛细胞将储存的胰岛素释放进入血液循环，循环中胰岛素浓度快速升高也较快下降。AIR 反映胰岛 β 细胞储备的胰岛素对急性刺激产生反应的能力，即胰岛 β 细胞的分泌能力。第二时相是精氨酸刺激后增加胰岛素合成并缓慢释放进入血液循环，反映胰岛 β 细胞合成和分泌能力。葡萄糖代谢异常的早期阶段，细胞膜葡萄糖转运系统产生向下调节效应，对胰岛素敏感性降低，即选择性"葡萄糖盲"。但非糖物质如精氨酸因作用于胰岛 β 细胞的不同位点仍可保留对它的反应性，而且在糖尿病高血糖状态下，L-精氨酸转运体基因表达增加，载体蛋白合成增加，转运能力增强。Ryan 等发现胰腺部分切除的早期糖尿病小鼠葡萄糖刺激下的胰岛素分泌选择性缺失，但对精氨酸反应仍存在，甚至增加。

精氨酸刺激试验安全，不刺激静脉，较常见的副作用是口内金属感或舌头短暂麻刺感。对葡萄糖刺激反应很差的人精氨酸刺激后仍有良好反应，表明机体尚存在一定对葡萄糖以外的刺激能继续分泌胰岛素的能力。如果对精氨酸刺激也无反应，则表明机体胰岛 β 细胞功能已严重丧失，用药刺激不仅无济于事，反而有害，因而不宜使用胰岛素促分泌剂治疗。精氨酸刺激试验亦可用于 1 型糖尿病患者胰腺移植后胰岛 β 细胞功能的监测。但静脉推注精氨酸刺激试验不能评估受损晚期的胰岛 β 细胞功能，此时需用静脉滴注精氨酸刺激试验了解胰岛素双相分泌。此外，精氨酸刺激可与高葡萄糖钳夹试验相结合，通过在不同血糖水平下进行重复精氨酸刺激,可评估不同血糖水平下各代谢物对精氨酸刺激的反应,并计算其随血糖水平变化的速率等,以提供更多有关胰岛β细胞功能的信息。精氨酸的快速胰岛素反应受空腹血糖的调节,低血糖及高血糖毒性均可抑制胰岛素分泌,故试验前需测定空腹血糖浓度(适宜浓度为3.5~16.67 mmol/L),血糖水平较高者不宜进行该试验。

精氨酸指数(acute insulin response to arginine,AIR - Arg),即2~6分钟胰岛素或C肽的均值与空腹胰岛素或C肽的差值,可反映胰岛β细胞的胰岛素或C肽对急性刺激产生反应的能力即胰岛β细胞的分泌能力,被用来判断胰岛β细胞功能(图1-30)。AIR - Arg(即胰岛素和C肽急性分泌相)计算:① AIR -胰岛素为2~6分钟胰岛素平均值与空腹胰岛素的差值;② AIR-C肽为2~6分钟C肽平均值与空腹C肽的差值。

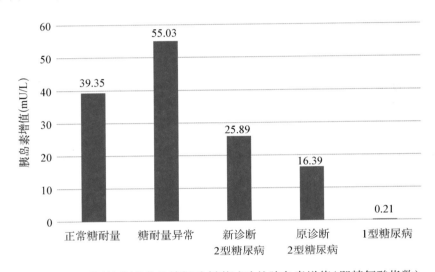

图1-30 不同糖代谢者的精氨酸刺激试验的胰岛素增值(即精氨酸指数)

取 AIR - Arg 下 1/4 位点作为判断胰岛β功能的切割点。2013年上海交通大学医学院附属第六人民医院分别用化学发光法及放射免疫法测定的正常人 AIR - Arg 参考值范围,建议将 AIR - Arg 的正常参考值范围定为:AIR -胰岛素(化学发光法)≥24.07 mU/L,AIR - C肽(化学发光法)≥2.1 ng/mL;AIR -胰岛素(放射免疫法)≥30.94 mU/L,AIR - C肽(放射免疫法)≥1.9 ng/mL。

(二)胰高血糖素刺激试验

1. 胰高血糖素的来源及作用

(1)胰高血糖素的生理作用:胰高血糖素是胰岛α细胞分泌的一种由29个氨基酸组成的多肽类激素,半衰期约10分钟,正常人每天大约分泌1 mg。目前已发现糖尿病、急性胰腺炎及胰高血糖素瘤等疾病可出现高胰高血糖素血症,而胰腺切除及胰腺囊性纤维化等可出现低胰高血糖素血症。胰高血糖素能促进糖原分解,增强糖异生,抑制肝糖原生成,并参与脂解、蛋白水解和生酮作用,从而使血糖升高。此外,它也可直接刺激胰岛β细胞分泌胰岛素。胰高血糖素虽是拮抗低血糖的一种主要激素,但由于胰高血糖素同时刺激胰岛素分泌,故使血糖升高幅度不大,升血糖作用仅能维持10~30分钟。

（2）糖尿病患者胰高血糖素分泌的调节：营养物质（如葡萄糖、氨基酸等）、自主神经系统及某些激素（如胰岛素等）可调节胰高血糖素的分泌。血糖浓度是调节胰高血糖素分泌的重要因素，抑制及兴奋胰高血糖素分泌的临界血糖水平分别为 8.3 mmol/L 和 2.8 mmol/L。胰岛素和胰高血糖素两者在维持葡萄糖平衡中具有重要协同作用，正常情况下胰岛素作用占优势，而在胰岛素分泌绝对或相对不足时，胰高血糖素作用加强且直接作用于胰岛 β 细胞。胰岛素反过来又对 α 细胞分泌发挥负反馈抑制作用。胰岛素分泌不足使其抑制胰高血糖素分泌作用减弱，及 α 细胞对刺激（如精氨酸和进食）反应放大（原发的 α 细胞功能亢进）均使血糖持续升高。但胰高血糖素的升高与胰岛素的缺乏不成比例，故在胰岛功能良好情况下，单纯高胰高血糖素血症并不引起糖尿病。大多数糖尿病及糖调节受损患者血胰高血糖素水平高于正常人。糖尿病患者的胰高血糖素水平增加表示病情控制不佳。1 型糖尿病患者因丧失了胰高血糖素分泌的胰岛素抑制效应，胰高血糖素异常升高且其升血糖效应比正常人高 5~15 倍，故胰高血糖素及血糖水平均高于 2 型糖尿病。胰高血糖素能加速脂肪分解，使血浆游离脂肪酸（free fat acid，FFA）含量增加，并促进肝脏摄取 FFA，有轻微的生酮作用，故胰高血糖素水平高者比不高者发生酮症酸中毒的概率高。

2. **胰高血糖素刺激试验在胰岛 β 细胞功能检测中的意义**

大部分 1 型糖尿病患者胰岛素分泌绝对缺乏，对各种刺激包括胰高血糖素都缺乏反应，与正常人及 2 型糖尿病患者有显著差别。利用此差异，胰高血糖素刺激试验可协助糖尿病分型，预测 1 型糖尿病的发生及估计有无残存的胰岛功能，并监测胰岛功能进行性下降的程度和不同干预措施的有效性以延缓病程进展。因其重复性和可行性好，亦可用于 1 型糖尿病患者胰岛移植后胰岛 β 细胞功能监测，估计其内源性胰岛素分泌能力。与 1 型糖尿病相比，2 型糖尿病患者有残存的分泌胰岛素功能，即对胰高血糖素刺激可有反应。胰高血糖素刺激试验可用于估计其胰岛素缺乏的程度及帮助医生选择合理的治疗。

对于胰高血糖素刺激试验的正常值，国际上认为刺激后 C 肽 6 分钟>0.6 nmol/L 表示胰岛功能尚可，无需胰岛素治疗，如<0.6 nmol/L 则必需胰岛素治疗。但现在发现该指标仅能粗略评价胰岛 β 细胞功能，需不需要用胰岛素还需结合临床考虑。磺脲类药物显著增加 2 型糖尿病患者胰高血糖素刺激后胰岛素分泌，即使在该药继发性失效时仍存在。因此，胰高血糖素刺激试验不能预测后者是否有效，但有助于判断磺脲类药物继发性失效是否因胰岛 β 细胞功能降低所致。失效者与有效者相比，其胰岛 β 细胞储备功能无明显减退，而是胰岛 β 细胞选择性对葡萄糖刺激反应性下降，这是葡萄糖毒性因子抑制的结果。以上特征对指导分型及治疗有重要价值。胰高血糖素刺激试验亦可用于继发性糖代谢紊乱，如急慢性肝炎、肝癌、胰腺炎等，以估计其残存胰岛 β 细胞功能。

三、标准操作流程

（一）精氨酸刺激试验

1. 静脉注射法（经典方法）

30~60 秒内静脉推注盐酸精氨酸 5 g，测定第 0、2、4、6 分钟时（亦有延长至 10 分钟）血糖、胰岛素和C肽(图1-31)。既往研究发现,每1~2分钟取血一次不影响结果,国外多于第2、3、4、5分钟取血,精氨酸盐酸化后皆为右旋,精氨酸刺激试验所用试剂为盐酸精氨酸,目前国内尚无可用于人体注射的左旋精氨酸制剂(L-Arg中L代表构型,而非左旋之意)。血胰岛素及(或)C肽、PI、胰高血糖素等水平主要用于了解胰岛素第一时相分泌情况。既往研究发现,静脉推注5 g精氨酸可引起胰岛素最大分泌反应,即能达到最大刺激强度。

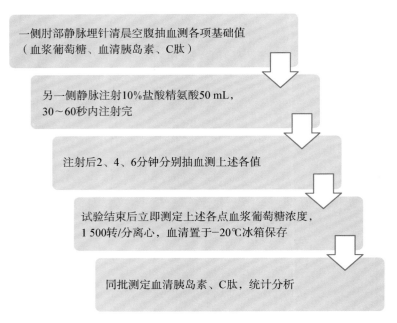

一侧肘部静脉埋针清晨空腹抽血测各项基础值
(血浆葡萄糖、血清胰岛素、C肽)

另一侧静脉注射10%盐酸精氨酸50 mL,
30~60秒内注射完

注射后2、4、6分钟分别抽血测上述各值

试验结束后立即测定上述各点血浆葡萄糖浓度,
1 500转/分离心,血清置于-20℃冰箱保存

同批测定血清胰岛素、C肽,统计分析

图1-31 精氨酸刺激试验的操作步骤

注射精氨酸后,血胰岛素可迅速升高,第2~4分钟时分泌达高峰,随即迅速下降,第8~10分钟恢复至正常水平,提示精氨酸快速静脉注射主要为激发胰岛β细胞储存的胰岛素释放(图1-32)。2型糖尿病患者注射精氨酸后胰岛素释放曲线与正常人相似,但平均峰值水平明显低于正常人。目前以第2~6分钟胰岛素(或C肽)均值与空腹胰岛素(或C肽)的差值或6分钟内胰岛素(或C肽)曲线下面积来评价胰岛β细胞分泌功能。因均值与曲线下面积两者相关性非常好($r=0.99$),现多用前者。胰岛对各种非葡萄糖促分泌剂的反应依赖于血糖浓度(即葡萄糖加强作用),精氨酸刺激试验空腹血糖在3.50~16.67 mmol/L最适宜。大量研究表明,精氨酸刺激试验重复性非常好,与IVGTT及胰高血糖素刺激试验相似,优于OGTT。该方法常见副作用是注射时喉舌短暂麻热感,一般于注射后2分钟内消失,不刺激静脉。因此方法简单、易行、经济、耗时短、易于规范、重复性好、副作用小,而且精氨酸刺激后AIR与高葡萄糖钳夹的AIR相关性较好,故目前在临床上广泛应用。

上海交通大学医学院附属第六人民医院有关精氨酸刺激试验适应证为:①年龄在18~65岁的不同糖代谢异常患者;② 入院时空腹血糖<11.1 mmol/L。禁忌证为:① 有药物过敏史者;② 有心肌梗死、心绞痛、心律失常病史者,有哮喘病史者;③ 血糖严重失控的患者(空腹血糖≥11.1 mmol/L);④ 糖尿病合并急性并发症者;⑤ 血压控制不佳患者(血压≥180/110 mmHg);⑥ 心、肺功能不全患者;⑦ 肾功能不全患者;⑧ 电解质紊乱及酸碱失衡患者;⑨ 妊娠及哺乳期

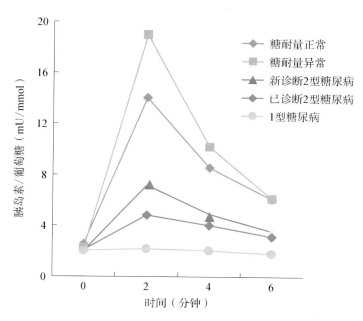

图1-32 不同糖代谢者的精氨酸刺激试验各时间点的胰岛素/血糖值

间;⑩ 试验前精神过度紧张者。

2. 静脉滴注法

静脉滴注精氨酸可诱发胰岛素和胰高血糖素分泌的双相反应,一般用30 g(亦有人用25 g)精氨酸静滴45分钟,于第0、2、3、4、5、10、15、20、30、45分钟取血,第0~5分钟为第一时相,第5~45分钟为第二时相。Toschi发现静脉滴注精氨酸的第一时相反应可被短期轻度高血糖抑制,但第二时相反应随高血糖浓度线性增加。然而,也有试验得出相反的结论,这可能与试验方法和人种有关。因长时间静脉滴注精氨酸有诱发酸中毒的危险,故国内尚未将其应用于临床检测胰岛β细胞功能。

（二）胰高血糖素刺激试验

经典方法,即静脉注射1 mg胰高血糖素,测定第0、6分钟时血糖、C肽及(或)胰岛素水平(图1-33),主要用于了解胰岛素第一时相分泌情况。Snorgaard等发现静脉推注1 mg胰高血糖素可引起胰岛素最大分泌反应,即能达最大刺激强度。研究亦证实该试验重复性非常好,与IVGTT及精氨酸刺激试验相似,优于OGTT及馒头餐试验。胰高血糖素刺激的快速胰岛素反应受空腹血糖调节,适宜空腹血糖在3.5~20.0 mmol/L,血糖水平更高者不宜进行该试验。研究发现,胰高血糖素刺激后C肽高峰在正常人、2型糖尿病甚至1型糖尿病患者中均于第6分钟时出现并持续至第10分钟,且2型糖尿病患者刺激后第6分钟时C肽值与C肽曲线下面积的相关性非常好。研究亦显示,空腹C肽浓度与胰高血糖素刺激后第6分钟时C肽浓度呈正相关,并且以刺激后C肽浓度来判断胰岛功能与以进食标准餐及持续30分钟静脉输注胰高血糖素后的C肽浓度来判断的相关性亦很好。故近年临床上多应用6分钟的1 mg胰高血糖素刺激试验来评价糖尿病患者胰岛β细胞分泌功能。

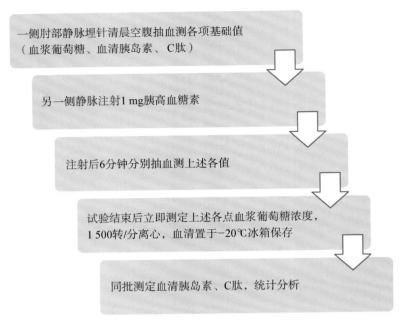

图 1-33　胰高血糖素刺激试验的操作步骤

四、临床应用

精氨酸刺激试验因其简单易行、经济、耗时短、易于规范、重复性好、副作用小等优势,常被用于各种人群筛选,尤其是糖尿病人群胰岛 β 细胞功能研究,并可协助指导糖尿病分型和治疗。若葡萄糖刺激反应很差,精氨酸刺激有较好反应,则表明尚存在继续分泌胰岛素的能力。如精氨酸刺激后亦无反应,表明胰岛 β 细胞功能严重受损,不宜用胰岛素促分泌剂治疗。近年亦有评估药物疗效的随机对照研究,采用精氨酸刺激试验作为评估方法,评估糖尿病患者胰岛 β 细胞功能的变化。另外,由于精氨酸亦可刺激胰高血糖素的分泌,因此亦有研究将精氨酸刺激试验应用于 α 细胞功能的评估。但目前精氨酸刺激试验尚在探索统一的判断标准,且往往难以反映糖尿病晚期的胰岛功能变化。此时常用胰高血糖素刺激试验评估 1 型糖尿病和较晚期 2 型糖尿病患者胰岛 β 细胞功能。同时静脉推注精氨酸仅能了解胰岛素快速分泌相,而中晚期 2 型糖尿病患者往往同时伴有第二时相胰岛素分泌明显缺陷,该试验无法了解其第二时相胰岛素分泌受损程度,除非使用静脉滴注精氨酸刺激试验。

此外,血糖波动异常是糖尿病及其并发症发生、发展的重要影响因素之一。研究发现,胰岛 β 细胞功能与血糖波动密切相关,而精氨酸指数 AIR-C 肽在评估接受胰岛素治疗 2 型糖尿病患者的异常血糖波动方面,优于其他反映胰岛 β 细胞功能的参数。

胰高血糖素刺激试验类似精氨酸刺激试验,同样具有简单易行、耗时短、易于规范化、重复性好等优点,不过相比于精氨酸刺激试验,有如下不足:① 对早期胰岛 β 细胞功能异常的个体敏感性较低;② 对血压明显升高及未排除嗜铬细胞瘤者不宜使用(除非必要时用于诊断);③ 仅能了解胰岛素快速分泌相,而中晚期 2 型糖尿病患者往往同时伴有第二时相胰岛素分泌明显缺陷,该试验无法了解其第二时相胰岛素分泌受损程度;④ 可能会出现如恶心、呕吐、潮红、心跳加速及血压升高等不良反应,部分患者难以耐受;⑤ 目前国内所用胰高血糖素试剂为人工合成的胰高血糖素,价格昂贵,限制了该试验的实际应用范围。

近年,糖尿病尤其是 2 型糖尿病的诊治有很大的进展,目前逐渐进入病因学诊断(如基因和免疫学诊断)及病理生理学的功能诊断,即确定胰岛 β 细胞功能状态和胰岛素抵抗程度,以指导选择治疗方法和药物做个体化治疗,故精氨酸刺激试验及胰高血糖素刺激试验的临床应用正受到临床医生重视。但由于胰岛 β 细胞功能缺陷是一个逐渐发展的进行性过程,目前尚无一种可以全面反映胰岛 β 细胞功能的检测手段,而且其功能还受胰岛素敏感性和血糖等因素影响。因此,临床应用过程中尚需根据具体情况酌情选用胰岛 β 细胞功能检测方法,以指导糖尿病患者的个体化诊治。

参·考·文·献

［1］ 包玉倩,贾伟平,朱敏,等. 快速相胰岛素分泌功能的评价［J］. 中华内分泌代谢杂志,2004,20(2):129 - 131.

［2］ 顾程晨,陆俊茜,唐峻岭,等. 精氨酸指数正常值的建立［J］. 中国血液流变学杂志,2013,23(1):146 - 148.

［3］ 贾伟平,项坤三. 胰岛 β 细胞功能评估——从基础到临床［J］. 中华内分泌代谢杂志, 2005, 21(3):199 - 201.

［4］ 刘湘茹,程桦,何杨,等. 精氨酸刺激试验与胰高血糖素刺激试验对 β 细胞功能评估的比较［J］. 中华内分泌代谢杂志,2005,21(3):223 - 224.

［5］ 马晓静,吴松华,项坤三,等. 精氨酸刺激试验在不同糖代谢状态人群的临床应用［J］. 中华内分泌代谢杂志,2005,21(3):215 - 218.

［6］ 马晓静,吴松华. 精氨酸与胰岛 β 细胞功能［J］. 中国糖尿病杂志,2003,11(6):437 - 439.

［7］ 吴松华,马晓静. 胰高血糖素刺激试验的临床应用［J］. 中华内分泌代谢杂志,2004,20(5):478 - 480.

［8］ 项坤三. 胰岛 β 细胞功能研究:中国的信息——国际胰岛素分泌研究组织中国组第一次学术会议简报［J］. 中华内分泌代谢杂志,2003,19(4).

［9］ Ahrén B, Taborsky GJ Jr, Havel PJ. Differential impairment of glucagon responses to hypoglycemia, neuroglycopenia, arginine, and carbachol in alloxan-diabetic mice［J］. Metabolism, 2002, 51(1):12 - 19.

［10］ Barg S. Mechanisms of exocytosis in insulin-secreting B-cells and glucagon-secreting A-cells［J］. Pharmacol Toxicol, 2003, 92(1):3 - 13.

［11］ Cerasi E. 胰岛素生成,胰岛素分泌及 2 型糖尿病:问题的核心在于 β 细胞［J］. 中华内分泌代谢杂志, 2005, 21(3):194 - 198.

［12］ Cynober LA. Plasma amino acid levels with a note on membrane transport: characteristics, reglulation, and metabolic significance［J］. Nutrition, 2002, 18(9):761 - 766.

［13］ Faber OK, Binder C. C-peptide response to glucagon. A test for the residual beta-cell function in diabetes mellitus［J］. Diabetes, 1977, 26(7):605 - 610.

［14］ Ferrannini E, Gastaldelli A , Miyazaki Y, et al. β-cell function in subjects spanning the range from normal glucose tolerance to overt diabetes: a new analysis［J］. J Clin Endocrinol Metab, 2005, 90(1):493 - 500.

［15］ Giugliano D, Marfella R, Verrazzo G, et al. The vascular effects of L-Arginine in humans. The role of endogenous insulin［J］. J Clin Invest, 1997, 99(3):433 - 438.

［16］ Hannon TS, Kahn SE, Utzschneider KM, et al. RISE Consortium. Review of methods for measuring β-cell function: design considerations from the Restoring Insulin Secretion (RISE) Consortium［J］. Diabetes Obes Metab, 2018, 20(1):14 - 24.

［17］ Jiang G, Zhang BB. Glucagon and regulation of glucose metabolism［J］. Am J Physiol Endocrinol Metab, 2003, 284(4):E671 - E678.

［18］ Kahn SE, Halban PA. Release of incompletely processed proinsulin is the cause of the disproportionate proinsulinemia of NIDDM［J］. Diabetes, 1997, 46(11):1725 - 1732.

［19］ Kapitza C, Dahl K, Jacobsen JB, et al. Effects of semaglutide on beta cell function and glycaemic control in participants with type 2 diabetes: a randomised, double-blind, placebo-controlled trial［J］. Diabetologia, 2017, 60(8):1390 - 1399.

［20］ Larsson H, Ahrén B. Islet dysfunction in insulin resistance involves impaired insulin secretion and increased glucagon secretion in postmenopasal women with impaired glucose tolerance［J］. Diabetes Care, 2000, 23(5):650 - 657.

[21] Marchetti P, Lupi R, Federici M, et al. Insulin secretory function is impaired in isoleted human islets carrying the Gly(972)→Arg IRS-1 polymorphism[J]. Diabetes, 2002, 51(5): 1419 - 1424.

[22] Morris SM Jr. Regulation of enzymes of the urea cycle and arginine metabolism[J]. Annu Rev Nutr, 2002, 22: 87 - 105.

[23] Nesher R, Anteby E, Yedovizky M, et al. Beta-cell protein kinases and the dynamics of the insulin response to glucose[J]. Diabetes, 2002, 51(Suppl 1): S68 - S73.

[24] Oskarsson PR, Lins PE, Ahré B, et al. Circulating insulin inhibits glucagon secretion induced by arginine in type 1 diabetes[J]. Eur J Endocrinol, 2000, 142(1): 30 - 34.

[25] Paolisso G, Tagliamonte MR, Marfella R, et al. L-arginine but not D-arginine stimulates insulin-mediated glucose uptake[J]. Metabolism, 1997, 46(9): 1068 - 1073.

[26] Piatti PM, Monti LD, Valsecchi G, et al. Long-term oral L-arginine and administration improves peripheral and hepatic insulin sensitivity in type 2 diabetic patients [J]. Diabetes Care, 2001, 24(5): 875 - 880.

[27] Piatti PM, Pontiroli AE, Caumo A, et al. Hyperinsulinemia decrease second-phase but not first-phase arginine-induced insulin release in humans[J]. Diabetes, 1994, 43(9): 1157 - 1163.

[28] Porte D Jr. Banting lecture 1990. Beta-cells in type II diabetes mellitus[J]. Diabetes, 1991, 40(2): 166 - 180.

[29] Rhodes CJ. Type 2 diabetes: a matter of β-cell life and death? [J]. Science, 2005, 307(5708): 380 - 384.

[30] Robertson RP, Bogachus LD, Oseid E, et al. Assessment of β-cell mass and α- and β-cell survival and function by arginine stimulation in human autologous islet recipients[J]. Diabetes, 2015, 64(2): 565 - 572.

[31] Ryan EA, Lakey JR, Paty BW, et al. Successful islet transplantation: continued insulin reserve provides long-term glycemic control[J]. Diabetes, 2002, 51(7): 2148 - 2157.

[32] Si Y, Shen Y, Lu J, et al. Impact of acute-phase insulin secretion on glycemic variability in insulin-treated patients with type 2 diabetes[J]. Endocrine, 2020, 68(1): 116 - 123.

[33] Snorgaard O, Hasselstrøm K, Lumholtz IB, et al. Insulin/C-peptide response to intravenous glucagon. A dose-response study in normal and non-insulin-dependent diabetic subjects[J]. Acta Endocrinol (Copenh), 1988, 117(1): 109 - 115.

[34] Ward WK, Bolgiano DC, Mcknight B, et al. Diminished B cell secretory capacity in patients with non insulin-dependent diabetes mellitus[J]. J Clin Invest, 1984, 74(4): 1318 - 1328.

[35] Weir GC, Bonner-Weir S. Five stages of evolving beta-cell dysfunction during progression to diabetes[J]. Diabetes, 2004, 53(Suppl 3): S16 - S21.

[36] Zhyzhneuskaya SV, Al-Mrabeh A, Peters C, et al. Time course of normalization of functional β-cell capacity in the diabetes remission clinical trial after weight loss in type 2 diabetes[J]. Diabetes Care, 2020, 43(4): 813 - 820.

[37] Ziccardi P, Nappo F, Giugliano G, et al. Reduction of inflammatory cytokine concentrations and improvement of endothelial functions in obese women after weight loss over one year[J]. Circulation, 2002, 105(7): 804 - 809.

第二章
糖尿病诊断和监测新技术

本章主要介绍指导糖尿病个体化治疗的精密监测技术——持续葡萄糖监测（continuous glucose monitoring，CGM），以及两个糖尿病控制指标——糖化血红蛋白（glycated hemoglobin A1c，HbA$_{1c}$）和糖化白蛋白（glycated albumin，GA）。

随着科技的进步，CGM 的迅猛发展不断推动了糖尿病监测管理方面的进步。作为一项糖代谢评估新技术，CGM 区别于传统血糖监测方法，其可以全面、连续、精确地提供全天血糖信息和血糖波动趋势，不仅能及时发现隐匿性高血糖和低血糖，更有利于精准指导临床决策调整。CGM 提供的标准化葡萄糖报告中具有众多评估参数，可从血糖水平、血糖波动、低血糖风险等多方面反映血糖控制情况。在众多参数中，葡萄糖目标范围时间（TIR）被多项研究证实与糖尿病血管并发症、全因死亡率增加等多种不良结局显著相关。目前，TIR 作为血糖评价的新型核心指标已纳入国内外指南，在临床应用中可作为传统血糖控制指标 HbA$_{1c}$ 的有效补充。此外，基于 CGM 数据的血糖波动评估参数也逐渐在临床推广应用。由此，CGM 为指导糖尿病个体化治疗提供了诸多有效手段。

HbA$_{1c}$ 和 GA 均是临床上常用的糖代谢控制评估的简易参数，分别反映了测定前 2~3 个月和测定前 2~3 周的平均血糖水平。标准化的检测和质量控制对 HbA$_{1c}$ 及 GA 准确评估血糖控制情况具有重要临床意义。我国从 2010 年开始进行"中国 HbA$_{1c}$ 教育计划"，HbA$_{1c}$ 检测的标准化程度已逐步提高。作为国际公认的糖尿病血糖控制与监测的金标准，HbA$_{1c}$ 的临床应用已拓展至糖尿病筛查、诊断等诸多领域，HbA$_{1c}$≥6.5% 已成为糖尿病的补充诊断标准。GA 是评价短期糖代谢控制的良好指标，在临床应用中可作为 HbA$_{1c}$ 的补充，但国际上尚未统一建立 GA 标准化检测方法，一定程度上影响了其在临床的推广应用。

第一节　糖尿病个体化治疗的精密监测技术：
持续葡萄糖监测

自1838年人类首次从血液中分离出葡萄糖至今,糖尿病从检测到诊断的手段和标准发生了由量到质的飞跃(图2-1)。糖代谢评估是糖尿病诊断、治疗和疗效评价中的重要组成部分,包括了"点"(空腹、餐后2小时等各时间点的血糖)、"线"(持续葡萄糖监测)及"面"(糖化血红蛋白、糖化白蛋白)等不同的监测方法。其中患者进行毛细血管血糖监测是血糖控制评估的基本形式,而糖化血红蛋白(glycated hemoglobin A_{1c}, HbA_{1c})是反映长期血糖控制水平的金标准。但无论是HbA_{1c}还是毛细血管血糖监测,自身都存在一定的局限性。HbA_{1c}反映的是过去2~3个月的平均血糖水平,因此对于短期内调整治疗后的评估存在"延迟效应";同时HbA_{1c}不能精确反映低血糖及高血糖的程度、频率、持续时间,也不能全面反映血糖波动的特征。而毛细血管血糖监测无法完整反映患者的全天血糖谱,存在监测的"盲区"。因此,近年来发展的持续葡萄糖监测(continuous glucose monitoring, CGM)成为传统血糖监测方法的有效补充,并逐渐在临床上得到推广和应用。

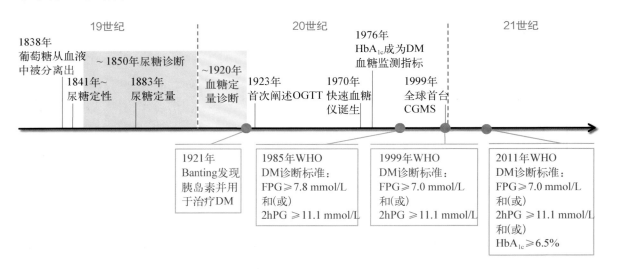

图2-1　糖尿病诊断和血糖监测技术的历史进程
WHO,世界卫生组织;DM,糖尿病;HbA_{1c},糖化血红蛋白;OGTT,口服葡萄糖耐量试验;
CGMS,持续葡萄糖监测系统;FPG,空腹血糖;2hPG,餐后2小时血糖

CGM是指通过葡萄糖传感器监测皮下组织间液葡萄糖浓度的监测技术,可以提供连续、全面、可靠的全天血糖信息,了解血糖波动的趋势,发现"隐匿性"高血糖和低血糖。与毛细血管血糖监测相比,CGM技术主要特点是通过葡萄糖传感器监测组织间液的葡萄糖浓度而间接反映血糖水平,两者的主要特点及区别见表2-1。

表 2-1　毛细血管血糖监测和持续葡萄糖监测（CGM）的比较

	毛细血管血糖监测	CGM
机制和性能	·通过一次性试纸检测血糖值 ·部分血糖仪具有数据存储功能,可通过管理软件将血糖信息导入电脑	·通过植入皮下传感器连续监测葡萄糖水平 ·记录仪或显示器可获得监测结果,通过分析软件获得监测图谱和数据
数据特点	·如"快照"般即时反映某点血糖 ·糖尿病管理方案的制定基于分散的数据,这些数据可以部分反映患者血糖随饮食、药物、运动等事件的变化 ·血糖仪导出的记录可以回顾性描述血糖谱,血糖谱由少数血糖值组成	·如"电影"般连续显示血糖变化 ·连续反映患者血糖随饮食、药物、运动等事件的变化 ·反映血糖变化趋势的数据（如变化的速率和方向等）,可以帮助患者了解血糖变化的整体趋势和个体化特征
测量方法	·测定毛细血管血中葡萄糖水平 ·用采血针和试纸取血,一般采手指血,也可以使用其他部位	·测定皮下组织间液葡萄糖水平 ·葡萄糖传感器多埋植于腹部皮下,或手臂等其他部位

一、历史背景

传感器检测葡萄糖技术是生物化学领域的一个发展前沿,生化传感器的研发经历了一段较长的历程。最早的化学传感器可以追溯到 100 多年前的离子选择性电极,而生物传感器也可以追溯到 20 世纪 60 年代英国人 Clark 发明的酶电极。80 年代,Shichiri 开始进行传感器的人体试验;80 年代末期,美国加州大学圣地亚哥分校开始糖尿病狗的传感器葡萄糖监测试验。90 年代初,美国 MiniMed 公司购买了 Eli Lilly 公司的皮下葡萄糖传感器专利技术,在此基础上进行研发,并在 1999 年底得到美国食品药品管理局（Food and Drug Administration, FDA）批准,上市了世界上第一台持续葡萄糖监测仪器（continuous glucose monitoring system, CGMS）。此后,CGM 技术不断发展,日新月异,现在已有多种类型。根据传感器植入方式主要分为以下几类。

1. 透过皮肤植入型

目前使用的 CGM 技术多数属于此种类型。前面提及的 CGMS 是典型的将监测探头经皮肤置入皮下组织进行组织间液葡萄糖浓度检测的仪器。另有一类检测方法则是从组织液采样的角度来发展微介入或浅层介入的检测技术,实际的测量步骤在皮肤外面完成。例如,手表式 CGM 系统（GlucoWatch）的原理实际上是以电流的方式介入皮肤,使皮肤渗透性增加,部分葡萄糖随组织间液渗透至皮肤外,然后进行检测,但该产品对人体损伤较大且结果并不准确,目前已停产。其他如超声方法、激光微孔方法、高压气体及微粒脉冲冲击皮肤产生渗透性的方法,都属于透过皮肤采集组织液样品,然后必须另由高性能传感器来完成测量步骤才能形成一个监测系统。这种采样方式需要解决两个方面的问题:一是不同个体及不同部位采样的一致性和重复性;二是持续监测时必要的渗透物的稳定性。迄今为止虽然有许多种方案,但其可行性仍有待进一步验证。

2. 非植入型

典型代表是 20 世纪 80 年代后期至 90 年代间吸引了大量资金和注意力的近红外光谱方法。利用葡萄糖分子在红外光谱区有微弱吸收的特性,对不同波长处的红外吸收光谱,应用数学模式进行多层次的复杂计算,得出葡萄糖的浓度值。其困难在于信号极弱,在人体组织和血液的复杂背景下将葡萄糖浓度信号区分出来需要解决一些非常复杂的问题。另外,非植入型 CGM 还有过多种其他化学物理模式,如超声波、热共振、红外散射,甚至将隐形镜片的离子晶格变化应用于眼表面液体测量等,这些方法在原理上不具备足够的专属性和选择性,所以实际上成为可靠产品的可能性也有待进一步验证。目前基于光学原理的美国 MediSensors 公司的 C8 血糖仪、以色列 Cnoga 公司的 TensorTip Combo Glucometer 等获得了欧盟合格评定(CE)认证,仪器探测结果多为组织中血液及组织间液混合的葡萄糖浓度。

3. 全植入型

代表性仪器是全植入式人工胰腺,通过一个在静脉血管内植入的葡萄糖传感器来监测血糖,迄今尚在研发中。

二、原理及意义

(一) CGM 技术的监测原理

CGM 一般由葡萄糖传感器、发射器、记录仪或显示器、传感器辅助植入装置和分析软件等部分组成(图 2-2)。传感器由半透膜、葡萄糖氧化酶和微电极组成,借助助针器植入受检者皮下,并与皮下组织间液中的葡萄糖发生化学反应产生电信号。以 CGMS 为例,记录器通过线缆每 10 秒接受 1 次电信号,每 5 分钟将获得的平均值转换成葡萄糖值储存起来,每天可储存 288 个葡萄糖值。受检者佩戴记录器 72 小时,其间一般要求每天至少输入 4 次指血血糖值进行校正,并输入可能影响血糖波动的事件,如进餐、运动、降糖药物及低血糖反应等。3 天后取下探头,经信息提取器将数据下载到计算机,用专门的分析软件进行数据分析,可获得患者连续 3 天内血糖动态变

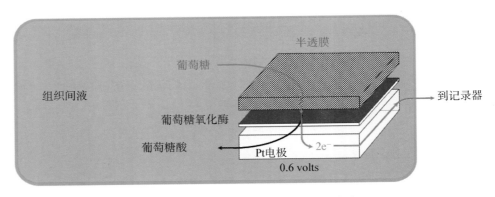

图 2-2 持续葡萄糖监测技术的监测原理

化的信息。随着技术的发展,部分 CGM 系统可进行连续 14 天或更长时间的葡萄糖监测。报告中血糖情况以曲线图、饼图及表格等形式呈现,结合所标记的各种影响血糖变化的事件及时间,在确保数据准确性的前提下定量和定性地反映受试者血糖水平及血糖波动的特征。

（二）持续葡萄糖监测系统的分类和临床应用

早期根据是否能实时查看 CGM 获取的葡萄糖数值,将 CGM 系统分为回顾性 CGM 及实时 CGM（real-time continuous glucose monitoring, rtCGM）。2021 年美国糖尿病学会（American Diabetes Association, ADA）糖尿病医学诊疗标准中将 CGM 分为 rtCGM、间歇性扫描式 CGM（intermittently scanned continuous glucose monitoring, isCGM）和专业 CGM 三类。rtCGM 的主要特点是在提供即时血糖信息的同时提供高血糖和低血糖的报警及预警功能,协助患者进行即时血糖调节。isCGM 被视为毛细血管血糖监测与 CGM 的混合体,包括植入皮下的传感器和触屏阅读器两部分。当阅读器装置靠近传感器时,传感器将瞬时葡萄糖水平和 8 小时趋势图发送给阅读器,可以让使用者获得实时葡萄糖值和变化趋势等信息,并可连续使用长达 14 天,且无须使用指尖血糖监测结果进行校准。目前最新的 isCGM 系统已可提供高/低血糖警报,但尚不具备高/低血糖预警功能。专业 CGM 的相关设备为医疗机构所有,且监测过程在医疗机构中开展,其收集的葡萄糖数据可以观察到糖尿病患者全天血糖波动的全貌,用于评估血糖变化的模式和趋势（表 2-2）。

表 2-2 持续葡萄糖监测（CGM）设备

CGM 分类	描 述
rtCGM	连续实时测量和显示葡萄糖水平
isCGM	可连续测量葡萄糖水平,但只有通过扫描设备时才能显示葡萄糖值
专业 CGM	数据用于评估血糖变化的模式和趋势

注：rtCGM,实时持续葡萄糖监测;isCGM,间歇性扫描式持续葡萄糖监测。

三、持续葡萄糖监测报告及结果分析

（一）持续葡萄糖监测的准确性评估

1. 持续葡萄糖监测系统性能的最低要求

平均绝对相对差（mean absolute relative difference, MARD）是目前用于评估 CGM 系统性能最常用的指标。MARD 是所有 CGM 值和匹配参考值之间的绝对误差相对数的平均值,该值越小表示 CGM 读数越接近参考葡萄糖值,反之则表示与参考葡萄糖值之间有较大差异。目前有研究表明,当 MARD≤10% 时,其水平的进一步降低并不会使 CGM 结果更好地指导胰岛素剂量调整。中华医学会糖尿病学分会制定的《中国持续葡萄糖监测临床应用指南（2017 年版）》也将 MARD 作为评估 CGM 系统准确性的指标之一。

2. 持续葡萄糖监测值准确性的影响因素

CGM 测定的是皮下组织间液的葡萄糖浓度,而非血浆或血清中的葡萄糖浓度,因此 CGM 测定的葡萄糖数值与血糖值之间存在时间差。组织间液葡萄糖水平较血浆葡萄糖水平滞后,一般滞后 4~10 分钟,特别是血糖急剧变化的时候。因此,CGM 与传统血糖监测方法联合使用是全面、及时了解血糖水平的最佳方法。此外,影响葡萄糖氧化酶活性的因素,传感器植入皮下后引起的异物反应,使用者的状态如高血糖、高胰岛素等异常代谢状态以及日常生活行动如运动、睡眠等均可能对 CGM 系统的性能造成一定影响。

(二) 持续葡萄糖监测的报告

目前使用大多数 CGM 系统厂家提供的配套软件可获取标准化葡萄糖报告,对于优化糖尿病的临床决策具有重要意义。《持续葡萄糖监测应用国际共识》推荐:① 应使用 14 个关键参数来进行血糖评估和记录(图 2 - 3);② 用于可视化分析和报告 14 个关键 CGM 指标的标准化软件,应被视为血糖评估和记录的附加部分,建议使用可视化动态葡萄糖图谱(ambulatory glucose profile,AGP)报告 CGM 结果(图 2 - 4);③ 严重低血糖(3 级低血糖)和糖尿病酮症酸中毒(3 级高血糖)事件也需进行报告和记录;④ 为了研究需要,所有测量值都应以中位数(四分位数间距)形式表现;⑤ 对于特定人群(包括儿童、孕妇、肾功能不全以及老年患者等),需要进一步研究确定其可接受和具有可行性的葡萄糖在目标范围内时间(或称葡萄糖达标时间百分比,time in range,TIR)及可接受的低血糖发生率。

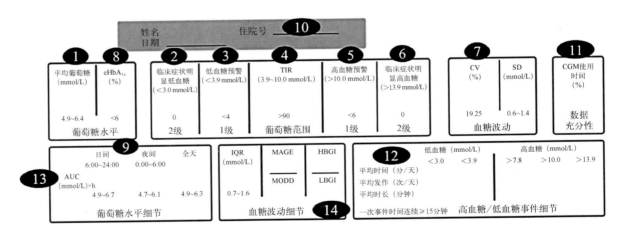

图 2 - 3 持续葡萄糖监测报告显示的关键指标

1. 平均葡萄糖;2. 处于 2 级低血糖(<3.0 mmol/L)的时间比例(临床显著/极低/需要立即干预);3. 处于 1 级低血糖(3.0~3.9 mmol/L)的时间比例(警戒值/低/需监测);4. 处于目标范围(3.9~10.0 mmol/L,可设定个体化目标)的时间比例;5. 处于 1 级高血糖(10.0~13.9 mmol/L)的时间比例(警戒值/升高/需监测);6. 处于 2 级高血糖(>13.9 mmol/L)的时间比例(临床显著/非常高/需要立即干预);7. 血糖波动(主要指标 CV,次要指标 SD);8. 估算 HbA$_{1c}$;9. 3 个时间段的血糖参数(夜间、日间、全天);10. 数据收集阶段(至少 2 周);11. 收集数据占预期数据的比例;12. 低血糖/高血糖事件;13. 曲线下面积;14. 低血糖/高血糖风险[低血糖指数(LBGI)、高血糖指数(HBGI)]

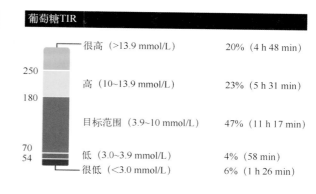

| AGP报告 | | 姓名 _____ |
| 病案号 _____ |

葡萄糖相关指标及目标

2019/2/26-2019/3/10	13 d
CGM活跃时间	99.9%
葡萄糖范围	目标（时间占比）
目标范围3.9~10.0 mmol/L	≥70%（16 h 48 min）
<3.9 mmol/L	<4%（58 min）
<3.0 mmol/L	<1%（13 min）
>10.0 mmol/L	<25%（6 h）
>13.9 mmol/L	<5%（1 h 12 min）
TIR每增加5%，被认为有临床获益	
平均葡萄糖	9.61 mmol/L
葡萄糖管理指标（GMI）	7.6%
葡萄糖波动	49.5%
葡萄糖变异系数（%CV），目标≤36%	

葡萄糖TIR

很高（>13.9 mmol/L）	20%（4 h 48 min）
高（10~13.9 mmol/L）	23%（5 h 31 min）
目标范围（3.9~10 mmol/L）	47%（11 h 17 min）
低（3.0~3.9 mmol/L）	4%（58 min）
很低（<3.0 mmol/L）	6%（1 h 26 min）

图2-4 动态葡萄糖图谱报告样式

（三）持续葡萄糖监测结果分析

如果 CGM 数据被确认有效，则可以用于指导治疗方案的调整。临床医生应当注意用患者较能理解的模式（具有可视化图表的标准化单页葡萄糖报告，例如 AGP 等），以便在有限的时间内与患者进行更好的沟通。同时，临床医生应将更详细的报告（如详细的每日报告、具体的 CGM 指标等）进行分析和存档，以便为患者提供专业的个性化指导。

CGM 的数据主要用于医患双方对既往短时间（一般 3~14 天）血糖控制情况的评价和讨论（图 2-5 和图 2-6），在应用时尤其需要重视血糖的波动趋势（而非个别时间点的绝对血糖值），以及造成异常血糖波动的相应时间段内的可疑事件（如非就餐时间段的血糖异常升高与加餐、低血糖与剧烈活动等）。同时，解读 CGM 的监测数据要依据一定的顺序，并与临床具体情况相结合，借鉴正在研发中的闭环系统对动态血糖数据的"三步法"分析模式，可以按照以下步骤对 CGMS 的监测数据进行回顾：第一步分析夜间血糖，第二步看餐前血糖，第三步看餐后血糖。餐前、餐后血糖的分析按照早餐、午餐和晚餐的次序。每个步骤先观察低血糖，后看高血糖并找到具体的原因以指导调整治疗方案。

isCGM 的标准化报告推荐使用 AGP（图 2-7），以 24 小时的形式将多天葡萄糖数据叠加在相应时间点呈现，由第 50 百分位数值（中位线）、第 25 和第 70 百分位数值（四分位数间距，inter-quartile range，IQR）、第 10 和第 90 百分位数值（十分位数间距，inter decile range，IDR）组成。通过 IQR 及 IDR 评价特定时间点的日间血糖变异度。中位线位于目标范围内，且越平坦，IDR 及 IQR 越窄，代表患者血糖控制越佳；反之则说明患者的血糖波动大，低血糖及高血糖事件发生风险更高。推荐"三步法"读图：第一步先看达标时长，即看中位数曲线与目标范围内的时间百分比；第二步看血糖波动，即 IQR 及 IDR，尤需注意中位数之下的间距宽度；第三步看低血糖风险。

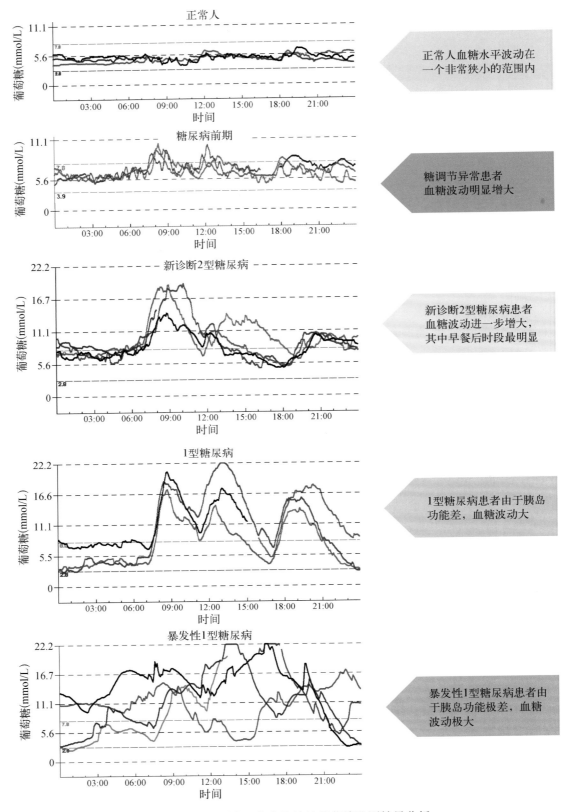

图 2-5　不同糖调节个体持续葡萄糖监测结果分析

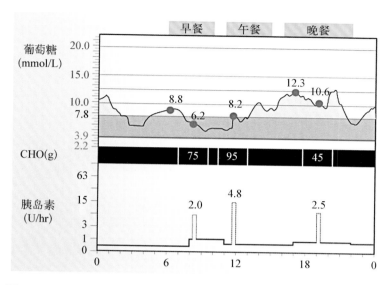

图 2-6 1 型糖尿病患者实时动态胰岛素泵系统监测图谱和治疗数据

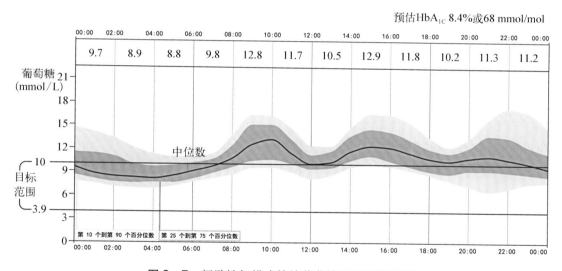

图 2-7 间歇性扫描式持续葡萄糖监测图谱示例

9.7、8.9、8.8……11.2 mmol/L 均为每 2 小时葡萄糖平均值,每日平均值为 10.7 mmol/L;目标范围为 3.9~10.0 mmol/L

四、持续葡萄糖监测参数及正常参考值

(一)持续葡萄糖监测参数

CGM 能够更全面、准确地反映血糖波动的特征,故以 CGM 数据为基础的评估血糖波动的参数已被广泛应用于临床研究。血糖波动参数通常从日内血糖波动、日间血糖波动、餐后血糖波动、严重低血糖风险等方面进行评估。

(1)日内血糖波动的评估参数包括葡萄糖水平的标准差(standard deviation,SD)、葡萄糖水平的变异系数(coefficient variation，CV)、最大葡萄糖波动幅度(largest amplitude of glycemic excursion，LAGE)、M 值、平均葡萄糖波动幅度(mean amplitude of glycemic excursion，MAGE)等。

(2) 日间血糖波动的评估参数包括空腹血糖的 CV 和日间葡萄糖平均绝对差(absolute means of daily difference，MODD)等。

(3) 餐后血糖波动的评估参数包括餐后血糖的峰值与达峰时间，以及餐后血糖波动的幅度、时间与曲线下面积增值等。

(4) 严重低血糖危险的评估参数包括低血糖指数(即低血糖风险系数，low blood glucose index，LBGI)等。

目前在临床应用及相关研究中，常用的血糖波动评估参数包括 SD、MAGE 及 CV 等。血糖波动参数目前尚无国际公认的"金标准"。SD 是统计学上最常用的反映离散特征的指标，其特点是计算简单，可应用领域广，因此可作为血糖波动的简易评估参数，但 SD 受平均血糖的影响，无法完全客观地反映血糖波动水平。MAGE 设计的思路采用"滤波"的方法，去除所有幅度未超过一定阈值的细小波动，从而反映血糖的波动程度而不是离散特征，2006 年 Monnier 等应用该参数评估血糖波动与氧化应激的关系，使这一参数逐渐得到学术界认可，是早期研究较经典的血糖波动参数。但 MAGE 统计较为复杂，不利于临床推广。2017 年发布的《持续葡萄糖监测应用国际共识》推荐 CV 作为评估血糖波动的主要指标，并将 CV ≥ 36% 定义为血糖波动异常的切点。2022 年，Mo 等在一项前瞻性队列研究发现 2 型糖尿病患者较高的 CV 与全因死亡风险增加相关。此外，也有学者尝试提出新指标如血糖变化百分比(glycemic variability percentage，GVP)以综合反映血糖波动的幅度和频率，并对血糖波动程度进行分类。

近期，血糖评价新指标——TIR 逐渐受到广泛关注。TIR 指 24 小时内葡萄糖在目标范围内(通常为 3.9~10.0 mmol/L，妊娠患者为 3.5~7.8 mmol/L)的时间(用分钟表示)或其所占的百分比，可由 CGM 数据或毛细血管血糖监测数据(每天至少 7 次血糖检测结果)计算。近期多项观察性研究发现 TIR 与糖尿病微血管并发症、心血管疾病的替代标记物、妊娠结局及危重患者预后显著相关。亦有前瞻性队列研究发现，糖尿病患者中糖尿病视网膜病变发生风险、全因死亡率、心血管死亡风险及癌症相关死亡风险与 TIR 呈显著负相关。另外，TIR 与平均血糖呈线性关系，但在相同的平均血糖水平下，血糖波动大小可明显影响 TIR 值。同时，来自干预研究的数据表明，改善血糖波动可以在不改变平均血糖的基础上，较大程度地改善 TIR。因此，使用 TIR 评价血糖控制情况时应考虑血糖波动对 TIR 的影响。临床应用中，TIR 简易、直观，与糖尿病患者的个人诉求和生活质量密切相关，已被《持续葡萄糖监测应用国际共识》推荐为 CGM 标准报告中应包括的 14 个关键指标之一。有研究者发现 TIR 与 HbA_{1c} 呈线性关系，并提出了 TIR 与 HbA_{1c} 的换算关系：70% 的 TIR 对应的 HbA_{1c} 为 6.7%~7.0%；TIR 每升高 10%，HbA_{1c} 降低 0.5%~0.8%。但是血糖波动可影响 TIR 与 HbA_{1c} 的换算关系，因此两者间直接的换算对指导临床决策来说远远不够，甚至可能产生误导，需认识到 TIR 与 HbA_{1c} 在糖尿病管理中具有不同的意义和作用。

　　广义的 TIR 可包括葡萄糖处于不同范围内的时间,理论上包括葡萄糖高于目标范围时间(time above range, TAR)和葡萄糖低于目标范围时间(time below range, TBR)。TAR 为 24 小时内葡萄糖高于目标范围(例如≥10.0 mmol/L)的时间或其所占的百分比;TBR 为 24 小时内葡萄糖低于目标范围(例如<3.9 mmol/L 或<3.0 mmol/L)的时间或其所占的百分比。TAR 和 TBR 分别可用于评估患者高血糖及低血糖情况。研究发现 TBR 对 TIR 的影响通常远小于 TAR,提示 TIR 不足以反映低血糖风险,因此建议在低血糖风险较高的人群中,联合使用 TIR 与 TBR,从而更为全面地评估血糖控制情况。

　　除应用单个参数描述血糖特点,亦可结合多个参数综合评估患者的血糖控制情况,如基于 CGM 数据的葡萄糖五角模型。该模型将葡萄糖超出目标范围的时间(time out of range, TOR)、CV、低血糖强度、高血糖强度及平均血糖水平 5 个参数作为 5 个轴,从平均血糖、血糖波动及低血糖等方面全方位评估糖尿病患者糖代谢控制情况(图 2-8)。但该模型能否有效预测糖尿病慢性并发症等长期临床结局及指导个性化治疗,尚需更多研究提供循证医学证据。

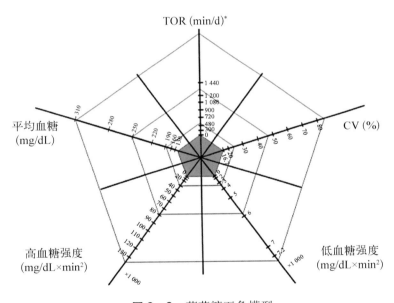

图 2-8　葡萄糖五角模型

TOR,葡萄糖超出目标范围的时间;CV,变异系数;
* TOR 的计算时间为 1 440(分钟)–TIR(分钟);绿色区域,健康人群的标准区域

(二) 持续葡萄糖监测参数计算方法

　　持续葡萄糖监测参数可以反映血糖水平和血糖波动两方面,较常用的 CGM 参数的计算方法及临床意义详见表 2-3,目前血糖波动的关键参数均可通过 CGM 的分析软件得出。

表2-3 主要的持续葡萄糖监测(CGM)参数的计算方法及临床意义

参数类型	参数名称	计算方法	特点/临床意义
血糖水平	葡萄糖在目标范围内时间(TIR)	24小时内葡萄糖处于目标范围的次数和总时间(饼图和统计数字)	着重反映血糖变化的时间特点,该参数比较直观易懂,适合糖尿病教育
	平均葡萄糖值	CGM测定值的平均水平	评价总体的血糖水平
	餐前1小时平均葡萄糖值	三餐前1~60分钟的葡萄糖平均值	反映餐前和餐后血糖的特征,即进餐对血糖的影响
	餐后3小时平均葡萄糖值	三餐后1~180分钟的葡萄糖平均值	
	葡萄糖的曲线下面积	CGM监测的曲线和目标葡萄糖曲线之间的面积	分析血糖变化的时间和幅度的一种较为全面的统计学方法
血糖波动	葡萄糖水平的变异系数(CV)	CGM监测期间测定值的标准差与平均葡萄糖的比值	评价总体偏离平均血糖值的程度,不受平均血糖水平的影响
	葡萄糖水平标准差(SD)	CGM监测期间测定值的标准差	评价总体偏离平均血糖值的程度,但无法区分主要的和细小的波动
	最大葡萄糖波动幅度(LAGE)	CGM监测期间最大和最小葡萄糖值之差	评价最大血糖波动的幅度
	平均葡萄糖波动幅度(MAGE)	去除所有幅度未超过一定阈值(一般为1 SD)的葡萄糖波动后,根据第一个有效波动的方向计算葡萄糖波动幅度而得到的平均值	采用"滤波"的方法,从而反映血糖波动,而不仅仅是统计学意义上的离散特征
	日间葡萄糖平均绝对差(MODD)	连续2天内相对应测定值间相减所得差的绝对值的平均水平	评估日间血糖的波动程度,体现每日之间血糖的重复性

(三)持续葡萄糖监测参数的正常参考值

CGM 发展至今,CGM 参数的正常参考值一直是研究关注的焦点之一。较可靠的 CGM 参数的正常值范围应根据长期前瞻性的随访结果及大样本的自然人群调查来决定。在取得上述研究结果之前,为适应临床及研究的需要,依据正常人群监测结果暂定 CGM 参数的正常参考值,仍为一种可行的途径。

上海交通大学医学院附属第六人民医院率先在国内开展一项多中心研究,旨在建立中国 20~69 岁人群 CGM 参数正常参考值范围,结果见表 2-4。同时,我们后续的研究进一步量化了 CGM 的评估指标之一,即 24 小时平均葡萄糖(mean glucose, MG)值与经典指标 HbA$_{1c}$ 的关系:MG(mmol/L)= 1.198×HbA$_{1c}$(%)-0.582,其中 HbA$_{1c}$ 为 6.0%、6.5% 及 7.0% 时,对应 CGM 的 24 小时平均葡萄糖值分别为 6.6 mmol/L、7.2 mmol/L 和 7.8 mmol/L。此外,我们进一步开展了有关中国糖尿病患者 CV 目标值的研究,共纳入 3 000 余例中国糖尿病患者,接受连续 3 天的持续葡萄糖监测,发现 CV 33% 可为判定中国糖尿病患者异常血糖波动的界值。

表 2-4 中国成年人持续葡萄糖监测的正常参考值(以 24 小时计算)

参 数 类 型	参 数 名 称	正常参考值
血糖水平	平均葡萄糖水平(MG)	<6.6 mmol/L
	葡萄糖水平≥7.8 mmol/L 的比例及时间	<17%(4 小时)
	葡萄糖水平≤3.9 mmol/L 的比例及时间	<12%(3 小时)
血糖波动	葡萄糖水平标准差(SD)	<1.4 mmol/L
	平均葡萄糖波动幅度(MAGE)	<3.9 mmol/L

为规范新指标 TIR 的临床应用,2019 年发布的 TIR 国际共识推荐 1 型糖尿病及 2 型糖尿病患者的 TIR(3.9~10.0 mmol/L)控制目标为>70%,并强调控制目标应高度个体化(表 2-5)。

表 2-5 TIR、TBR 以及 TAR 推荐目标值

人 群	TIR		TBR		TAR	
	控制目标 (%)	葡萄糖范围 (mmol/L)	控制目标 (%)	葡萄糖范围 (mmol/L)	控制目标 (%)	葡萄糖范围 (mmol/L)
1 型及 2 型糖尿病	>70	3.9~10.0	<4	<3.9	<25	>10.0
			<1	<3.0	<5	>13.9
2 型糖尿病合并妊娠及妊娠期糖尿病[*]	>85	3.5~7.8	<4	<3.5	<10	>7.8
1 型糖尿病合并妊娠	>70	3.5~7.8	<4	<3.5	<25	>7.8
			<1	<3.0		
高危糖尿病[**]	>50	3.9~10.0	<1	<3.9	<10	>13.9

注:TIR,葡萄糖在目标范围内时间;TBR,葡萄糖低于目标范围时间;TAR,葡萄糖高于目标范围时间。
[*] 2 型糖尿病合并妊娠及妊娠期糖尿病的控制目标尚缺乏依据。
[**] 高危糖尿病患者包括高龄、合并症多、预期寿命短的患者。

有学者认为,现有 TIR 推荐目标值虽可评估血糖控制水平,但在区分糖尿病患者并发症风险时仍可进一步细化。正常人群中所得 CGM 数据显示 TIR 的正常参考范围为 86%~100%。同时,有研究将 TIR 85% 设置为血糖控制"优"的切点,对糖尿病患者进行分组分析,发现相较 HbA_{1c} 水平低于 6.5% 或 6.0% 的经典切点,TIR 85% 切点可对并发症风险进行更有效的区分。国际共识中推荐的 TIR 达标切点为 70%,目前也常被应用为临床研究四分组的中切点。另一个较常用的切点 TIR 50% 被用于划分 2 型糖尿病人群中血糖控制水平最低组,

TIR≤50%组全因死亡风险为 TIR>85%组的 1.83 倍,对应的心血管死亡风险升高 1.85 倍。需要注意的是,上述切点区分患者糖尿病慢性并发症风险的有效性尚需更多大样本、前瞻性研究的验证。

五、持续葡萄糖监测临床应用的适应证

2021 年 ADA 糖尿病医学诊疗标准不再依据糖尿病类型或年龄分别对 CGM 系统的临床适应证进行说明。该标准指出,在合理使用的前提下,使用 CGM 对每天接受多次注射胰岛素、胰岛素泵或其他胰岛素治疗的糖尿病患者而言是有益的,可帮助其降低 HbA$_{1c}$、减少低血糖风险。此外,建议每天接受多次注射胰岛素或胰岛素泵的患者应尽可能每天使用 rtCGM 或每 8 小时扫描一次 isCGM。临床医生在指导患者使用 CGM 时应注意完善有关 CGM 的教育、培训和随访,帮助患者使用 CGM 了解自身的饮食、运动、饮酒、应激、睡眠、降糖药物等导致的血糖变化,促使患者选择健康的生活方式,提高患者依从性,促进医患双方更有效的沟通。使用 CGM 进行糖尿病管理的个体应会使用毛细血管血糖监测进行 CGM 读数的校准和可疑血糖水平的核实。此外,建议无论是因刺激还是过敏引起的皮肤不良反应,均应进行评估和处理,以帮助患者成功使用 CGM 设备,提高患者依从性。

参·考·文·献

[1] 蔡璟浩,周健. 《2021 年美国糖尿病学会糖尿病医学诊疗标准》解读[J]. 中国医学前沿杂志(电子版),2021,13(2): 13 - 23.

[2] 戴冬君,陆静毅,张磊,等. 应用葡萄糖在目标范围内时间评价 2 型糖尿病血糖控制情况的适宜切点分析[J]. 中华医学杂志,2020,100(38): 2990 - 2996.

[3] 戴冬君,陆静毅,周健. 持续葡萄糖监测新指标:葡萄糖在目标范围内时间的临床意义解析[J]. 中华糖尿病杂志,2019,11(2): 139 - 142.

[4] 贾伟平. 血糖波动与靶器官损害[J]. 中华医学杂志,2006,86(36): 2524 - 2526.

[5] 李鸣,周健,包玉倩,等. 睡前血糖预测 2 型糖尿病患者胰岛素泵治疗期间夜间低血糖的发生[J]. 中华医学杂志,2010,90(42): 2962 - 2966.

[6] 陆静毅,戴冬君,周健. 糖尿病管理新指标:葡萄糖在目标范围内时间的研究现状及展望[J]. 中华医学杂志,2020,100(38): 2961 - 2965.

[7] 司一鸣,应令雯,周健. 持续葡萄糖监测临床应用国际专家共识解读[J]. 中华糖尿病杂志,2018,10(6): 386 - 389.

[8] 司一鸣,应令雯,周健. 血糖控制新评价体系——葡萄糖五角模型的临床意义及研究进展[J]. 中国医学前沿杂志(电子版),2018,10(9): 11 - 14.

[9] 王亚昕,陆静毅,戴冬君,等. 2 型糖尿病患者葡萄糖在目标范围内时间与视网膜病变相关性的队列研究[J]. 中华糖尿病杂志,2021,13(11): 1061 - 1067.

[10] 中华医学会糖尿病学分会血糖监测学组. 中国扫描式葡萄糖监测技术临床应用专家共识[J]. 中华糖尿病杂志,2018,10(11): 697 - 700.

[11] 中华医学会糖尿病学分会. 中国持续葡萄糖监测临床应用指南(2017 年版)[J]. 中华糖尿病杂志,2017,9(11): 667 - 675.

[12] 周健,包玉倩,李鸣,等. 暴发性 1 型糖尿病的临床特征及治疗策略探讨[J]. 中华糖尿病杂志,2009,1(1): 34 - 38.

[13] 周健,贾伟平,马晓静,等. 糖化血红蛋白控制理想的 2 型糖尿病患者血糖波动的特征及其与微量白蛋白尿的关系[J]. 中华医学杂志,2008,88(42): 2977 - 2981.

[14] 周健,贾伟平. 动态血糖监测技术:过去、现在与未来[J]. 中华糖尿病杂志,2016,8(12): 705 - 708.

[15] 周健,贾伟平. 实时动态血糖监测:准确把握与规范应用[J]. 中华糖尿病杂志,2013,5(1): 4 - 6.

[16] 周健,贾伟平. 血糖波动的评估方法及研究进展[J]. 中华内分泌代谢杂志,2010,26(3): 261 - 264.

[17] 周健,贾伟平. 血糖稳定性的意义及临床评估[J]. 中华医学杂志,2006,86(30): 2154 - 2157.

[18] 周健,喻明,贾伟平,等. 应用动态血糖监测系统评估 2 型糖尿病患者日内及日间血糖波动幅度[J]. 中华内分泌代谢杂志,2006,22(3): 286 - 288.

［19］ Bao Y, Zhou J, Zhou M, et al. Glipizide controlled-release tablets with or without acarbose improves glycaemic variability in newly diagnosed Type 2 diabetes［J］. Clin Exp Pharmacol Physiol, 2010, 37 (5－6): 564－568.

［20］ Battelino T, Danne T, Bergenstal RM, et al. Clinical targets for continuous glucose monitoring data interpretation: recommendations from the international consensus on time in range［J］. Diabetes Care, 2019, 42(8): 1593－1603.

［21］ Beyond A1C Writing Group. Need for regulatory change to incorporate beyond A1C glycemic metrics ［J］. Diabetes Care, 2018, 41(6): e92－e94.

［22］ Chai S, Wu S, Xin S, et al. Negative association of time in range and urinary albumin excretion rate in patients with type 2 diabetes mellitus: a retrospective study of inpatients［J］. Chin Med J (Engl), 2022, 135(9): 1052－1056.

［23］ Danne T, Nimri R, Battelino T, et al. International consensus on use of continuous glucose monitoring［J］. Diabetes Care, 2017, 40(12): 1631－1640.

［24］ Ferket BS, Hunink MGM, Masharani U, et al. Lifetime cardiovascular disease risk by coronary artery calcium score in individuals with and without diabetes: an analysis from the multi-ethnic study of atherosclerosis ［J］. Diabetes Care, 2022, 45(4): 975－982.

［25］ Ginsberg BH. The FDA panel advises approval of the first continuous glucose sensor［J］. Diabetes Technol Ther, 1999, 1(2): 203－204.

［26］ Klonoff DC, Buckingham B, Christiansen JS, et al. Continuous glucose monitoring: an endocrine society clinical practice guideline［J］. J Clin Endocrinol Metab, 2011, 96(10): 2968－2979.

［27］ Li C, Ma X, Yin J, et al. The dawn phenomenon across the glycemic continuum: implications for defining dysglycemia［J］. Diabetes Res Clin Pract, 2020, 166: 108308.

［28］ Lu J, Ma X, Zhou J, et al. Association of time in range, as assessed by continuous glucose monitoring, with diabetic retinopathy in type 2 diabetes ［J］. Diabetes Care, 2018, 41(11): 2370－2376.

［29］ Lu J, Pan Y, Tu Y, et al. Contribution of glycemic variability to hypoglycemia, and a new marker for diabetes remission after Roux-en-Y gastric bypass surgery ［J］. Surg Obes Relat Dis, 2022, 18(5): 666－673.

［30］ Lu J, Wang C, Shen Y, et al. Time in range in relation to all-cause and cardiovascular mortality in patients with type 2 diabetes: a prospective cohort study ［J］. Diabetes Care, 2021, 44(2): 549－555.

［31］ Monnier L, Mas E, Ginet C, et al. Activation of oxidative stress by acute glucose fluctuations compared with sustained chronic hyperglycemia in patients with type 2 diabetes［J］. JAMA, 2006, 295(14): 1681－1687.

［32］ Mo Y, Wang C, Lu J, et al. Impact of short-term glycemic variability on risk of all-cause mortality in type 2 diabetes patients with well-controlled glucose profile by continuous glucose monitoring: a prospective cohort study ［J］. Diabetes Res Clin Pract, 2022, 189: 109940.

［33］ Mo Y, Zhou J, Li M, et al. Glycemic variability is associated with subclinical atherosclerosis in Chinese type 2 diabetic patients［J］. Cardiovasc Diabetol, 2013, 12: 15.

［34］ Peyser TA, Balo AK, Buckingham BA, et al. Glycemic variability percentage: a novel method for assessing glycemic variability from continuous glucose monitor data ［J］. Diabetes Technol Ther, 2018, 20(1): 6－16.

［35］ Service FJ, Molnar GD, Rosevear JW, et al. Mean amplitude of glycemic excursions, a measure of diabetic instability［J］. Diabetes, 1970, 19(9): 644－655.

［36］ Shen Y, Wang C, Wang Y, et al. Association between time in range and cancer mortality among patients with type 2 diabetes: a prospective cohort study ［J］. Chin Med J (Engl), 2021, 135(3): 288－294.

［37］ Su G, Mi SH, Tao H, et al. Impact of admission glycemic variability, glucose, and glycosylated hemoglobin on major adverse cardiac events after acute myocardial infarction［J］. Diabetes Care, 2013, 36 (4): 1026－1032.

［38］ Wentholt IM, Hart AA, Hoekstra JB, et al. How to assess and compare the accuracy of continuous glucose monitors?［J］. Diabetes Technol Ther, 2008, 10(2): 57－68.

［39］ Zhao W, Lu J, Zhang L, et al. Relationship between time in range and corneal nerve fiber loss in asymptomatic patients with type 2 diabetes［J］. Chin Med J (Engl), 2022.

［40］ Zhou J, Li H, Ran X, et al. Establishment of normal reference ranges for glycemic variability in Chinese subjects using continuous glucose monitoring［J］. Med Sci Monit, 2011, 17(1): CR9－CR13.

［41］ Zhou J, Li H, Ran X, et al. Reference values for continuous glucose monitoring in Chinese subjects［J］. Diabetes Care, 2009, 32(7): 1188－1193.

［42］ Zhou J, Li H, Zhang X, et al. Nateglinide and acarbose are comparably effective reducers of postprandial glycemic excursions in Chinese antihyperglycemic agent-naive subjects with type 2 diabetes［J］. Diabetes Technol Ther, 2013, 15(6): 481－488.

［43］ Zhou J, Lv X, Mu Y, et al. The accuracy and efficacy of real-time continuous glucose monitoring sensor in Chinese diabetes patients: a multicenter study ［J］. Diabetes Technol Ther, 2012, 14(8): 710－718.

［44］ Zhou J, Mo Y, Li H, et al. Relationship between HbA1c and continuous glucose monitoring in Chinese population: a multicenter study［J］. PLoS One, 2013, 8(12): e83827.

第二节 糖尿病诊断及控制评估指标：糖化血红蛋白

一、历史背景

血红蛋白（Hemoglobin, Hb）是红细胞中最重要的非膜蛋白，以多种形式存在于红细胞中。成人中主要以 HbA（97%）为主，其次为 HbA_2（2.5%）及 HbF（0.5%）。HbA 由一对 α 链和一对 β 链组成（$\alpha_2\beta_2$），血液中的葡萄糖与血红蛋白游离氨基之间通过非酶促反应结合形成的不可逆糖化产物称为糖化血红蛋白。根据糖化位点和反应物的不同，GHb 可分为若干个亚型，使用电泳法或阳离子交换层析法可分离出不同的亚型成分，按照 GHb 迁移的顺序不同，分别被命名为 HbA_0、HbA_{1a1}、HbA_{1a2}、HbA_{1b} 及 HbA_{1c}。由于空间构象各异，不同游离氨基酸暴露于葡萄糖的程度不一，其中以血红蛋白 β 链的 N 端缬氨酸氨基暴露于葡萄糖的程度最高，其糖化产物是 GHb 的主要成分，且结构稳定，被命名为血红蛋白 A_{1c}（Hemoglobin A_{1c}，HbA_{1c}）。国际临床化学和实验室医学联盟（International Federation of Clinical Chemistry and Laboratory Medicine, IFCC）将 HbA_{1c} 定义为血红蛋白 β 链（血液）- N -（1 -脱氧果糖基）Hb 的 β 链，即葡萄糖与 Hb 的 β 链 N -末端缬氨酸结合的稳定产物。

HbA_{1c} 于 1958 年通过阳离子交换层析法分离出来，1968 年发现 HbA_{1c} 水平随着血糖水平的升高而升高。1976 年，HbA_{1c} 首次被考虑可能是监测糖尿病患者血糖水平的指标。红细胞内 HbA_{1c} 水平与红细胞暴露于高血糖的时间及血糖升高的水平有关，由于红细胞在血液循环中的平均寿命为 120 天，因此，HbA_{1c} 可反映抽血前 2~3 个月的平均血糖水平。

二、原理及意义

（一）HbA_{1c} 与血糖监测

传统的糖尿病诊断方法是测定静脉血浆葡萄糖浓度，包括空腹血糖（fasting plasma glucose, FPG）、随机血糖、负荷后 2 小时血糖（2 - hour postprandial blood glucose, 2hPG）及口服葡萄糖耐量试验（OGTT）等，但是这些指标最主要的缺陷是受进食等多种因素的影响，因此，变异程度较高，重复性较差。就健康个体而言，空腹血糖的个体内生物变异度可达 5.7%~8.3%，个体间的生物变异度更是高达 12.5%。如此大的血糖测定值波动必然会导致测定结果的重复性欠佳。因此，对于无症状的患者，需要至少 2 次非同日的血糖测定值达到诊断界值才能确诊是否为糖尿病。另外，检测前可能存在的各种影响血糖水平的因素、检测方法本身存在的较大误差、取血前需进行严格的准备等都是采用测定血糖水平诊断糖尿病的不足之处。HbA_{1c} 不仅没有上述缺陷,而且其在个体内的生物变异度很小,无需空腹或特定时间取血,相对不受急性血糖波动的影响,可以反映长期血糖水平和慢性并发症的风险,因而更具实用性。

此外,测定 HbA_{1c} 尚有以下优势:

(1)与血糖水平相平行,血糖浓度越高,糖化血红蛋白值就越高,所以能反映血糖控制水平。

(2)生成缓慢,由于血糖是不断波动的,每次抽血测得的血糖值只能反映当时的血糖水平,而糖化血红蛋白则是逐渐生成的,短暂的血糖升高不会引起糖化血红蛋白的升高;反之,短暂的血糖降低也不会造成糖化血红蛋白的下降。由于进食不影响糖化血红蛋白的测定,故可以在任意时间段采血测定。

(3)一旦生成就不易分解,糖化血红蛋白相当稳定,不易分解,所以它虽然不能反映短期内的血糖波动,却能很好地反映较长时间的血糖控制程度,糖化血红蛋白能反映采血前 2~3 个月的平均血糖水平。所以,从 20 世纪 80 年代起,HbA_{1c} 在临床上逐渐受到重视,并广泛用于临床。

(二) HbA_{1c} 与糖尿病血糖控制和慢性并发症

1985 年,美国在 1 型糖尿病人群中进行了著名的 DCCT 研究(Diabetes Control and Complication Trial);1977 年,英国在 2 型糖尿病人群中开展了糖尿病前瞻性研究 UKPDS (United Kingdom Prospective Diabetes Study)。在这两项研究中,均将 HbA_{1c} 作为反映血糖控制水平的观察指标之一。研究结果表明,良好的血糖控制(将 HbA_{1c} 水平控制在理想范围内)可有效降低 1 型及 2 型糖尿病患者发生微血管并发症(如血管病变、肾脏病变及视网膜病变)的风险。这两项在糖尿病防治领域具有里程碑意义的研究,明确了 HbA_{1c} 水平与糖尿病慢性并发症之间的关系,从而确立了 HbA_{1c} 作为评价糖尿病患者血糖控制水平的金标准的地位。

1999 年,美国国立卫生研究院(NIH)、美国糖尿病学会(American Diabetes Association, ADA)及其他专家组依据 DCCT 的研究结果建议,糖尿病患者治疗时,应将血糖控制在正常水平,以减少慢性并发症。因此,糖尿病患者应定期常规进行 HbA_{1c} 的检测,血糖稳定者每年至少测定两次,血糖控制未达标或调整治疗方案的患者应该每 3 个月测定一次 HbA_{1c}。此外,ADA 推荐糖尿病患者需将 HbA_{1c} 控制在 7% 以内,对于 HbA_{1c} 超过 8% 的患者应考虑采取进一步的治疗措施。

HbA_{1c} 与糖尿病微血管病变密切相关。在针对 1 型糖尿病患者进行的 DCCT 研究中,常规治疗组患者的视网膜病变发生风险除了与病程有关外,与 HbA_{1c} 水平亦密切相关,HbA_{1c} 水平是视网膜病变发生和发展的主要预测因素;无论是常规治疗组还是强化治疗组,随着 HbA_{1c} 水平的升高,糖尿病视网膜病变、肾脏病变及神经病变的发生风险均显著增加。以新诊断 2 型糖尿病为研究对象的 UKPDS 研究发现,糖尿病微血管并发症的风险与 HbA_{1c} 所代表的高血糖状态密切相关,任何糖尿病相关终点事件发生率都随 HbA_{1c} 水平的升高而增加。在调整其他混杂因素后,HbA_{1c} 每降低 1%,微血管终点事件发生风险降低 37%。在 ADVANCE(Action in Diabetes and Vascular Disease: Preterax and Diamieron Modified Release Controlled Evaluation)研究中,强化治疗组平均 HbA_{1c} 控制到 6.5%,标准治疗组降到 7.3%,结果显示,强化治疗组患者微血管事件发生率显著降低。

HbA_{1c} 与糖尿病大血管病变同样也密不可分，HbA_{1c} 水平是糖尿病患者心血管事件的独立危险因素。UKPDS 研究发现，在调整了年龄、性别、种族及糖尿病病程后，任何大血管事件发生率都随 HbA_{1c} 增加而增加。一项 meta 分析显示，1 型糖尿病患者的 HbA_{1c} 每增加 1%，发生冠心病的相对危险度增加 15%，发生外周动脉疾病的相对危险度增加 32%；2 型糖尿病患者的 HbA_{1c} 每增加 1%，发生冠心病的相对危险度增加 18%，发生外周动脉疾病的相对危险度增加 28%。2009 年，对 UKPDS、PROactive（Prospective Pioglitazone ClinICal Trial in Macrovascular Events）、ADVANCE、VADT（the Veterans Affairs Diabetes Trial）、ACCORD（Action to Control Cardiovascular Risk in Diabetes）5 个大型前瞻性随机对照研究的 meta 分析显示，强化治疗组的平均 HbA_{1c} 较标准治疗组低 0.9%，强化治疗组非致死性心肌梗死的发生风险降低 17%，心血管事件发生风险降低 15%。

三、检测方法及质控

（一）检测方法

目前临床实验室采用的 HbA_{1c} 测定方法有多种，按原理可分为两大类：一类是基于糖化与非糖化血红蛋白所带电荷不同，如离子交换层析法、电泳法；另一类是基于糖化与非糖化血红蛋白的结构不同，如免疫法、亲和层析法及酶法等。由于不同检测方法所采用的原理不同，故所测得的组分也有所不同。随着国际临床化学与医学实验室联盟及美国国家糖化血红蛋白标准化计划（National Glycohemoglobin Standardization Program，NGSP）的标准化工作的开展，糖化血红蛋白的测定结果均以"HbA_{1c}"或相当于"HbA_{1c}"报告结果。测定仪器有专用糖化血红蛋白分析仪，也有全自动生化仪、免疫分析仪。几种常见检测方法的原理如下。

1. 离子交换色谱法

包括全自动离子交换高效液相色谱法（high performance liquid chromatography，HPLC）和手工微柱法。基本原理是基于不同糖化蛋白组分所带不同电荷而分离。糖化使得 GHb 分子表面阳离子丢失，糖化后的 Hb 几乎不带正电荷，吸附率较低，首先被洗脱；非糖化的 HbA 带正电荷，吸附率较高，需用高浓度洗脱液方可洗脱，由此得到相应的 Hb 层析谱。由于 HPLC 法对 HbA_{1c} 的分离不受 pH、温度及其他因素的影响，可以达到临床需求的精密度和稳定性（变异系数<3%），IFCC、DCCT 研究、NGSP、瑞士和日本都推荐以不同介质的 HPLC 方法作为 HbA_{1c} 检测的参考方法。

2. 亲和层析法

该方法的原理是，硼酸盐具有与整合在 Hb 分子上的葡萄糖的 1,2-顺位二醇基发生可逆结合反应的性质。以经常使用的间氨基苯硼酸琼脂糖为例：将血样本加到层析柱后，所含有的 GHb 与硼酸结合留在柱内，而非 GHb 直接流出层析柱。然后加入高浓度的含顺位二醇基的多羟基复合物（如山梨醇），GHb 可被置换下来，洗脱后测得。

3. 免疫法

以 GHb 为抗原,利用抗原、抗体特异性结合的特性进行分离。以 Hb β 链糖基末端最初的 4~10 个氨基酸残基作为抗体识别位点,制备相应的单克隆抗体,抗原抗体识别,应用比色或比浊法,以 GHb 为标准,测定 HbA_{1c} 含量,再测定 Hb 总量,计算出 HbA_{1c} 占总 Hb 的百分比。

4. 电泳法

利用糖化和非糖化 Hb 在电场中所带电荷不同,根据等电点及泳动速度不同进行分离。

5. 酶法

将全血制成溶血液,用特异蛋白内切酶将 Hb 酶解、消化为果糖基氨基酸,在果糖基氨基酸氧化酶的作用下产生过氧化氢,过氧化氢的浓度与 HbA_{1c} 的含量成正比,通过色素元指示系统反应测得过氧化氢的浓度,从而得到 HbA_{1c} 的含量。同时,测定总 Hb 浓度,计算和 Hb 的浓度比值即为 HbA_{1c} 的结果。

几种方法学的优劣势及使用范围总结如下(表 2－6)。

表 2－6　HbA_{1c} 测定方法比较

方 法 学	优 点	缺 点	精 密 度	应 用
离子交换层析色谱法				
HPLC	不受 Hb 变异体及衍生物的影响稳定性高	层析柱到达使用次数上限需定期更换	高,室内 CV<2%	HbA_{1c} 标准化测定的参考方法常规临床方法Hb 研究
低压液相色谱法	精密度不及 HPLC,其余相同		低于 HPLC	常规临床应用
亲和层析法	不易受干扰可以标准化	测定的为总糖化血红蛋白	取决于所用技术,其中精密度最高的亲和层析 HPLC 法,室内 CV 可<2%	常规临床应用
免疫法	可分离 Hb 变异体	速度慢尚无具有批量检测能力的商品化仪器	低	HbA_{1c} 研究
酶法	成本低,无需单独购置新仪器反应速度快	无原级标准物质,只能溯源到离子交换 HPLC 法		常规临床应用

注:HbA_{1c},糖化血红蛋白;Hb,血红蛋白;HPLC,高效液相色谱;CV,葡萄糖水平的变异系数。

(二)影响因素

1. 血红蛋白的更新速度对 HbA_{1c} 数值的影响

任何可以引起红细胞平均寿命增加的因素都会增加 HbA_{1c} 的浓度且不依赖于血糖水平,如脾切除后红细胞清除率下降。任何可能缩短红细胞寿命的因素可降低 HbA_{1c},如溶血性贫血,因为未成熟红细胞中的血红蛋白和周围葡萄糖结合少,活动性出血会使网织红细胞的生成增加,从而减少红细胞的平均寿命,接受透析治疗尿毒症患者红细胞寿命缩短。

2. 药物

维生素 C、维生素 E、大剂量的水杨酸盐、促红细胞生成素治疗者、抗反转录病毒的药物、利巴韦林及氨苯砜可使测定结果降低。

3. 种族差异

HbA_{1c} 存在种族差异,并且独立于血糖水平。DPP(Diabetes Prevention Program)和 ADOPT(A Diabetes Outcome Progression Trial)研究均发现美籍黑种人的 HbA_{1c} 比白种人高 0.4%~0.7%。不同种族间 HbA_{1c} 差异的程度还有待于进一步研究。

4. 样本储存时间与温度

测定结果可随样本储存时间的延长而逐渐升高。离子交换色谱法在任何温度下稳定性相对较好。大多数检测方法的样本可在-70℃保存 1 年,全血样本可在 4℃保存 1 周,在室温条件下,仅能保存数天。在 37℃条件下,未经处理的全血样本稳定性差,有效保存时间均小于 1 天。

5. 某些疾病状态

高甘油三酯血症和高胆红素血症可升高 HbA_{1c} 水平,而慢性肝病可降低 HbA_{1c} 水平。

6. 妊娠

妊娠中期女性 HbA_{1c} 水平略降低,而妊娠晚期略升高。

(三) 国外 HbA_{1c} 测定标准化的现状

1. 概述

最初,HbA_{1c} 的检测尚未标准化,因此,HbA_{1c} 测定值在不同的实验室间的差异较大,影响了其临床应用,故不推荐用于临床糖尿病的诊断。自 1984 年首次提出 HbA_{1c} 标准化测定,直至 1993 年美国临床化学协会(American Association for Clinical Chemistry, AACC)成立了 GHb 的检测标准化委员会,HbA_{1c} 标准化测定受到重视。20 世纪 90 年代,由于美国糖尿病控制和并发症研究及英国前瞻性糖尿病研究具有里程碑意义的临床研究结论的发布,增加了临床对 HbA_{1c} 应用的需求。因此,催生了 HbA_{1c} 的标准化工作。对 HbA_{1c} 标准化工作起关键作用的是美国国家糖化血红蛋白标准化计划,由实验室网络及指导委员会组成。其中实验室网络包括一级中心参考实验室(central primary reference laboratory, CPRL)、一级参考实验室(primary reference laboratory, PRL)及二级参考实验室(secondary reference laboratory, SRL)。以 DCCT 研究中使用的高效液相分析法为参考,将 NGSP 参考实验室网络中各种 HbA_{1c} 测定方法均校准为 DCCT 研究中的参考方法,即 NGSP 参考系统,建议各实验室采用统一标准的方法测定 HbA_{1c}。NGSP 采用从混合的人类红细胞中提取的糖化血红蛋白作为参照物进行校准,使其测定结果与 DCCT 的测定结果更具有可比性,标准化了 HbA_{1c} 检测,使得全球大多数国家、地区的 HbA_{1c} 测定结果具有可比性。NGSP 对方法精密度、准确度的评价进行认证,只有得到认证的方法才能销售、使用。这一举措从源头上标准化了 HbA_{1c} 检测,使得出厂方法和结果都能够溯源到 DCCT/UKPDS。NGSP 还通过不断提高认证标准,以达到提高厂商出厂方法质量的目的。通过

NGSP 认证的方法有效期为 1 年，查询网址为 http://www.ngsp.org/docs/methods.pdf。

尽管 NGSP 在糖化血红蛋白的检测一致性中取得巨大进展，但是该计划以 DCCT 研究中的 HPLC 法为标准，该方法虽精密度良好，且结果稳定，但其参照物来源的不同导致检测特异性较差。为使 HbA_{1c} 测定更加标准化，1995 年，国际临床化学实验室医学联合会建立了 HbA_{1c} 标准化工作组，提出一个可供追溯的参照系统即 IFCC 参考系统。IFCC 参考系统采用的参照物是 HbA_{1c} β 链 N 端前 6 位氨基酸组成的多肽的生物合成体，有利于全球标准化的校正。2002 年 IFCC 正式推荐高效液相色谱串联电喷雾电离一级质谱或高效液相色谱串联毛细管电泳法作为 HbA_{1c} 测定的参考方法，为此，2007 年 8 月 IFCC、ADA、国际糖尿病联盟（International Diabetes Federation，IDF）及欧洲糖尿病研究学会（European Association for the Study of Diabetes，EASD）首次联合举办了共识会议，并联合发布了一份统一全球糖化血红蛋白测量标准的共识声明，确立了 IFCC 参考系统是唯一能够满足 HbA_{1c} 测量标准化要求的方法。在 2009 年举办的第二次共识会议中指出，HbA_{1c} 的检测必须全球化，包括参照系统及数值报告，再次表明 IFCC 参照系统是唯一能够满足标准化需求的方法。2010 年 5 月，ADA、EASD、IDF、国际儿童和青少年糖尿病协会（International Society for Pediatric and Adolescent Diabetes，ISPAD）及 IFCC 发表了 2010 年全球 HbA_{1c} 标准化测定共识，内容包括：① HbA_{1c} 的检测必须在世界范围内标准化，包括参照系统和数值报告；② IFCC 的参考系统是唯一能够满足标准化要求的方法；③ 将来 HbA_{1c} 以国际统一单位（IFCC）（mmol/mmol）和衍生的 NGSP 单位（%）报告，使用 IFCC - NGSP 换算公式；④ 杂志编辑和出版物建议采用国际统一单位（IFCC）和 NGSP/DCCT 双重单位报告 HbA_{1c}；⑤ 糖化血红蛋白以 HbA_{1c} 表示，在指南或教育材料中也可以简写为 A_{1c}。

2. HbA_{1c} 测定参考系统

HbA_{1c} 测定参考系统包括以下几方面：

（1）参考方法：测定 HbA_{1c} 国际公认的参考方法为 IFCC 推荐的高效液相色谱串联电喷雾电离一级质谱或高效液相色谱串联毛细管电泳，两种方法结果一致。测定方法主要分为三步：首先制备溶血液；然后采用蛋白内切酶 Glu - C 将溶血液酶解消化，得到糖基化和非糖基化的 β 链 N 末端六肽（HbA_{1c} 六肽、HbA_0 六肽）；最后采用高效液相色谱串联电喷雾电离一级质谱或高效液相色谱串联毛细管电泳对 HbA_{1c} 六肽和 HbA_0 六肽进行定量分析。以标准物质 IRMM/IFCC - 466 HbA_{1c} 和 IRMM/IFCC - 467 HbA_0 的混合物作为校准品，同步进行酶解、分析，得到标准曲线，根据 HbA_{1c} 六肽、HbA_0 六肽的峰面积比计算得出 HbA_{1c} 的量。

（2）HbA_{1c} 测定指定比对方法（designated comparison method，DCM）：NGSP 使用离子交换高效液相色谱法为"参考方法"，目前为 HbA_{1c} 测定的指定比对方法。原理主要是基于 HbA_{1c} 与其他组分所带的电荷不同，分别洗脱检出。由于受技术条件的限制，不能特异测定 HbA_{1c}，有其他组分被当作 HbA_{1c} 同时检出。因此，测定结果高于 IFCC 结果。IFCC 参考实验室及 NGSP 参考实验室经过几年的比对，得出结论为 NGSP 测定结果与 IFCC 测定结果之间存在非常确定的相关性，可用回归方程表示为：

$$NGSP - HbA_{1c} = 0.0915 \times (IFCC - HbA_{1c}) + 2.15\% \ (r = 0.998) \qquad （式 2-1）$$

因此,现行的 NGSP 结果可以溯源到 IFCC 参考系统,即可以溯源到溯源链的最高等级国际单位制。

另外还有两个 HbA_{1c} 测定的指定比对方法,一个为日本的 KO500 方法,另一个为瑞典的 Mono S 方法。三个指定比对方法测定结果与 IFCC 测定结果之间存在非常确定的相关性,皆可用回归方程表示,方法特异性从高到低的顺序依次为:IFCC 方法、"瑞典方法""日本方法""美国方法"。因此,测定结果从高到低的顺序依次为:"美国结果""日本结果""瑞典结果"、IFCC 结果。

(3)标准物质:HbA_{1c} 有国际基准标准物质(primary reference material),为人血基质的 IRMM/IFCC - 466 HbA_{1c} 及 IRMM/IFCC - 467 HbA_0,由比利时的标准物质及测量研究所研制,两个标准物质以一定的比例混合为 HbA_{1c} 测定的参考方法校准。

(4)IFCC 参考系统在 HbA_{1c} 标准化中的地位及应用:IFCC 参考系统是 HbA_{1c} 测定标准化唯一有效的参考系统。厂商出厂方法应提供可溯源到 IFCC 参考方法的相关证明。

(5)参考系统的应用方式及范围:参考系统的应用方式包括应用参考物质或参考方法,主要包括以下几个方面。① 分析系统的溯源和量值传递;② 试剂的制备及质量评价;③ 校准物的制备、定值及质量评价;④ 新常规方法的发展及评价;⑤ 室间质量评价计划中的靶值确定;⑥ 协作研究中分析的质量保证。

(四)我国 HbA_{1c} 测定标准化的现状

我国 HbA_{1c} 标准化工作起步虽晚,但发展较快。2010 年,由中国科学技术协会科学技术普及部及中华医学会科学普及部牵头、中国医院协会临床检验专业委员会为协作单位启动了"中国糖化血红蛋白教育计划"。随后,国家食品药品监督管理局发布了《糖化血红蛋白分析仪》医药行业标准。2013 年,原卫生部临床检验中心正式发表了《糖化血红蛋白实验室检测指南》,该指南规范了 HbA_{1c} 检测中干扰因素分析、方法的选择、方法的使用及测定结果质量监测等四方面的内容。参加国家临床检验中心组织的室间质量评价计划的实验室数量逐年增加,从 2000 年的 20 余家增至 2012 年的 800 余家。HbA_{1c} 检测的室间变异系数逐年下降,从最初的 20%~30% 降低至 2012 年的 4.6%~5.3%。HbA_{1c} 的标准化为其在我国糖尿病防治中的进一步临床应用奠定了良好的基础。

"十一五"期间,我国原卫生部临床检验中心建立了 HbA_{1c} 一级参考方法(IFCC HPLC - LC - MS/MS),研制出了三个水平的国家一级标准物质,并在全国范围内开展 HbA_{1c} 正确度验证。此外,2011 年上海地区糖化血红蛋白检测一致性计划成立。该计划分三个阶段。第一阶段:上海交通大学医学院附属瑞金医院、上海交通大学医学院附属第六人民医院、复旦大学附属中山医院三家医院获得 NGSP 认证的一级实验室作为参考实验室,进行性能验证及比对,建立全血稳定物质。第二阶段:以三级医院为主参加实验室的初步调查。第三阶段:扩大到一、二级医院,向 45 家临床实验室发放新鲜全血校准品和进行能力比对。上海市临床检验中心建立的国际临床化学与检验医学联合会(IFCC)糖化血红蛋白(HbA_{1c})一级参考实验室于 2012 年 7 月和 10 月分别通过了 2012 年度两次比对研究,即加利福尼亚研究 1 和加利福尼亚研究 2,

获得由 IFCC HbA$_{1c}$ Network 颁布的 2013 年年度证书。在 2012 年试行的基础上,本中心于 2013 年的室间质评中正式推出了 HbA$_{1c}$ 正确度验证计划,目前参加的实验室为 40 家。中心采用 IFCC HbA$_{1c}$ 一级参考方法为正确度样品赋值,不再采用统计学方法确定的靶值进行方法分组评价,这样可以使得不同医院使用不同设备、不同方法检测同一份样本的结果,与一个正确值进行比较,来评价其结果的准确性。

四、国内外人群的适用诊断标准

传统的血浆(清)葡萄糖测定存在一些无法解决的问题:首先是生物学变异大,个体内是 5.3%~8.3%,个体间则可以达到 12.5%;其次是需要特定的时间采血,空腹血糖需要空腹 8 小时以上,口服葡萄糖耐量试验更是耗时;还易受短期生活方式改变的影响。最棘手的问题是体外糖酵解,采血后离体血糖随着时间的推移葡萄糖浓度会下降,即使采用氟化钠作为糖酵解抑制剂,由于其作用机制是通过抑制参与糖酵解的酶的活性而达到抑制糖酵解的目的,因此,无法达到检测的准确性和多次检测的可重复性的要求。而 HbA$_{1c}$ 由于是葡萄糖与血红蛋白的稳定的结合产物,所以其具有以下优点:离体样本稳定,常温可稳定 24 小时;生物学变异小,在 2% 以内;无需空腹,可任意时间采血;相对而言不受短期生活方式改变的影响等。更为重要的是 HbA$_{1c}$ 测定有国际公认的参考体系,可以监测其测定结果的准确性。HbA$_{1c}$ 还有一个非常突出的特点,即与糖尿病血管并发症的相关性好于血浆(清)葡萄糖。所以,HbA$_{1c}$ 的测定能满足糖尿病防治工作的需求。自首次发现 HbA$_{1c}$ 至今已 50 多年,在此期间,经过反复探索、研究和实践,人们对 HbA$_{1c}$ 应用的认识越来越深入和全面。HbA$_{1c}$ 不仅是目前国际公认的糖尿病血糖控制与监测的金标准,而且大量循证医学证据表明其与糖尿病慢性并发症的发生发展密切相关。目前 HbA$_{1c}$ 的临床应用已逐渐拓展至糖尿病的筛查、诊断及预测等诸多领域。

(一)国外用于糖尿病诊断、预测的进程和变迁

早在 1997 年,美国糖尿病学会已经认识到采用 HbA$_{1c}$ 诊断糖尿病的可能性及优越性。然而,由于当时 HbA$_{1c}$ 检测尚缺乏统一及标准化的方法,因此未推荐将 HbA$_{1c}$ 用于糖尿病诊断。自 DCCT 的研究结果公布后,HbA$_{1c}$ 标准化项目检测方法在美国实验室广泛采用,目前普及率已达 99%。近年来,随着 HbA$_{1c}$ 检测国际标准化工作的开展,才将 HbA$_{1c}$ 作为糖尿病诊断方法提上议程。2009 年由 ADA、EASD、IDF 组成的国际专家委员会依据来自埃及、Pima 印第安人、美国国家健康和营养调查研究(National Health and Nutrition Examination Survey,NHANES)三项流行病学调查结果,提出 HbA$_{1c}$ 6.5% 可以识别进展性视网膜病变的风险,诊断糖尿病具有足够的敏感性和特异性,一致同意推荐其为糖尿病诊断切点,同时指出 6.1%≤HbA$_{1c}$<6.5% 的个体进展为糖尿病的风险较高,并就此发布了工作报告。国际专家委员会认为,任何诊断切点都具有一定的漏诊率和误诊率,但从卫生经济学角度出发,HbA$_{1c}$ 6.5% 在诊断的准确性和实施的成本效益之间形成良好的平衡作用。随后,2010 年,ADA 对国际专家委员会的建议给予了充分肯定,在其《2010 年糖尿病诊疗指南》及其同期发布的《糖尿病诊断和分类》中均正式确定将

HbA_{1c} 作为糖尿病的四种诊断方法中的一种,并将 $HbA_{1c} \geqslant 6.5\%$ 作为糖尿病的诊断界值,且注明诊断试验应在采用美国国家糖化血红蛋白标准化项目认证、并根据 DCCT 检测标准化方法的实验室进行。对试验结果临近诊断界值的患者,建议密切随访并在 3~6 个月重复该试验。同时,将 HbA_{1c} 5.7%~6.4% 作为糖调节异常的切点。2011 年,WHO 也正式推荐 HbA_{1c} 6.5% 作为糖尿病的诊断切点,同时国际专家委员会报告 HbA_{1c} 介于 6.1%~6.5%,进展为糖尿病的风险较高。

(二) HbA_{1c} 诊断切点的种族差异

目前 ADA 推荐的 HbA_{1c} 诊断切点是基于 HbA_{1c} 与非增殖性糖尿病视网膜病变的良好相关性,即在 $HbA_{1c} \geqslant 6.5\%$ 时中度非增殖性糖尿病视网膜病变患病率开始明显上升。然而,关于 HbA_{1c} 诊断糖尿病切点的确立至今仍存在争议。其主要原因为 HbA_{1c} 具有种族、性别及年龄的差异,至今在世界范围内尚无统一的诊断标准。首先,在非糖尿病个体中,血糖、年龄、性别、BMI 和饮食仅能解释 HbA_{1c} 变异性的 1/3。这就意味着在血糖水平正常的情况下,血糖并不是影响血红蛋白糖基化程度的主要因素。即使在无血液系统疾病的情况下,红细胞寿命的异质性仍足以使 HbA_{1c} 发生至少 1% 的改变。在儿童及青年的非糖尿病人群中,黑种人和墨西哥人的 HbA_{1c} 均值高于白种人,分布曲线整体右移。HbA_{1c} 的种族差异独立于血糖的情况还表现在无论是糖尿病前期、新诊断糖尿病还是长期治疗的 2 型糖尿病,黑色人种及其他种群的 HbA_{1c} 比白色人种高 0.4%~0.7%,且该差异与社会背景、经济地位、治疗状况等无关。

来自数项大型流行病学调查研究的循证医学证据也表明 $HbA_{1c} \geqslant 6.5\%$ 时糖尿病患者发生糖尿病视网膜病变等的慢性并发症的风险显著升高。DETECT - 2(Evaluation of Screening and Early Detection Strategies for Type 2 Diabetes and Impaired Glucose Tolerance) 研究对来自 5 个国家的 9 项研究进行了综合分析,得出 HbA_{1c} 6.4% 是判断糖尿病视网膜病变的切点。另有一项对 6 890 例美国成人的数据分析指出,采用 $HbA_{1c} \geqslant 6.5\%$ 作为诊断标准与空腹血糖 $\geqslant 7$ mmol/L 基本一致,联合检测 HbA_{1c} 及空腹血糖能够检出更多潜在的糖尿病患者。来自加拿大的多种族人群研究则发现 HbA_{1c} 6.1% 是识别糖尿病的合适切点。与 OGTT 比对,亚裔人群中 HbA_{1c} 切点的分歧则更为明显。Kumar 等认为 HbA_{1c} 6.5% 标准作为印度人群糖尿病诊断切点具备最佳特异性和阴性预测值;而 Mohanet 等认为以 $HbA_{1c} \geqslant 6.0\%$ 为切点识别印度新诊断糖尿病的准确率可高达 90.2%~95.5%。Tankova 等推荐 HbA_{1c} 6.1% 作为日本人群糖尿病的诊断切点。Lee 等报道的韩国人群诊断糖尿病的最佳切点为 6.1%。HbA_{1c} 切点值的确定与所选择的研究人群密切相关。可见,总体而言亚洲人群的 HbA_{1c} 切点值低于白色人种。

(三) HbA_{1c} 诊断切点与糖尿病筛查

与糖尿病诊断相比,筛查的目的是识别出糖尿病患者或高危人群,因此,与诊断方法相比,筛查方法注重的是高敏感性。由于行 OGTT 准备及操作较复杂、耗时、相对昂贵,且患者依从性较差,目前较多采用以 FPG 为筛查的方法,单纯 FPG 筛查会遗漏大量仅 2hPG 升高的患者,因而敏感性低。HbA_{1c} 操作简单易行,可重复检测,适于大型筛查工作。美国国民健康和营养调查 NHANES 研究显示，与 FPG 相比，单用 HbA$_{1c}$≥6.5% 漏诊约 1/3 的糖尿病患者。国内文献的 meta 分析结果亦示：以 HbA$_{1c}$≥6.5% 诊断中国成人糖尿病中的合并敏感性为 62%，合并特异性为 96%，漏诊率较高。若以 HbA$_{1c}$ 6.2%～6.3% 作为社区人群筛查糖尿病的切点，虽已优于 HbA$_{1c}$≥6.5% 的敏感性（38.7%～53.7%），但仍存在 30%～50% 的漏诊率。事实上，如以 OGTT 为糖尿病诊断标准，单用 FPG 或 HbA$_{1c}$ 筛查的敏感性均较低，分别为 72.5%～89.0% 和 66.9%～81.0%，而联合使用可显著提高筛查糖尿病的敏感性及特异性，即采用 FPG 或 HbA$_{1c}$ 的诊断切点可提高敏感性至 91.85%～96.5%。

2007 年，有学者对样本量达 4 935 人的分析显示，若以 FPG≥7.0 mmol/L 作为糖尿病诊断标准，以 HbA$_{1c}$ 5.8% 为筛查切点的敏感性和特异性可达 86% 和 92%。Saudek 等建议使用 HbA$_{1c}$ 人群平均值±2 个标准差（6.0%）作为糖尿病的筛查切点。国内学者以 OGTT 为金标准，证实单用 FPG 或 HbA$_{1c}$ 筛查的敏感性较低，而联合 FPG≥6.5 mmol/L 及 HbA$_{1c}$≥6.1% 筛查糖尿病的敏感性及特异性可达 96.5% 及 96.3%，联合 FPG≥5.6 mmol/L 及 HbA$_{1c}$≥5.6% 筛查糖耐量减低的敏感性及特异性可达 87.9% 及 82.4%。基于中国社区人群的研究显示，HbA$_{1c}$ 5.9% 筛查糖尿病的敏感性及特异性达到最佳平衡点，分别为 77.7% 及 78.2%。由此可见，2010 年 ADA 筛查糖尿病高危人群的标准——HbA$_{1c}$ 5.7%～6.4% 与 FPG 5.6～6.9 mmol/L 或 2hPG 7.8～11.0 mmol/L 有较大的实用价值。

（四）HbA$_{1c}$ 诊断切点与糖尿病预防

糖调节受损（impaired glucose regulation，IGR）个体作为糖尿病的高危人群，发生糖尿病的风险明显高于正常糖耐量（NGT）个体，筛查并干预高危人群是预防糖尿病最有效的措施。但用 HbA$_{1c}$ 诊断糖尿病前期更具有争议性，因为该切点的确定直接影响到糖尿病预防措施的实施起点及成本效益。首先，糖尿病并发症或合并症的人群横断面研究未显示 HbA$_{1c}$ 具有识别糖尿病前期的相对统一的切点。NHANES 显示 HbA$_{1c}$>5.5% 视网膜病变明显上升，DETECT－2 研究显示 HbA$_{1c}$<6.0% 时视网膜病变患病率呈持续低水平，ARIC（Atherosclerosis Risk in Communities）研究仅显示 HbA$_{1c}$ 5.7%～6.4% 发生视网膜病变的 OR 值显著高于 HbA$_{1c}$<5.7% 的个体，而发生慢性肾脏病变和终末期肾病的 HR 值不具有统计学意义。其次，IGR 包含 3 种不同的糖代谢异常亚组，单纯空腹血糖受损（impaired fasting glucose，IFG）、单纯糖耐量减退（impaired glucose regulation，IGT）和 IFG+IGT。而 HbA$_{1c}$ 与 FPG 和 2hPG 一致性差异较大，单凭 HbA$_{1c}$ 一个切点值很难如血糖一样细分糖尿病前期。最后，也是最重要的一点，就是采用的 HbA$_{1c}$ 切点是否具备最佳的糖尿病预测价值，若实施干预措施能否取得糖尿病预防的最大获益。

2009 年，国际专家委员会指出 HbA$_{1c}$ 6.0%～6.4% 的人群是发展为糖尿病的高危人群，建议及早进行干预。基于 NHANES 数据的 5 年糖尿病发病预测模型显示，基线 HbA$_{1c}$ 5.7%～6.4% 预示着未来糖尿病总数的 47%（包括新发糖尿病和已有糖尿病），HbA$_{1c}$ 5.5%～6.4% 则囊括未来糖尿病的 70%，但前者具有更高的成本效益比。由此，2010 年 ADA 报告中将 HbA$_{1c}$ 5.7%～6.4%，与空腹血糖受损和（或）糖耐量减退人群并列为糖尿病高危人群。国内横断面研究显示，HbA$_{1c}$ 识别糖尿病前期的最佳切点为 5.6%～6.1%，但特异性较低（66.7%～73.9%），缺乏前瞻性研究结果。

糖尿病前期诊断切点的选择直接影响到糖尿病防控政策的制定和实施。虽然 HbA_{1c} 5.7% 在健康效益和经济效益之间提供了一个相对平衡点,但相较于按照受试者工作特征曲线 (ROC)选择糖尿病前期所谓的"最佳切点",有学者更倾向于将它作为一个连续性的危险因素进行动态监测及分层干预,即针对不同水平的 HbA_{1c} 采取不同强度的干预方式,低至健康咨询,高至药物治疗。诚然,这种多层面糖尿病预防模式实施的前提是存在一个切实可行且高效的危险分层工具,而 HbA_{1c} 能否成为这样一个衡量标准有待更多的循证医学和卫生经济学依据来证实。

(五) 国内用于糖尿病诊断的进程

HbA_{1c} 作为糖尿病诊断方法,其切点的确定主要基于国外人群的数据,因此,该标准不一定完全适用于我国人群。2005—2011 年,国内亦开展了一系列 HbA_{1c} 筛查和诊断糖尿病最佳切点值的人群横断面研究,且几乎均采用了 HPLC 法检测 HbA_{1c},大部分采用 OGTT 作为糖尿病诊断"金标准"进行比对,分析 ROC 曲线截取理想切点。结果显示,在社区人群中,如以 HbA_{1c} 6.2% 为切点,特异性已达 91.4%~95.8%,敏感性波动在 55.0%~69.8%;如以 HbA_{1c} 6.3% 为切点,特异性更高(91.9%~97.8%),而敏感性偏低(46.9%~66.9%),这说明在社区人群中以 HbA_{1c} 6.2%~6.3% 作为诊断切点,不亚于以 $HbA_{1c} \geqslant 6.5\%$ 为切点的 ADA 标准的特异性(92.7%~99.1%),误诊率为 2%~8%,适合作为中国人糖尿病的诊断切点。上海交通大学医学院附属第六人民医院对近 5 000 例上海社区既往无糖尿病史人群的研究结果表明(图 2-9), HbA_{1c} 6.3% 诊断糖尿病的准确度与 FPG 7.0 mmol/L 相似($P = 0.183$);而在糖尿病高危人群中, HbA_{1c} 6.3% 诊断切点要明显优于 FPG 7.0 mmol/L 及 HbA_{1c} 6.5%($P = 0.003$)。中国有 60% 的糖尿病患者未得到及时诊断,糖尿病前期群体庞大,迫切需要提高糖尿病检出效率,以达到早诊断、早治疗的目的。

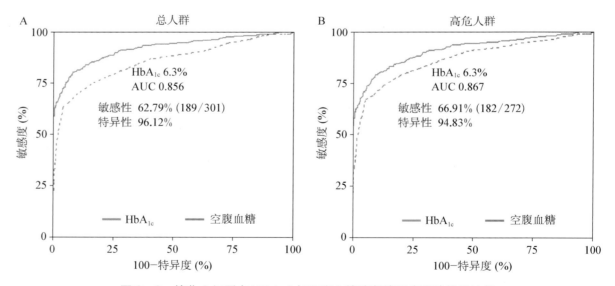

图 2-9 糖化血红蛋白(HbA_{1c})与空腹血糖诊断糖尿病准确性的比较

A. 总人群;B. 高危人群

糖尿病的主要危害来自长期高血糖所导致的慢性并发症或合并症。因此,糖尿病诊断切点的确定,无论是 FPG、2hPG 还是 HbA_{1c},目的均是为了能够最大限度地预测并发症或合并症的发病风险,从而及早干预,降低并发症或合并症的危害。在预测并发症或合并症发病风险的效力上,近年来国外研究显示 HbA_{1c} 不亚于甚至优于 FPG 和 2hPG。国内亦有大型流行病学相关研究显示,糖尿病视网膜病变患病率在 $HbA_{1c} \geq 6.3\%$ 时显著增加。

随着中华医学会糖尿病学分会主持的"2020 中国糖化血红蛋白一致性计划"的启动,《中国 2 型糖尿病防治指南(2020 版)》也正式将 $HbA_{1c} \geq 6.5\%$ 纳入糖尿病的诊断标准之一。HbA_{1c} 已从单一的血糖控制监测指标延伸至糖尿病的诊断、预测、筛查等各个方面,是集多种功能为一体的复合指标。HbA_{1c} 的标准化检测正在全球范围不断完善,关于不同国家和种族的 HbA_{1c} 诊断切点也得到了广泛的关注和论证。中国人群可能存在 HbA_{1c} 变异,因此,HbA_{1c} 诊断糖尿病切点也有可能有异于国外标准,尚需要大样本人群的流行病学研究为确定中国人 HbA_{1c} 诊断糖尿病的适宜切点提供更有力的循证医学证据。

参·考·文·献

[1] 王冬环,张传宝,陈文祥,等. 应重视糖化血红蛋白测定技术及量值溯源[J]. 中华检验医学杂志,2008,31:965-968.

[2] 中华医学会糖尿病学分会. 中国血糖监测临床应用指南(2011 年版)[J]. 中华糖尿病杂志,2011,3:13-21.

[3] American Diabetes Association. Standards of medical care in diabetes—2010[J]. Diabetes Care, 2010, 33(Suppl 1): S11-S61.

[4] Bao Y, Ma X, Li H, et al. Glycated haemoglobin A_{1c} for diagnosing diabetes in Chinese population: cross sectional epidemiological survey[J]. BMJ, 2010, 340: c2249.

[5] International Expert Committee. International Expert Committee report on the role of the A_{1c} assay in the diagnosis of diabetes[J]. Diabetes Care, 2009, 32(7): 1327-1334.

[6] International Federation of Clinical Chemistry and Laboratory Medicine(IFCC) IFCC Scientific Division, Nordin G, Dybkaer R. Recommendation for term and measurement unit for "HbA_{1c}"[J]. Clin Chem Lab Med, 2007, 45(8): 1081-1082.

[7] International Federation of Clinical Chemistry and Laboratory Medicine, IFCC Scientific Division1, Mosca A, et al. Global standardization of glycated hemoglobin measurement: the position of the IFCC Working Group[J]. Clin Chem Lab Med, 2007, 45(8): 1077-1080.

[8] Jeppsson JO, Kobold U, Barr J, et al. Approved IFCC reference method for the measurement of HbA_{1c} in human blood[J]. Clin Chem Lab Med, 2002, 40(1): 78-89.

[9] Lacher DA, Hughes JP, Carroll MD. Estimate of biological variation of laboratory analytes based on the third national health and nutrition examination survey[J]. Clin Chem, 2005, 51(2): 450-452.

[10] Miedema K. Towards worldwide standardisation of HbA_{1c} determination[J]. Diabetologia, 2004, 47(7): 1143-1148.

[11] Rahbar S. An abnormal hemoglobin in red cells of diabetics[J]. Clin Chim Acta, 1968, 22(2): 296-298.

[12] Ray KK, Seshasai SR, Wijesuriya S, et al. Effect of intensive control of glucose on cardiovascular outcomes and death in patients with diabetes mellitus: a meta-analysis of randomised controlled trials[J]. Lancet, 2009, 373(9677): 1765-1772.

[13] Sacks DB, Arnold M, Bakris GL, et al. Position statement executive summary: Guidelines and recommendations for laboratory analysis in the diagnosis and management of diabetes mellitus[J]. Diabetes Care, 2011, 34(6): 1419-1423.

[14] Shen Y, Pu LJ, Lu L, et al. Glycated albumin is superior to hemoglobin A_{1c} for evaluating the presence and severity of coronary artery disease in type 2 diabetic patients[J]. Cardiology, 2012, 123(2): 84-90.

[15] Stratton IM, Adler AI, Neil HA, et al. Association of glycaemia with macrovascular and microvascular complications of type 2 diabetes (UKPDS 35): prospective observational study[J]. BMJ, 2000, 321(7258): 405-412.

[16] The Diabetes Control and Complications Trial Research Group. The effect of intensive treatment of diabetes on the development and progression of long-term complications in insulin-dependent diabetes mellitus[J].

N Engl J Med, 1993, 329(14): 977 - 986.

[17] UK Prospective Diabetes Study (UKPDS) Group. Intensive blood-glucose control with sulphonylureas or insulin compared with conventional treatment and risk of complications in patients with type 2 diabetes (UKPDS 33)[J]. Lancet, 1998, 352(9131): 837 - 853.

[18] Weykamp C, John WG, Mosca A. A review of the challenge in measuring hemoglobin A_{1c}[J]. J Diabetes Sci Technol, 2009, 3(3): 439 - 445.

[19] World Health Organization. Use of glycated hemoglobin (HbA_{1c}) in the diagnosis of diabetes mellitus: abbreviated report of a WHO consultation[J]. Geneva, WHO, 2011: 1 - 25.

第三节 糖尿病控制评估指标：
糖化白蛋白

糖化白蛋白(glycated albumin，GA)是临床上常用的血糖监测指标之一，可反映测定前 2~3 周的平均血糖水平。GA 对短期内血糖变化比 HbA$_{1c}$ 敏感，是评价糖尿病患者短期糖代谢控制情况的良好指标，在临床应用中可作为 HbA$_{1c}$ 的补充指标。

一、历史背景

糖化血清蛋白(glycated serum protein，GSP)是血液中葡萄糖的羰基与血清蛋白(其中 70% 左右的血清蛋白为白蛋白)分子末端的自由氨基发生非酶促糖基化反应，形成不稳定的、可逆的醛亚胺，再经醛亚胺分子结构的重排反应从而形成的高分子酮胺物质。因其结构类似果糖胺(fructosamine，FA)，故将 GSP 测定又称为果糖胺测定。GSP 形成的量和血糖浓度有关，反映血清中总的糖化血清蛋白质(包括白蛋白与其他蛋白分子)，且易受血液中蛋白浓度、胆红素、乳糜及低分子物质等的影响。而 GA 检测是以 GSP 测定为基础的定量检测，其通过计算糖化血清白蛋白占血清白蛋白的百分比，进而得出 GA 水平。当蛋白水平发生变化时，如肝硬化、肾病综合征、异常蛋白血症及急性时相反应的患者，GSP 结果不可靠，而 GA 的检测不受蛋白变化的影响。因此，GA 的测定比 GSP 检测更为精确。由于白蛋白在血中浓度较为稳定，其半衰期为 17~19 天，且白蛋白与血糖的结合速度比血红蛋白快，因此，GA 对于短期内血糖变化比 HbA$_{1c}$ 敏感，通常认为 GA 测定可反映糖尿病患者近 2~3 周的平均血糖水平，目前 GA 已成为临床上应用较为广泛的血糖监测指标。

二、原理及意义

GA 是血清白蛋白的 N-末端与葡萄糖发生非酶促氧化反应的产物。在无酶条件下，还原糖的醛基和蛋白质、脂类及(或)核酸的氨基端通过亲核结合，先形成不稳定的席夫碱，席夫碱发生化学重排，形成较稳定的酮胺，此为糖基化反应的早期阶段。酮胺经脱氢、分子重排和氧化反应产生羧甲基赖氨酸和戊糖苷啶等不可逆性产物，即晚期糖基化终产物(advanced glycation end products，AGE)。这一反应称为 Maillard 反应，是糖基化反应的晚期阶段。糖基化反应在正常机体内缓慢进行，但在糖尿病持续高血糖情况下，这一反应显著加速，AGE 量显著增加。

GA 测定值具有以下优点：不受血清蛋白量的影响；不受氯化钠、肝素等抗凝剂、维生素 C

等非特异性还原物质、胆红素等物质的影响;不受饮食影响。因此,能迅速、灵敏、特异性地评价血糖控制水平及降糖药物的疗效。

三、果糖胺改良测定法

20 世纪 90 年代,上海交通大学医学院附属第六人民医院项坤三院士率先根据国内具体情况建立了血浆果糖胺改良测定方法,可反映既往 2 周至 2 个月间,尤其是 3~4 周的血糖水平,适用于了解近期、中期血糖波动,尤其在治疗中的血糖波动及孕妇血糖监测,并建立了果糖胺的正常值(2.07±0.51 mmol DMF/L)。

(一)试剂

(1) 0.1 mol/L 碳酸缓冲液(pH 10.35)。

(2) 4 mmol/L 硝基四氮唑蓝(NBT)。

(3) 4 mmol/L 1 -脱氧吗啡啉果糖(DMF)溶于正常人混合血浆。

(4) 正常人混合血浆。

(二)手工操作(表 2-7)

表 2-7 手工操作

	测 定 管*	标 准 管	质 控 管
缓冲液	1 125 μL	1 125 μL	1 125 μL
样品血浆	90 μL	—	—
DMF 标准	—	90 μL	—
质控血浆	—	—	90 μL
混合,37℃水浴预温 10 分钟			
NBT 显色剂**	75 μL	75 μL	75 μL
混合,37℃水浴预温 15 分钟			
8% 乙酸	100 μL	100 μL	100 μL
混合,530 nm,生理盐水调零测光密度			
血浆果糖胺(mmol DMF/L)= 样品管光密度值×4/标准管光密度值			

注:DMF,1 -脱氧吗啡啉果糖;NBT,硝基四氮唑蓝。

* 取静脉血,肝素抗凝。

** 在加入各管前预先在 37℃,预温 15 分钟。

（三）生化自动分析仪操作主程序（表 2-8）

表 2-8　生化自动分析仪操作主程序

机器型号：EncoreⅡ,美国 Baker 公司	
样品用量 （待测血浆、DMF、质控血浆）	18 μL
稀释量（蒸馏水）	42 μL
第一试剂（碳酸缓冲液）	240 μL
第二试剂（NBT）	20 μL
记录时间	600 秒
记录间隔	10 秒
反应时间	900 秒
反应温度	37℃
测定波长	520 nm

注：DMF,1-脱氧吗啡啉果糖；NBT,硝基四氮唑蓝。

该血浆果糖胺改良测定的优点为：

（1）测定方法简易、省时、精确且不需特殊设备，可广泛适用于基层医疗单位。此外，此法亦适用于自动化仪器分析。

（2）果糖胺日内变异小，不受饮食、运动、应激及糖尿病药物的影响，故可在一天内任何时间取血，对患者较方便。

（3）果糖胺反映较近期血糖变动情况，所以对糖尿病治疗初期等血糖水平变动较大的情况及妊娠糖尿病者尤为适宜，因此可及时调整治疗方案。

（4）试剂稳定，重复性好，精度达到临床要求。

（5）节约，全部试剂均可使用国产试剂。

（6）测定样品用量少，每份样品仅需 90 μL 血浆。

（7）样品稳定，容易保存。

该果糖胺改良测定法既适用于临床研究，也适宜于基层医疗单位临床常规应用，是当时糖尿病患者血糖监测的重要指标。但果糖胺测定易受溶血、脂血及黄疸等因素影响，因其存在准确性、精确性及特异性不够高等缺陷，近年来已逐渐被 GA 所取代，然而目前一些基层单位仍沿用该果糖胺改良测定方法，作为评估糖尿病患者近、中期血糖控制状况的手段。

而 GA 作为新的血糖监测方法，至今尚未实施标准化的检测方法和质控，且其与糖尿病慢性并发症发生、发展相关性的大样本、前瞻性、多中心研究刚刚起步，特别是目前尚缺乏可供临床参考的公认的正常值。有关 GA 自然人群调查和前瞻性的随访研究难以获得，因此通过对正常人 GA 结果的分析以建立正常参考值是现今可行的途径。

四、GA 检测方法及质控

最早的 GA 测定方法为日本学者研发的高压液相离子交换(HPLC)法,HPLC 法测定 GA 可准确检测患者短期内血糖控制的总体水平,但当时由于其代价高昂、处理样本量小,不适宜临床常规开展而未得到广泛应用。目前国内实验室测定 GSP 方法甚多,如葡萄糖苯胺分光光度法、层析法等,甚至也有的用硝基四氮唑蓝(NBT)法检测血清果糖胺的浓度,但因其影响因素比较多、线性较窄、试剂有效期短等不足,临床上急需一种更好的方法替代 NBT 法。

固体酶法 GA 测定技术最早是由美国 Genzyme 公司推出的一种特异性较高的 GA 测定方法,不仅大大简化了测定过程,同时提高了检测效率,降低了运作成本。但在临床应用中发现,对于输注高能量氨基酸的患者,测定结果异常升高,随后研究发现,输注液含有大量的糖化氨基酸,使得显色反应异常加大,检测结果升高。近年,由日本开发研制的应用液态试剂的酶法检测 GA(Lucica GA - L)是一种简单、快速、灵敏、准确定量的检测方法,是在固体酶法测定 GA 的基础上开发出液态试剂,减少了溶解处理,提高了操作性及稳定性,并加用糖化氨基酸以去除内源性糖化氨基酸对检测结果的影响,利用对氧化性白蛋白特异性更高的溴甲酚紫替代原来的溴甲酚绿,减少了球蛋白对测定结果的影响。

采用 GA 占血清白蛋白的百分比表示 GA 水平,从而去除了血清白蛋白水平对检测结果的影响,因此结果更为准确、更适用于低蛋白血症患者。GA - L 检测具有良好的稀释直线性、日内重复性和日间稳定性,并与 HPLC 检测法有良好的一致性。国内的研究亦显示,GA 的检测不受血清谷丙转氨酶、谷草转氨酶、尿素氮、肌酐及血脂水平的影响。GA - L 测定法简便、快捷、准确可靠、血清和血浆均可测定,且所需样本量小,可在通用的自动分析仪上与其他检测项目进行同时测定。2005 年,Yamaguchi 等报道了一种应用干性化学试剂的酶法测定 GA 的检测系统,该检测仪需血标本量小,可在 5 分钟之内测定 GA 数值,与 GA - L 比较,其检测精确性显示了良好的直线相关性。酶法糖化白蛋白测定试剂盒于 2009 年通过国家食品药品监督管理局批准,适用于自动生化分析仪,操作快速简便,更适用于临床,但是其方法的准确性及结果的一致性尚有待验证(表 2 - 9)。

表 2 - 9 各种 GA 测定方法的特点

时 间	首 次 报 道	检 测 方 法	特 点
20 世纪 80 年代	日本	高 压 液 相 离 子 交 换 (HPLC)法	处理样本量小,代价高昂,不适宜临床常规开展
2002 年	美国	固体酶法	特异性高,对于输注高能量氨基酸的患者,测定结果会异常升高
2004 年	日本	液态酶法	具有良好的稀释直线性、日内重复性和日间稳定性,并与 HPLC 检测法有良好的一致性
2005 年	日本	干性酶法	需血样本量小,测定时间短,与液态酶法有较好的相关性

　　GA 的检测方法目前依然存在争议。由于尚无标准参考方法和参考物质,GA 检测方法的质量评价没有统一标准且缺乏标准化的试验方法,导致各实验室之间的测定结果难以进行比较。所以目前建立的 GA 切点在实际应用中存在一定的局限性,也缺乏循证医学的证据提示糖尿病患者 GA 的理想控制目标。相信随着 GA 的应用发展,对 GA 临床重要性的认识将更加深入。若 GA 检测结果一致性的问题得到解决,GA 将在临床工作中发挥重要作用。

五、GA 测定的影响因素

(一)影响白蛋白更新速度的因素

　　由于白蛋白半衰期与 GA 水平有关,因此,血清白蛋白的更新速度可影响 GA 水平。血清白蛋白更新速度加快的个体,如肾病综合征、甲状腺功能亢进及应用糖皮质激素等,均可使 GA 水平降低。而血清白蛋白更新速度降低的个体,如甲状腺功能减退及肝硬化的患者,其 GA 水平升高。因此,对于血清白蛋白代谢异常疾病的患者,应用 GA 评估其血糖控制水平时应慎重。

　　1. 肝脏疾病

　　肝脏在蛋白质代谢中起重要作用,血浆内蛋白质几乎全部由肝脏产生。肝脏同时是调控血糖水平的重要器官,慢性肝病患者常会发生糖代谢异常。随着肝硬化病情进展,肝脏白蛋白的更新速率下降,从而使 GA 水平升高。

　　2. 肾脏疾病

　　在肾病综合征时,大量白蛋白经尿排出,导致低白蛋白血症,此时 GA 水平偏低,且这种变化不受血糖水平的影响。此外,GA 水平与血肌酐水平呈显著正相关。由于 GA 可选择性地通过肾小球滤过,并部分被肾小管重吸收,因此 GA 水平也受肾小球滤过功能的影响,临床应用中需加以考虑。

　　3. 甲状腺疾病

　　甲状腺功能可影响 GA 水平。GA 与血清促甲状腺激素水平呈显著正相关,与游离 T_3、游离 T_4 呈显著负相关。甲状腺功能亢进症患者的高甲状腺激素水平使白蛋白的分解率超过合成率,血清白蛋白水平降低;同时降低了白蛋白的糖基化作用时间,进一步导致 GA 水平下降。相反,甲状腺功能减退症患者 GA 水平升高。因此,使用 GA 对糖尿病伴甲状腺功能异常的患者进行血糖监测时,还应重视甲状腺激素对 GA 的影响。

　　4. 糖皮质激素

　　糖皮质激素会影响 GA 水平。糖皮质激素可加快白蛋白分解速率,导致 GA 水平下降。细胞膜表面 Fc 受体亚型——新生儿 Fc 受体(neonatal Fc receptor,FcRn)在白蛋白分解代谢中起重要作用,研究表明仅游离的白蛋白才能被溶酶体分解,而在酸性条件下,白蛋白与细胞膜表面的 FcRn 结合形成复合体,从而避免被溶酶体分解。糖皮质激素可抑制 FcRn mRNA 表达,从而减少 FcRn 的产生,促进白蛋白分解代谢,缩短了白蛋白的半衰期。此外,对库欣综合征患者的研究结果亦表明其 GA 测定值显著低于据实际血糖水平预估的 GA 值。因此,GA 作为血糖监测指标时要注意相关疾病和糖皮质激素类药物的影响。

（二）年龄与肥胖

GA 与年龄呈显著正相关，随着年龄的增长，相同血糖水平下 GA 值升高，其可能与白蛋白代谢减慢，血中的葡萄糖与白蛋白结合的时间变长有关。研究显示，GA 不仅与 BMI 呈负相关，还与脂肪含量和腹部脂肪面积呈显著负相关。肥胖个体存在慢性炎性反应，炎性反应可减缓白蛋白合成率，并加快其分解代谢率，使白蛋白更新速度加快。此外，肥胖个体血清白蛋白水平较低，因此血糖水平相同的肥胖者较非肥胖者 GA 水平低。上海交通大学医学院附属第六人民医院通过磁共振技术及生物电阻抗技术对 2 000 余例上海社区的正常糖耐量人群的 GA 与体脂含量及体脂分布的关系进行研究，发现除 BMI 外，身体脂肪含量和腹内脂肪与 GA 水平也呈独立负相关，此外，肥胖与 GA 水平的负相关关系可能主要是脂肪块和腹内脂肪在起作用（图 2-10）。因此，临床应用 GA 监测血糖时，需注意在体脂含量增多或中心型肥胖的人群中，GA 可能低估其实际血糖水平。

（三）吸烟

吸烟与糖尿病的关系一直被人们关注。既往研究显示，吸烟是独立于血糖水平影响血清 GA 的因素，吸烟者 GA 水平较低。一方面吸烟可升高血糖，从而使 GA 水平升高；更主要的是吸烟可导致慢性炎性反应，血糖进一步恶化并诱导白蛋白代谢加速，从而使 GA 水平降低。

六、GA 正常参考范围

2006 年日本糖尿病学会提出日本人群 GA 参考值范围为 12.3%~16.9%。2011 年日本学者对 KOPS 研究（Kyushu and Okinawa Population Study）中的 574 名健康妊娠妇女的分析结果显示，GA 正常参考值为 11.5%~15.7%。近年，国内各地亦开展了 GA 正常参考值的研究。上海交通大学医学院附属新华医院采用 Lucica GA-L 法测定了 56 名健康志愿者的 GA 水平，确定成人 GA 的正常参考值范围为（14.35%±2.00%）。此外，对北京地区 576 例正常糖耐量者的分析结果显示 Lucica GA-L 法测定的 GA 正常参考值为 11.9%~16.9%。上海交通大学医学院附属第六人民医院开展了全国 10 个中心的协作研究，采用液态酶法测定了 380 例正常体重、正常糖调节者的 GA 水平，推荐 10.8%~17.1% 作为中国人 GA 的正常参考值。2017 年，上海交通大学医学院附属第六人民医院测定了初次发现 FPG≥7.0 mmol/L 的无典型糖尿病症状人群的 GA 水平，结果提示在中国人群中 GA≥17.1% 是识别糖尿病的最佳切点，且对于首次发现 FPG≥7.0 mmol/L 的无典型糖尿病症状人群，复查时在检测 FPG 和 HbA_{1c} 的同时，加测 GA 有助于降低 33.75% 的糖尿病漏诊率。

此外，上海交通大学医学院附属第六人民医院对 2 532 名行口服葡萄糖耐量试验（OGTT）的受试者研究发现，HbA_{1c} 每增加 1%，GA 相应增加约 2.87%。HbA_{1c} 为 6.5% 时，GA 对应值为 18.5%；HbA_{1c} 为 7.0% 时，GA 对应值为 20.0%。以 GA≤18.5% 来预测 HbA_{1c}≤6.5%，其敏感性及特异性分别为 82.32% 和 72.49%。对 939 例 2 型糖尿病患者的亚组分析显示，GA = 3.636+2.452×HbA_{1c}。HbA_{1c} 为 6.5% 时，GA 对应值为 19.6%；HbA_{1c} 为 7.0% 时，GA 对应值为

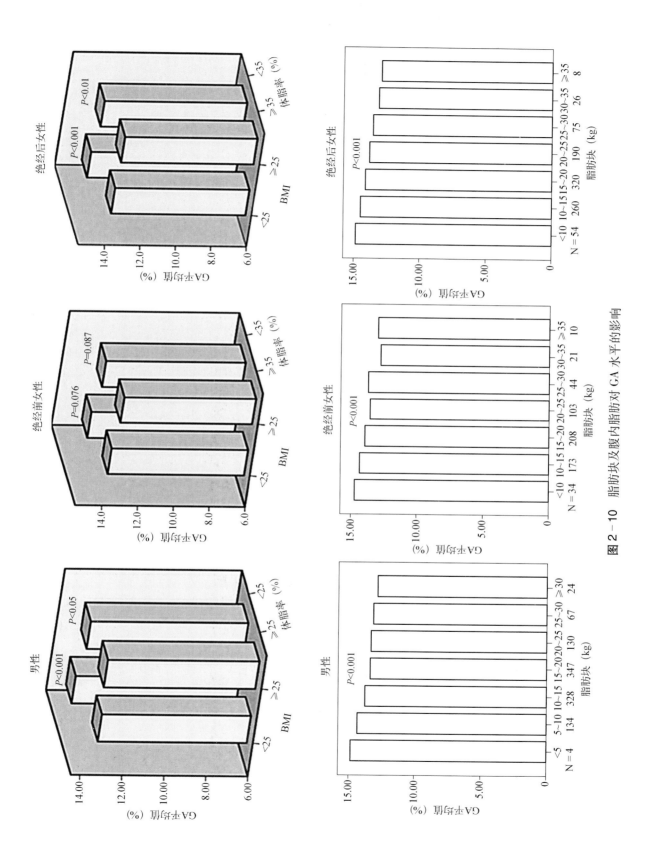

图 2 - 10 脂肪块及腹内脂肪对 GA 水平的影响

20.8%。2 型糖尿病患者中,GA 值约是 HbA$_{1c}$ 的 3 倍。而另一项纳入我国 11 家医院内分泌代谢科共 953 例正常糖调节、糖调节受损、新诊断 2 型糖尿病受试者的研究,通过对总人群的分析显示,GA 与 HbA$_{1c}$ 之间的线性回归方程为 GA = 2.843×HbA$_{1c}$ - 0.203。即 HbA$_{1c}$ 每升高 1%,GA 相应升高 2.84%。HbA$_{1c}$ = 6.5% 时,对应的 GA 值为 18.3%;HbA$_{1c}$ = 7.0% 时,对应的 GA 为 19.7%(表 2 - 10)。

表 2 - 10　GA 与 HbA$_{1c}$ 的对应关系(95%CI)

HbA$_{1c}$(%)	GA(%)
5.0	14.0(12.6~15.4)
6.0	16.9(15.3~18.4)
6.5	18.3(16.7~19.9)
7.0	19.7(18.0~21.4)
8.0	22.5(20.8~24.3)
9.0	25.4(23.5~27.3)
10.0	28.2(26.2~30.2)
11.0	31.1(28.9~33.2)
12.0	33.9(31.7~36.2)

注:GA,糖化白蛋白;HbA$_{1c}$,糖化血红蛋白。

七、临床应用

(一)评价短期糖代谢控制情况

因白蛋白在体内的半衰期较短,且白蛋白与血糖的结合速度比血红蛋白快,所以 GA 对短期内血糖变化比 HbA$_{1c}$ 敏感,通常认为 GA 测定可反映患者近 2~3 周内的平均血糖水平,是评价患者短期糖代谢控制情况的良好指标。GA 与 HbA$_{1c}$ 联合测定有助于判断高血糖的持续时间,可作为既往是否患有糖尿病的辅助检测方法,从而客观评估糖代谢紊乱发生的时间及严重程度以指导诊治。国内一组研究资料显示,GA 与 OGTT 各点血糖及 HbA$_{1c}$ 均有较好的相关性;GA 水平在正常糖调节、糖调节受损、新诊断糖尿病三组人群间呈递增趋势,但正常糖调节、糖调节受损两组人群的 HbA$_{1c}$ 水平的差异无统计学意义,提示在测定血糖的同时测定 GA 可能更有助于客观、准确、可靠地评估糖代谢状态。

(二)临床诊断指导、辅助鉴别应激性高血糖

急性应激如外伤、感染及急性心脑血管事件等疾病发生时,非糖尿病个体在此时出现的高血糖,难以与糖尿病鉴别。GA 检测可鉴别糖代谢紊乱是糖尿病合并应激还是单纯应激状态,这对于临床医生判断病情、指导治疗及监测病情有重要的临床意义。上海交通大学医学院附

属第六人民医院的研究发现,隐匿性高血糖患病率随着 GA 水平的升高而升高(图 2-11),应用 ROC 曲线判定 GA 鉴别隐匿性糖尿病和应激性高血糖的切点为 17.5%,敏感度为 73.2%,特异度为 99.12%(图 2-12)。

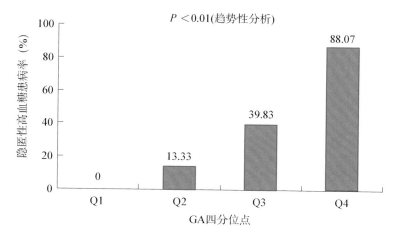

图 2-11　GA 水平与隐匿性高血糖的患病率

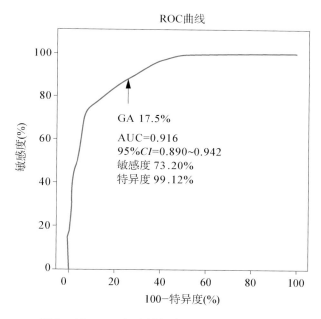

图 2-12　GA 水平判断隐匿性高血糖的切点

（三）评估餐后高血糖及血糖波动情况

流行病学证据表明,与空腹高血糖相比,餐后高血糖及血糖波动是糖尿病心血管并发症的危险因素。GA 比 HbA_{1c} 更能反映餐后血糖和血糖波动,其可能原因包括:血糖控制较差的糖尿病患者的红细胞寿命缩短,红细胞谷氨酸介导的葡萄糖摄取延迟导致 HbA_{1c} 上升幅度相对较低、白蛋白和血红蛋白糖化速率不同等。既往研究对胃切除术后患者行 OGTT 检查,结果显示服糖后 30~60 分钟血糖快速升高,而 GA 的升高幅度高于 HbA_{1c},说明 GA 能更好地反映餐后高血糖。对成年糖尿病患者的研究也表明,高 GA/HbA_{1c}、低空腹 C 肽/空腹血糖指数的联合应用更能反映血糖波动大,同时监测 GA、HbA_{1c}、空腹血糖和 C 肽水平可以帮助识别需密切监测血糖波动与低血糖的患者。上海交通大学医学院附属第六人民医院对 300 余例新诊断 2 型糖尿病患者的研究结果表明,GA 及 HbA_{1c} 均与基础胰岛素敏感性及胰岛 β 细胞分泌功能有关。

(四)评价降糖疗效,指导治疗

GA 对血糖变化的反应较 HbA_{1c} 灵敏。因此,对于糖尿病患者治疗方案调整后疗效的评价,比如对于短期住院治疗、新诊断糖尿病、应激状态血糖波动变化较大的糖尿病患者,GA 可能比 HbA_{1c} 更具有临床参考价值。有研究表明,给予 8 例血糖控制不佳的 2 型糖尿病患者胰岛素加强疗法进行初始治疗,治疗 2 周后,HbA_{1c} 及 GA 的平均变化率分别为 0.9% 及 10.6%。GA 的变化率为 HbA_{1c} 的 10 倍之多,提示 GA 可在血糖变化最显著时反映平均血糖水平,尤其适用于血糖波动较大的初诊患者的降糖疗效观察。GA 可作为指导糖尿病治疗方案及时调整的辅助指标,如糖尿病患者经治疗后 HbA_{1c} 仍高,而 GA 较前下降,则提示短期降糖效果明显,有助于尽早明确下一步治疗。

对于住院治疗的患者,临床医生调整治疗方案后需评价降糖疗效,因血糖变化持续较长时间才能影响 HbA_{1c},所以 HbA_{1c} 不适合用来评估住院期间(7~14 天)的降糖疗效;而 GA 对短期内血糖变化敏感,因此 GA 更适合作为评价糖尿病患者住院期间降糖疗效的重要指标。研究显示,短期住院患者 GA 与平均血糖下降幅度有良好的相关性,因此,GA 在住院糖尿病患者的血糖评估和指导治疗方面有重要的临床应用价值。

对于无症状性或夜间低血糖发生的患者,尤其是反应较迟钝的老年患者,结合快速血糖数值,GA 检测可有助于推测近期是否频发低血糖;如患者空腹血糖或日间某时段血糖数值明显增高,而 GA 值增高并不明显或与快速血糖数值增高程度不符,则可推测患者近期可能有低血糖发生或血糖波动较大而致平均血糖水平偏低。因此,治疗时应注意不要盲目增加降糖药物用量,避免加重低血糖症状。

对于特殊人群如孕妇的降糖疗效评估,GA 亦具有独特优势。妊娠期由于胎盘产生的激素,如胎盘生乳素、皮质激素及雌孕激素等有拮抗胰岛素作用,可出现妊娠期血糖升高,且妊娠不同时期的血糖变化趋势不同,GA 测定可了解孕妇不同孕期血糖控制水平,从而有助于指导临床医生及时调整治疗方案。此外,对于血红蛋白异常、肝功能异常或肾病终末期的糖尿病患者,采用 GA 监测疗效亦具有更好的价值。

(五)GA 与糖尿病并发症

GA 除了作为一个评价短期血糖控制的指标以外,近年国内外对于其作为糖尿病微血管并发症的直接有害病理因素给予了强烈关注。糖尿病慢性并发症的程度和进展速度与高血糖的时间和水平密切相关,持续高血糖状态可加速蛋白发生非酶糖基化反应。晚期糖基化终产物是导致糖尿病微血管病变的关键因素之一,而近年来,越来越多的研究开始关注早期糖基化产物如 Amadori-糖化白蛋白(amadori-glycated albumin,AGA)致糖尿病血管病变的重要病理机制。GA 与血糖浓度和高血糖持续时间呈正相关,作为主要的早期糖基化蛋白,GA 可通过多方面的病理作用导致糖尿病并发症的发生。

1. GA 与动脉粥样硬化

动脉粥样硬化是长期慢性炎症性过程,它并非在糖尿病确诊后才启动,在血糖升高但仍未达到糖尿病诊断标准时就已开始,随着血糖的增高而进展加速。既往研究表明,作为糖尿病患者体内主要的早期糖基化产物,GA 可通过破坏内皮细胞功能,导致血管壁的氧化应激和炎症反应、刺激平滑肌细胞增殖和迁移等病理过程,加快动脉粥样硬化和糖尿病血管并发症的发生与发展。因此,GA 在糖尿病动脉粥样硬化病理生理机制中起到重要作用。

多项人群研究证实,GA 与冠状动脉粥样硬化性心脏病及颈动脉内膜中层厚度(carotid intima-media thickness, C - IMT)增厚有关。上海交通大学医学院附属瑞金医院对接受冠状动脉造影检测的 2 型糖尿病患者的研究显示,GA≥19% 是 2 型糖尿病患者冠心病发生的独立危险因素,GA≥21% 可提示冠状动脉三支病变。提示 GA 不仅是糖代谢的可靠指标,而且在糖尿病致动脉粥样硬化进程中起重要作用。上海交通大学医学院附属第六人民医院对 640 例既往无心血管疾病史及颈动脉斑块的糖调节受损者进行研究,以颈动脉超声测定 C - IMT 作为亚临床动脉粥样硬化的指标。结果表明 HbA$_{1c}$ 及 GA 水平均可反映亚临床动脉粥样硬化的风险(图 2 - 13)。但是两者相比,HbA$_{1c}$ 对 C - IMT 增厚的识别价值优于 GA。另一项对 272 例行冠状动脉造影患者的研究显示,无论血糖是否升高,GA 与冠心病及其病变程度均独立相关,且其对冠心病的识别价值优于 HbA$_{1c}$。

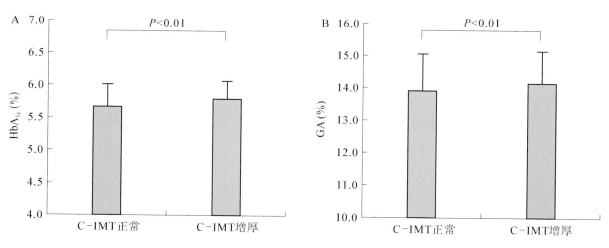

图 2 - 13　C - IMT 水平与 HbA$_{1c}$(A)及 GA(B)水平的比较

C - IMT,颈动脉内膜中层厚度;HbA$_{1c}$,糖化血红蛋白;GA,糖化白蛋白

2. GA 与糖尿病视网膜病变

GA 可直接对视神经造成损害,也可通过炎性反应介质诱导小神经胶质细胞高表达巨噬细胞集落刺激因子受体,引起视网膜的炎性反应。此外,GA 还可通过血管内皮细胞的吞噬作用沉积于血管壁,激发血管炎性病变的发生,从而促进糖尿病视网膜病变的发生及发展。因此,GA 测定可有效地对 2 型糖尿病合并视网膜病变进行预测及筛查。

3. GA 与糖尿病肾脏病变

氧化应激在糖尿病肾病发生中起重要作用。持续高水平的 GA 是引起糖尿病肾病的重要因素之一。GA 可促进肾小球系膜细胞和上皮细胞内氧化产物产生。既往研究发现,GA 可刺激肾小球系膜细胞和内皮细胞高表达转化生长因子原 β1、细胞外基质蛋白、蛋白激酶 C - β 及细胞外信号调节激酶,提示 GA 与糖尿病肾病的发生、发展有关。此外,GA 可活化系膜细胞蛋白激酶 C,促进 GA 介导的 NADPH 氧化酶活化,最终导致肾脏纤维化,加速糖尿病肾病的发生及发展。

(六)GA 变异度与长期血糖波动

与 HbA_{1c} 类似,GA 用于血糖评估的缺陷之一是无法精确反映血糖波动的特征,但可计算多次 HbA_{1c} 或 GA 的变异度指标(标准差和变异系数等)来量化长期血糖波动水平。目前的研究发现,GA 变异度指标显著高于同一患者的 HbA_{1c} 变异度指标,提示 GA 变异度或可提供更多的长期血糖波动信息。目前关于 GA 变异度和糖尿病并发症相关性的研究尚少,现有的证据表明,GA 变异度与 2 型糖尿病肾病、心脏自主神经病变及下肢动脉粥样硬化性疾病均密切相关。GA 变异度尚未广泛应用于临床血糖评估,需要更多循证医学证据支持。

八、国内外人群的适用 GA 诊断标准

FPG 和 OGTT 反映体内即刻的糖代谢状态。然而,血糖易受饮食和运动的干扰,尤其是个体日间变异程度较大,在一定程度上影响其诊断效能。此外,血样本离体后的糖酵解会影响血糖检测结果。有研究发现,单独使用 FPG 诊断糖尿病,其漏诊率高达 31% ~ 69%。而 OGTT 操作相对不便,耗时较长。血红蛋白半衰期较长、更新速度低于白蛋白,因此,GA 可作为反映血糖近期变化情况的良好指标,在近期血糖监测、指导临床诊断、评价降糖疗效及评估糖尿病血管并发症等方面均有重要的临床价值。目前国内外尚无统一的 GA 诊断标准,但临床上可应用 GA 作为糖尿病诊断标准的补充。随着对 GA 认识的深入,其应用已逐渐拓展至筛查糖尿病、辅助诊断特殊类型糖尿病等领域。

(一)诊断糖尿病

日本的一项对 1 575 例既往无糖尿病史的社区人群研究显示,GA 诊断糖尿病 ROC 曲线的最佳切点为 15.5%,其敏感性和特异性均为 83.3%,GA 15.5% 对应于空腹血糖 6.0 mmol/L,提示 GA 可作为目前糖尿病诊断标准的补充,并推荐 GA ≥15.5% 作为预测普通人群早期糖尿病的理想指标。国内对 509 例糖尿病高危人群的分析显示,HbA_{1c} 诊断糖尿病 ROC 曲线的最佳切点为 6.75%,灵敏度和特异度分别为 75.5% 和 93.2%;GA 诊断糖尿病 ROC 曲线的最佳切点为 17.45%,灵敏度和特异度分别为 70.1% 和 91.6%。当 HbA_{1c} ≥6.75% 时诊断的准确性为 94.9%,而 GA≥17.45% 时诊断的准确性为 93.3%,提示 HbA_{1c}≥6.75% 和 GA≥17.45% 可作为诊断糖尿病的一种参考方法。

（二）筛查糖尿病

近年来已将 HbA_{1c} 引入到了糖尿病的筛查和诊断领域,然而目前关于 GA 对筛查和诊断糖尿病的价值尚需进一步研究。上海交通大学医学院附属第六人民医院对 1 971 例医院背景的糖尿病高危人群的研究提示,与 HbA_{1c} 相似,GA 同样适合于糖尿病的筛查,GA≥17.1% 可以筛查出大部分未经诊断的糖尿病患者。同时联合检测空腹血糖和 GA 可使糖尿病筛查率提高 6.7%,其筛查切点分别为 6.1 mmol/L 和 17.1%(图 2-14)。GA 异常是提示糖尿病高危人群需行 OGTT 检查的重要指征,尤其对于空腹血糖正常者意义更为明显。随后对 1 480 例受试者联合检测 GA 和 HbA_{1c},结果提示两者联合检测能进一步提高糖尿病筛查率,当 GA≥17.1% 或 HbA_{1c}≥6.1% 时应进一步行 OGTT 以明确有无糖尿病。此外,对 2 058 例骨折创伤人群的研究则提示,应用 GA 鉴别隐匿性糖尿病和应激性高血糖的切点为 17.5%。当然,GA 能否作为糖尿病筛查指标仍需进一步的前瞻性流行病学研究。

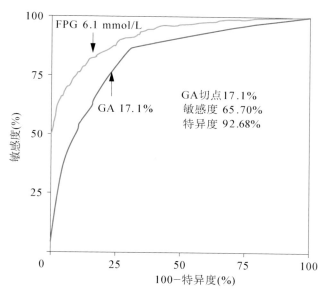

图 2-14　GA 及 FPG 诊断糖尿病的切点
GA,糖化白蛋白;FPG,空腹血糖

（三）特殊类型糖尿病的辅助诊断

在暴发性 1 型糖尿病中,胰岛 β 细胞被迅速破坏,导致短期内血糖升高和酮症酸中毒,而 HbA_{1c} 仍正常或轻度升高。有研究表明,以 GA/HbA_{1c}≥3.2 为界值,从新发的糖尿病人群中划分出暴发性 1 型糖尿病患者的敏感度和特异度分别为 97% 和 98%,因此认为,高 GA/HbA_{1c} 对诊断暴发性 1 型糖尿病有意义。此外,有研究表明,GA 对肝源性糖尿病的诊断灵敏性高、特异性低,而空腹血糖和 HbA_{1c} 对此诊断特异性高、敏感性低,所以三者联合更有助于肝源性糖尿病的诊断。

尽管目前国内关于 GA 的临床应用研究已经起步,但是缺乏一定数量的大规模、多中心、随机化的临床研究,尚未得到 GA 筛查和诊断糖尿病的公认切点及适宜的范围,多使用厂商推荐的参考范围进行临床判断,在一定程度上影响了其在临床的广泛应用。《中国血糖监测临床应用指南》已将 GA 列为血糖监测的有效方法之一。GA 不仅是评价短期血糖控制的良好指标,也是糖尿病诊疗过程中重要的实验室监测指标。GA 将更广泛地应用于临床,与各项血糖监测指标互为补充,用于评价糖尿病短期血糖控制及降糖药物疗效等。由于 GA 在临床上的应用时间较短,仍需要进一步开展有关 GA 与糖尿病及其慢性并发症的大规模临床研究,为 GA 的合理应用提供循证医学证据。

参·考·文·献

［ 1 ］周健,李红,杨文英,等. 糖化血清白蛋白正常参考值的多中心临床研究[J]. 中华内科杂志,2009,48(6):469－472.

［ 2 ］Furusyo N, Koga T, Ai M, et al. Utility of glycated albumin for the diagnosis of diabetes mellitus in a Japanese population study: results from the Kyushu and Okinawa Population Study (KOPS)[J]. Diabetologia, 2011, 54(12): 3028－3036.

［ 3 ］He X, Ying L, Ma X, et al. An additional measurement of glycated albumin can help prevent missed diagnosis of diabetes in Chinese population[J]. Clin Chim Acta, 2017, 475: 188－192.

［ 4 ］Ma X, Hao Y, Hu X, et al. 1, 5-anhydroglucitol is associated with early-phase insulin secretion in Chinese patients with newly diagnosed type 2 diabetes mellitus [J]. Diabetes Technol Ther, 2015, 17(5): 320－326.

［ 5 ］Ma X, Pan J, Bao Y, et al. Combined assessment of glycated albumin and fasting plasma glucose improves the detection of diabetes in Chinese subjects[J]. Clin Exp Pharmacol Physiol, 2010, 37(10): 974－979.

［ 6 ］Mo Y, Ma X, Li H, et al. Relationship between glycated albumin and glycated hemoglobin according to glucose tolerance status: a multicenter study [J]. Diabetes Res Clin Pract, 2016, 115: 17－23.

［ 7 ］Pan J, Zou J, Bao Y, et al. Use of glycated albumin to distinguish occult diabetes mellitus from stress-induced hyperglycemia in Chinese orthopedic trauma patients [J]. J Trauma Acute Care Surg, 2012, 72(5): 1369－1374.

［ 8 ］Pu L, Lu L, Shen W, et al. Increased serum glycated albumin level is associated with the presence and severity of coronary artery disease in type 2 diabetic patients[J]. Circ J, 2007, 71(7): 1067－1073.

［ 9 ］Rondeau P, Bourdon E. The glycation of albumin: structural and functional impacts[J]. Biochimie, 2011, 93(4): 645－658.

［10］Wang F, Ma X, Hao Y, et al. Serum glycated albumin is inversely influenced by fat mass and visceral adipose tissue in Chinese with normal glucose tolerance [J]. PLoS One, 2012, 7(11): e51098.

第三章
肥胖症测定新技术

肥胖是身体能量正平衡及体脂过多蓄积的状态,即能量摄入超过了能量消耗,过多的能量以甘油三酯储存在脂肪组织内。肥胖作为一种由多因素引起的慢性代谢性疾病,早在 1948 年就被世界卫生组织(World Health Organization,WHO)列入疾病分类名单(ICD 编码 E66),将其定义为可能损害健康的脂肪异常或过多蓄积。

按照脂肪在体内的分布部位不同,肥胖可分为中心型肥胖和外周型肥胖:中心型肥胖是指脂肪主要沉积在腹部皮下和腹腔内脏器周围,又称为向心性肥胖、腹型肥胖、内脏型肥胖;外周型肥胖是指脂肪主要沉积在臀部及大腿,又称非向心性肥胖。肥胖,尤其是中心型肥胖,可促使脂代谢紊乱,血压、血糖水平升高,加速动脉粥样硬化的形成,导致心血管疾病的发生。

肥胖的测定方法有多种,确定肥胖与否的基本要素是测定人体脂肪含量。评估肥胖的简易参数,包括体重指数(body mass index,BMI)、身体前后径及周径、皮肤皱褶厚度等,此类方法操作简便,易于掌握。另外,仪器测量常涉及物理、化学、电子等技术,相比简易参数更为精确。其中,磁共振成像(magnetic resonance imaging,MRI)诊断可准确辨别脂肪组织,根据扫描层面脂肪组织的面积、体积推算总体脂和局部体脂,是中心型肥胖精确且重复性好的诊断方法。

由于肥胖程度与表现类型受种族及环境等因素的影响,不同种族、性别、地域的人,临床常用的判断中心型肥胖的切入点也不一样。与欧美国家相比,中国人的体脂分布具有一定的特殊性,表现为肥胖程度较轻,而体脂分布趋于向腹腔内积聚,易形成中心型肥胖。目前已依据我国肥胖特点建立了中国人简易体脂参数标准。

第一节 肥胖的测定方法和诊断标准

一、肥胖的测定方法

肥胖的测定方法有多种,确定肥胖与否的基本要素是测定人体脂肪含量(图3-1)。评估肥胖的简易参数,包括BMI、身体前后径及周径、皮肤皱褶厚度等,此类方法操作简便,易于掌握。另外,仪器测量常涉及物理、化学、电子等技术,相比简易参数更为精确。

(一)简易参数测量

1. 理想体重与肥胖度

理想体重(kg)= 身高(cm)−105,或者理想体重(kg)=［身高(cm)−100］×0.9(男性)［或0.8(女性)］。实际体重超过理想体重的百分数为肥胖度,肥胖度=［(实测体重−标准体重)/标准体重］×100%。该法精确度不高,不能衡量局部体脂。

身高的测量方法为:被检者脱去鞋帽,双足跟并拢,头、后背、后足跟紧贴测量尺,双眼正视前方,头部保持水平,检查者平视刻度读出测量数值,精确到0.1 cm。

体重的测量方法:测量前均正确校准体重计,并使其平衡。被检者称重前应排空膀胱,只穿轻便内衣并脱鞋帽。站立在体重计中央,待体重计稳定后再读数,检查者两眼直视体重计,正确读出数值,精确到0.1 kg。

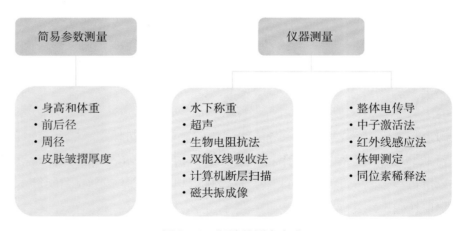

简易参数测量	仪器测量	
• 身高和体重 • 前后径 • 周径 • 皮肤皱褶厚度	• 水下称重 • 超声 • 生物电阻抗法 • 双能X线吸收法 • 计算机断层扫描 • 磁共振成像	• 整体电传导 • 中子激活法 • 红外线感应法 • 体钾测定 • 同位素稀释法

图3-1 肥胖的测定方法

2. BMI

BMI为实际体重(kg)/身高^2(m^2),该法是WHO推荐的国际统一使用的肥胖分型标准参数。BMI已广泛用于临床、流行病学调查及人群研究。该方法的特点是受身高的影响较小,局限性在于不能反映局部体脂的分布情况。

3. 腰围

腰围是最常用的评估中心型肥胖的简易参数。但由于性别及人种差异,目前使用腰围判定中心型肥胖的切点有一定差异。WHO 推荐的测量方法是被检者着单衣裤,解开腰带,双手下垂站立,双足分开与肩同宽,平静呼吸,测量髂嵴与第十二肋骨下缘连线的中点水平周径即腰围,测量时皮尺应紧贴皮肤但不压迫皮肤。

4. 腰臀比

腰臀比是区分体脂分布类型的指标,计算公式为腰围/臀围,腰臀比增大表示腹部脂肪增多,即中心型肥胖。该法能反应腹部脂肪的变化,但受到测量人员手法及经验的影响。腰围测定方法同上。双足并拢时臀部最突出部位的水平周径为臀围。

5. 皮褶厚度法

用特定的皮肤厚度计,在规定的部位(通常是肱二头肌区、肱三头肌区、肩胛下区、腹部、腰部等)上端 1 cm 处,将拇指与示指分开 2~3 cm,捏起皮肤和皮下脂肪,记下读数。重复测量 3 次,取平均值。该法是一种简单、经济的测量方法,但受试者的肥胖部位、皮肤松紧度、皮肤厚度及测量者的手法均会影响测量结果。

(二)仪器测量

1. 水下称重法

该法根据阿基米德的浮力原理,把人体大致分成脂肪和非脂肪两部分,脂肪的比重较低,为 0.9 g/cm³,非脂肪的比重为 1.1 g/cm³,人体在水下称重时,去脂后体重较多的人水下体重较重、身体密度高。依据以下公式求出人的体积和密度,进而得出体脂含量。计算公式:人体体积=(陆地体重−水下体重)/水的密度;人体密度 = 陆地体重/人体体积;体脂百分率 = (4.570/人体密度−4.412)×100%。该法结果准确,最大误差为体脂的 2%~3%,但耗时多,所用仪器不方便携带。并需要被测对象的配合,在老人、儿童及患者中的应用非常困难,且不能测定局部体脂。近年来,自双能 X 线骨密度仪吸收法用于体脂含量的检测后,水下称重法已不再应用。

2. 超声检测

此法的原理是脂肪组织含水量少,声速比其他组织低,与相邻的皮肤肌肉组织的回声特性有明显差异,可从声像图上分辨脂肪组织的边界,并测量厚度。该法无创、价廉、简便,可测量总体脂及局部体脂。缺点是稳定性稍差,受检查者的经验和操作手法的影响。

3. 生物电阻抗法

原理是脂肪组织和其他含水量大的组织电阻抗不同。人体内含脂肪百分比越大,其电阻抗就越大,导电能力越小,可根据身体导电性或电阻程度间接计算人体脂肪组织百分比。方法是用单频或变频交流电,将一对电极置于受试者的上肢和下肢测量阻抗,根据公式推算人体水分含量和体脂含量。此法的优点是快速简便、重复性好,可以床边检查,测定结果可靠,适用于流行病调查。但该法受体位、体温、脱水等因素影响。

4. 双能 X 线吸收法

原理是通过 X 线衰减程度的差异间接计算出体内非脂肪组织、脂肪组织和骨矿物的含量。该法的优点是安全、方便、精确度高,但由于受机器大小的局限,对受试者的身高体重有一定限制,且价格昂贵,有一定电离辐射。

5. 计算机断层扫描(computed tomography, CT)

根据扫描层面或节段的脂肪组织面积及体积来估测总体脂和局部体脂。一般采用脐孔或第 4~5 腰椎间水平扫描,计算腹腔内脏脂肪面积,该法的优点是快速准确,误差率<1%,是诊断中心型肥胖尤其是定量内脏脂肪面积最精确的方法之一,但价格昂贵,有电离辐射。

6. 磁共振成像(magnetic resonance imaging, MRI)

MRI 可以准确辨别脂肪组织,根据扫描层面脂肪组织的面积、体积推算总体脂和局部体脂。该法对人体无放射性损伤,包括多层和单层(一般采用脐孔或第 4~5 腰椎间水平)扫描,多层扫描是测定内脏脂肪和皮下脂肪最准确的方法,但需要较长的测试和分析时间,且费用昂贵。研究表明,单层扫描推测体脂含量的结果与多层扫描的结果基本相当,而且大大减少了测试时间和检查费用,故目前临床多用单层扫描。

7. 整体电传导

利用脂肪和水分对电磁场反应的不同,估测人体脂肪含量。方法:受试者平卧,将大螺旋管线圈产生的 2.5 MHz 无线频率振荡电流的电磁场穿过人体,计算机根据探测器生成的时相图测到的线圈电阻,分析人体的传导性和电解质的影响,从而得出体脂含量。该法的优点是快速、重复性好(误差率约为 2%),但价格昂贵且不能测量局部体脂。

8. 中子激活法

用已知能量的快速中子轰击受试者,激活体内的化学元素,通过发射的 γ 射线识别被激活的化学元素。同位素的半衰期长短不一,可在两个不同时相进行扫描,准确测定不同的同位素,计算体脂含量,可在原子水平测量脂肪含量。该法价格昂贵、不易操作,同位素辐射量大,也不能测定局部体脂,故临床上极少应用,仅用于科研。

9. 红外线感应法

将红外线信号置于肱二头肌上,所测得的人体脂肪百分含量与其他精确测定的结果比较,有很高的相关性。该法准确,对人体无不良影响,对皮下脂肪及总体脂的测量优于皮褶厚度法,但方法复杂、费用较高。

10. 体钾测定法

人体内脂肪组织含钾量极微,对人体所有器官存在的钾进行放射性追踪,通过计算放射性同位素 ^{40}K 或钾在体内的分布来估测体钾含量,并可计算出人体脂肪含量。缺点是价格昂贵、操作难度大,不能测量局部体脂。

11. 同位素稀释法

方法是将氚(氢的同位素)标记的定量重水注射入人体,经过 2~4 小时(重水均匀分布在体内除脂肪组织以外的各部位)后测定体液中氚的密度,可以计算出体内总水量,进一步得出去脂体重和人体脂肪含量。此方法的优点是测定值的变异系数小,误差约为 1%,缺点是价格昂贵、技术难度大、同位素的不良影响及不能测量局部体脂。

（三）适用范围

不同评估体脂含量及分布的方法，在实际应用中的检测代价及精确程度差异较大，需要根据临床或科研实际用途，选择最适合的方法（表 3-1）。

表 3-1 不同评估体脂含量及分布的方法对比

方　　法	代　价	检 测 技 术	精 确 程 度	测 局 部 体 脂
身高体重	低	易	中	否
皮褶厚度	低	易	低	可
周径	低	易	中	可
水下称重	中	中	高	否
双能 X 线	高	中	高	可
超声	中	中	中	可
生物电阻抗	低	易	高	可
计算机断层扫描	很高	中	高	可
磁共振成像	很高	中	高	可
整体电传导	很高	中	高	否
体钾	很高	难	高	否
稀释法	中	中	高	否

二、肥胖诊断标准

（一）BMI

BMI 是国际上最常用的评价体脂含量的简易参数，是 WHO 推荐的国际统一使用的肥胖分型标准参数。

1. 国际标准

BMI 是目前临床上最常用的初步判断肥胖与否的快速、简便指标。WHO 对 BMI 的划分主要是根据西方正常人群的 BMI 值分布与一些慢性疾病发病率和病死率的关系确定。1998 年 WHO 公布，BMI<18.5 为低体重，18.5~24.9 为正常体重；≥25.0 为超重；≥30.0 为肥胖。2005 年美国内科医师学会发布的《肥胖药物和外科治疗指南》和 2011 年临床系统改进协会发布的《成人肥胖预防控制指南》中定义，成人 BMI 在 18.5 以下为消瘦，18.5~24.9 为正常范围，25.0~29.9 为超重，30.0~34.9 为一级肥胖，35.0~39.9 为二级肥胖，40.0 以上为三级肥胖。

2014 年 5 月 16 日，在美国临床内分泌医师学会（AACE）第 23 届科学年会上，AACE 和美国内分泌学会(ACE)联合发布肥胖诊断和管理的新"框架",提出肥胖诊断定义应从"以 BMI 为中心"转变为"以肥胖相关并发症为中心"。新框架提出"四步法",即在诊断肥胖时对所有人群均推荐下述四个步骤：① 采用 BMI 进行初始筛查；② 对肥胖相关并发症进行临床评估；③ 对肥胖相关并发症的严重程度进行分级；④ 根据不同肥胖并发症选择预防和(或)干预策略。所有人群可分为 5 个阶段：① 正常体重(BMI<25.0)；② 超重：BMI 介于 25.0~29.9，没有肥胖相关并发症；③ 肥胖 0 期：BMI≥30.0，没有肥胖相关并发症；④ 肥胖 1 期：BMI≥25.0，存在一种或多种轻、中度并发症；⑤ 肥胖 2 期：BMI≥25.0，存在一种或多种重度并发症。

2. 亚太标准

BMI 这一指标在世界不同地区存在一定的差异性，比如在亚洲，由于饮食习惯和种族差异等，很多人尽管 BMI 尚未达到西方人肥胖的水平，却已经开始出现一系列危害健康的代谢紊乱征象。因此，对肥胖的定义也需要"因地制宜"。2002 年，WHO 肥胖专家顾问组针对亚太地区人群的体质及其与肥胖相关疾病的特点，提出亚洲成人超重的 BMI 界点定在 23.0，一级肥胖为 25.0~29.9，二级肥胖为 30.0 以上，并建议各国收集本国居民肥胖的流行病学及疾病危险数据，以确定本国人群 BMI 的分类标准。

3. 中国标准

我国卫生部疾病控制司于 2003 年 3 月，正式公布了《中国成人超重和肥胖症预防与控制指南(试用)》，该指南由国际生命科学学会中国办事处组织的包含多学科专家的"中国肥胖问题工作组"所编写，根据先前对我国 21 个省、市、地区人群 BMI、腰围、血压、血糖、血脂等 24 万人的相关数据进行汇总分析，提出以 BMI≥24.0 和 BMI≥28.0 分别作为中国成人超重和肥胖的界限。随后，2007 年，中华医学会外科学分会内分泌外科学组、中华医学会外科学分会腹腔镜与内镜外科学组等共同制定了《中国肥胖病外科治疗指南》。2011 年，中华医学会内分泌学分会肥胖学组制定了《中国成人肥胖症防治专家共识》。2013 年，中华人民共和国卫生和计划生育委员会，基于国内之前的流行病学资料及人群研究，制定了行业标准：成人体重判定(WS/T 428—2013)中也分别沿用了上述界值(表 3 - 2)。

(二) 腰围

腰围是另一个被用来反映肥胖程度的指标，是目前公认的衡量脂肪在腹部聚集程度的最简单实用的指标。WHO 推荐采用最低肋骨下缘与髂嵴最高点连线的中点作为测量点，被检者取直立位，用软尺水平环绕于测量部位，松紧应适度，在平静呼吸的状态下测量，并应保持软尺各部位处于水平位置。由于体脂分布的性别差异，男性、女性的腰围界值也有所差别。1998 年，WHO 建议欧洲人男性腰围 94 cm、女性腰围 80 cm 作为诊断肥胖的临界值。美国 2007 年发布的《临床成人超重和肥胖定义、评估和治疗指南》中认为，腰围男性≥102 cm、女性≥88 cm 者死亡风险更高。不同人群中与特定腰围相关的疾病危险不同，例如，南亚(印度)体脂趋向于向心性分布，与欧洲数据相比，在同一 BMI 水平，躯干部的皮褶较厚，平均腰臀比显著增高。亚洲人群中，发病率和病死率多发生在 BMI 较低和腰围较小的人群。2005 年，国际糖尿病联盟制定了中心型肥胖的腰围切点，不同人种采用特定的腰围切点，中国男性≥90 cm，女性≥80 cm。2009

年,国际糖尿病联盟和美国心脏学会和美国心肺血液研究所等组织发表联合声明,对中心型肥胖的诊断在不同的国家和种群的腰围切点进行了修订(亚洲人腰围男性为 90 cm、女性为 80 cm,日本男性为 85 cm、女性为 90 cm,中国男性为 85 cm、女性为 80 cm)。但是,在该声明中仍然建议需要新的资料来证实中心型肥胖作为糖尿病和心血管疾病风险的筛查工具的诊断阈值。

此后,上海交通大学医学院附属第六人民医院等单位开展系列研究发现,男性腰围 90 cm、女性腰围 85 cm 对于识别心血管风险具有重要临床意义。基于目前研究结果,中国男性腰围 ≥ 90 cm、女性腰围 ≥ 85 cm 可能是诊断中心型肥胖更为合适的标准,此标准被纳入 2007《中国成人血脂异常防治指南》。2013 年,国家卫生和计划生育委员会,基于国内之前的流行病学资料及上海交通大学医学院附属第六人民医院开展的人群研究,制定了行业标准中关于成人中心型肥胖的判定(表 3 - 2)。

表 3 - 2　成人肥胖判断标准

分　类	参　数
根据 BMI 分类	
肥胖	BMI≥28.0
超重	24.0≤BMI<28.0
体重正常	18.5≤BMI<24.0
体重过低	BMI<18.5
根据腰围(cm)分类	
中心型肥胖前期	85≤男性<90,80≤女性<85
中心型肥胖	男性≥90,女性≥85

第二节　精确测定人体腹部体脂分布的磁共振法

一、磁共振成像(MRI)的技术原理

MRI 是当前先进的医学影像成像手段,也是 20 世纪医学影像成像领域最重要的进展之一。它在医学临床应用方面的广泛性及其重要性日益显著,在医疗诊断方面,一个最突出的特点是对软组织的成像特别清晰,并且无辐射伤害、高空间分辨率、层析断面可任选方向和多成像参数(质子密度、自旋-晶格弛豫时间 T1 和自旋-自旋弛豫时间 T2 等)。

MRI 成像原理不同于 CT 成像,通常 CT 成像是依靠 X 射线照射人体而被人体组织所吸收,人们依靠 X 射线穿过人体不同的断层组织而发生衰减的数值大小,计算该断层各个空间位置的灰度,从而获取不同断层的灰度图像。MRI 则是依靠人体内部大量的氢质子所形成的杂乱无章的小磁矩,在强大的静态主磁场 B_0 的作用下所形成的总磁矩 M_0,在射频脉冲作用下所形成的射频磁场 B_0 的激励下而发生进动,出现弛豫现象。当射频脉冲撤离之后,氢质子将释放射频脉冲所提供的激励能量,这种被释放出来的无线电信号被体外的接受线圈所接受,人们对接受的无线电信号进行后处理,从而获取人体内部不同空间位置的灰度图像,图像灰度值的空间定位由 Gx、Gy、Gz 三个方向分别起相位编码、频率编码和选择激发三个作用的梯度磁场完成。MRI 原理完全不同于 CT 成像、超声成像和同位素成像,MRI 与其他医学影像成像方法的根本区别在于使用者能够控制数据采集和图像重建的方式与方法,可以通过改变脉冲序列、成像参数、数据采集方式、辅助磁场强度与变化率等,实现对图像分辨率、对比度、采集速度、视野、伪影效应等图像效果的控制。

在 MRI 中,由于人体内脂肪组织中的氢质子和其他组织中的氢质子所处的分子环境不同,使得它们的共振频率不相同;当脂肪和其他组织的氢质子同时受到射频脉冲激励后,它们的弛豫时间也不一样。在不同的回波时间采集信号,脂肪组织和非脂肪组织表现出不同的信号强度。MRI 可准确辨别脂肪组织,根据扫描层面脂肪组织的面积、体积推算总体脂和局部体脂。磁共振影像诊断是内脏型肥胖最精确的诊断方法,且重复性好。

二、磁共振成像测定体脂分布

人体脂肪分布,尤其是内脏脂肪分布与代谢紊乱及肥胖并发症之间存在重要联系。1982年,Borkan 等报道了第一份采用 CT 测量人体腹部脂肪组织含量及分布的材料,表明以脐水平进行单次扫描可估计全腹脂肪组织分布。Klopfenstein 等研究表明,MRI 与 CT 对皮下及内脏脂肪面积测量结果均有较高的一致性。Darren 等认为 MRI 的优势在于没有线束硬化效应,鉴于

MRI 的安全性及其判定内脏型肥胖的可靠性,是值得推广的测定内脏脂肪含量的精确方法。由于快速单层 MRI 测量技术简便可行,准确性高,又无须测量全身脂肪总量,故可对人体局部脂肪进行评价,既可用于正常体重的人群,也适用于超重或肥胖的人群。

1995 年,上海交通大学医学院附属第六人民医院在国内率先建立了 MRI 测量腹部脂肪的精确技术,采用日本岛津的 SMT－100 型磁共振仪,以 SE 系列 TR－500、TE－20 测量腹部脂肪(研究对象取卧位,以第 4、5 腰椎之间为扫描水平)。随后,以 MRI 仪器配备软件描记各测量部位脂肪面积,分别计算腹部皮下脂肪面积和腹内脂肪面积,但是需在医生工作站人工勾画脂肪面积。2006 年起,采用 GE 公司 MR Sigma 1.5/i 磁共振成像仪测定;腹部以第 4~5 腰椎骨水平为基准平面采集参数,使用 Efilm Workstation™ 影像软件对采集图像进行数据管理,利用 DICOMWORKS(v1.3.5)软件将采集的图像转换为 BMP 格式文件,并利用 PHOTOSHOP 软件处理图像。2009 年起,采用飞利浦公司 Archiva 3.0T 磁共振扫描仪,在被检查者的第 4、5 腰椎之间的脐部水平进行 MRI 扫描。使用加拿大 Tomovision 公司的 SLICE－O－MATIC 软件(version 4.2)进行磁共振图像分析,计算得出腹内脂肪面积和皮下脂肪面积的值。目前,此项技术已经推广应用至浙江大学附属邵逸夫医院、中日友好医院、中国医科大学附属第一医院、中山大学附属第一医院、四川大学华西医院、山西省人民医院等国内多家三级医疗机构。

(一)操作流程

1. 体位要求

接受 MRI 检查前,检查者需明确检查目的。询问被检者是否符合 MRI 检查适应证及是否存在禁忌证。嘱被检者取下携带的所有金属物体及手表、手机等电子设备。仰卧于检查床上,头先进,尽量暴露被检部位。人体长轴与床面长轴一致,双手置于身体两旁或胸前,双手双脚避免交叉形成环路。

2. 腹部平扫

采用 MRI 行腹部扫描,患者仰卧并于扫描过程中屏气,平脐平面(腰椎第 4~5 节段)为扫描水平。采集被检查者腹部 MRI 脐平面多种图像。

3. 图像处理

采集 MRI 图像,由两名经过培训的人员使用专业图像处理软件,计算腹内脂肪面积和皮下脂肪面积的含量。并由第三名不知晓结果的人员核对误差大于 10% 的图像。目前,上海交通大学医学院附属第六人民医院测定内脏脂肪含量的腹部 MRI 平扫使用 3.0T 磁共振扫描仪。

(二)MRI 扫描体脂分布的成像特点

MRI 的软组织对比度要明显高于 CT。MRI 的信号来源于氢原子核,人体各组织都主要由水、脂肪、蛋白质三种成分构成,它们均含有丰富的氢原子核作为信号源,且三种成分的 MRI 信号强度明显不同,使得 MRI 图像的对比度非常高,正常组织与异常组织之间对比更显而易见。CT 的信号对比来源于 X 线吸收率,而软组织的 X 线吸收率都非常接近,所以 MRI 的软组织对比度要明显高于 CT。

MRI 图像类型多样。常用的有 T1 加权成像：突出组织 T1 弛豫（纵向弛豫）差别；T2 加权成像：突出组织 T2 弛豫（横向弛豫）差别。由于脂肪组织具有短 T1 和中等 T2 弛豫时间的物理特性，在 T1 和 T2 加权图像中脂肪组织呈现高信号和中高信号。

在 MRI 成像中，脂肪有较高的质子密度，且这些质子具有非常短的 T1 值，根据信号强度公式，质子密度大和 T1 值小，其信号强度大，故脂肪在 T1 加权像上表现为高强度信号，与周围长 T1 组织形成良好对比，信号高呈白色。若为质子密度加权像，此时脂肪组织仍呈高信号，但周围组织的信号强度增加，使其对比度下降；若为 T2 加权像，脂肪组织和骨髓组织的信号都将受到一定程度的抑制。

MRI 是 ^1H 质子成像。虽然脂肪组织中只含有少量的 ^1H 质子，但由于脂肪酸的末端的碳键缘故，MRI 扫描中脂肪组织呈短 T1 亮信号，影像明确，可以方便地评价脂肪组织。由两名经过专业培训的人员，使用图像处理软件（SLICE－O－MATIC 图像处理软件，version 4.2，加拿大 Tomovision 公司）进行处理。画图人员选取感兴趣的部位，以不同的颜色填涂区分内脏脂肪和皮下脂肪，通过软件自动计算不同颜色的面积大小，定量计算出腹内脂肪面积及皮下脂肪面积。并由第三名不知晓结果的人员核对误差大于 10% 的图像。

（三）正常参考值

由于种族及研究人群的差异，目前对于判断中心型肥胖的腹内脂肪面积切点尚存在争议。日本研究人员利用 CT 测量 1 193 例受试者的腹内脂肪面积，提出腹内脂肪面积 $\geqslant 100\ cm^2$ 作为受试者有多重心血管危险因素的判断标准。韩国研究人员也提出腹内脂肪面积 $\geqslant 100\ cm^2$ 的男性血压较高，有较多的吸烟量和较少的体力消耗。虽然前期我们也曾采用腹内脂肪面积 $\geqslant 100\ cm^2$ 作为内脏脂肪增多的标准进行大规模的研究。但近年，上海交通大学医学院附属第六人民医院对 1 140 例社区人群进行腹部 MRI 检测，结果提示男女性腹内脂肪面积在 $79.2\ cm^2$ 时，对于判定除肥胖外两个以上代谢综合征组分，有较高的敏感性及特异性，鉴于此切点接近 $80\ cm^2$，因此，目前我们将腹内脂肪面积 $\geqslant 80\ cm^2$ 作为腹内脂肪增多的标准。随后，2009 年起，上海交通大学医学院附属第六人民医院联合国内多家单位开展多中心，覆盖全国不同地区人群的大样本流行病学调查，并运用"金标准"腹部 MRI 技术精确测量腹部脂肪，建立了中国人群体脂分布信息库，并整合多中心随访资料，得出判断除体脂外的两种及以上代谢综合征（JCDCG 标准）组分的最佳切点腹内脂肪面积是男性 $82.10\ cm^2$，女性 $78.57\ cm^2$。进一步证实内脏脂肪含量在 $80\ cm^2$ 时用于诊断腹型肥胖更为适合。

（四）临床应用

上海交通大学医学院附属第六人民医院 2001 年对 22 例居住在上海地区的正常糖耐量者，进行扩展高胰岛素-正葡萄糖钳夹试验，并应用 MRI 测定局部体脂。结果发现超重或肥胖者（BMI≥25.0）胰岛素敏感性显著低于正常体重者（BMI<25.0），主要表现为 Rd 减少，糖原合成及葡萄糖氧化均见降低，尚累及脂代谢，表现为脂氧化和游离脂肪酸增加，局部体脂中以腹内脂肪增加对胰岛素敏感性的影响最显著。进一步扩大样本量，采用 MRI 测量 504 名年龄 40 岁

及以上的糖调节正常者(男性 215 名、女性 289 名)的腹腔内脂肪,发现腹内脂肪积聚者尚未出现糖代谢异常前已存在明显的胰岛素抵抗、代偿性高胰岛素血症及高游离脂肪酸状态,这些代谢的异常变化是内脏型肥胖者易患糖尿病的病理生理基础。

另外,选取上海地区 366 例 40 岁及以上人群,其中 287 例为 2 型糖尿病患者,79 例为无糖尿病、高血压及血脂紊乱对照者。研究发现 2 型糖尿病者的肥胖包含以下异常:① 总体脂增加;② 腹部体脂增加,主要由腹腔内脂肪绝对或相对增多所致;③ 相对于总体脂增加,臀部及股部皮下脂肪减少,尤以后者为明显,此可用局部体脂与总体脂参数的比值估测;④ 体脂呈向心性分布,不但由于腹腔内脂肪增加致躯干脂肪增多,且下肢皮下脂肪减少的参与不可忽视。腹腔内脂肪增加而股部皮下脂肪减少不仅是糖尿病患者,也是代谢综合征人群的体脂分布特征。

为了寻找诊断代谢综合征风险的腹内脂肪含量的切点,及其对应的简易参数腰围界值,采用 MRI 对 1 140 例(男性 525 例,女性 615 例),年龄 35~75 岁的社区人群检测腹部脂肪面积。分别采用国际糖尿病联盟(2005)和中华医学会(2004)的标准定义代谢综合征。使用受试者工作曲线得出划分代谢异常的腹内脂肪面积切点。无论使用哪种代谢综合征的诊断标准,结果提示男女性腹内脂肪面积的切点接近 80 cm²,此切点判定除肥胖外两个以上代谢综合征组分,有较高的敏感性及特异性(表 3－3)。与之对应的腰围切点男性在 90 cm,女性在 85 cm(表 3－4)。

表 3－3　使用受试者工作曲线划分代谢异常的腹内脂肪面积切点

方　法	n	腹内脂肪面积(cm²)	敏感度(%)	特异度(%)	阳性预测值(%)	阴性预测值(%)	J 值
中华医学会(2004)定义的代谢综合征(除肥胖外两个以上代谢综合征组分)							
男性							
总体	525	79.2	79.0	54.3	77.2	49.3	0.33
年龄<50 岁	174	78.3	77.5	72.7	82.1	52.2	0.50
年龄≥50 岁	351	81.8	77.8	46.7	68.9	60.0	0.25
女性							
总体	615	79.2	76.2	58.3	73.4	55.8	0.35
年龄<50 岁	208	71.7	67.7	64.6	53.1	75.8	0.32
年龄≥50 岁	407	92.8	71.4	62.2	71.6	60.0	0.25
国际糖尿病联盟(2005)定义的代谢综合征(除肥胖外两个以上代谢综合征组分)							
男性							
总体	525	79.2	79.1	54.6	77.3	57.4	0.34

续　表

方　　法	n	腹内脂肪面积（cm²）	敏感度（%）	特异度（%）	阳性预测值（%）	阴性预测值（%）	J 值
年龄<50 岁	174	78.3	77.5	73.2	75.7	52.2	0.51
年龄≥50 岁	351	79.2	80.6	44.9	81.4	67.2	0.26
女性							
总体	615	79.2	76.4	58.3	73.4	62.0	0.35
年龄<50 岁	208	64.5	74.0	58.6	78.3	53.0	0.33
年龄≥50 岁	407	92.3	71.7	62.0	63.2	69.9	0.34

表 3-4　腹内脂肪面积判定代谢综合征所对应的腰围切点

方　　法	n	腹内脂肪面积（cm²）	腰围切点（cm）	敏感度（%）	特异度（%）	阳性预测值（%）	阴性预测值（%）	J 值
男性								
总体	525	80	87.5	75.9	78.1	90.2	60.8	0.54
年龄<50 岁	174	80	87.5	72.0	81.4	90.4	67.5	0.53
年龄≥50 岁	351	80	88.3	71.3	83.8	92.5	53.0	0.55
女性								
总体	615	80	84.3	75.8	75.8	86.0	67.2	0.52
年龄<50 岁	208	80	81.5	77.2	72.3	78.6	74.7	0.50
年龄≥50 岁	407	80	86.3	74.4	72.4	84.5	64.9	0.47

非中心型肥胖者及中心型肥胖者平脐 MRI 扫描图像（图 3-2）对比如下。

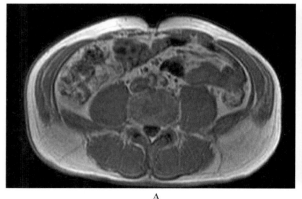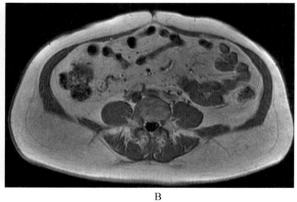

A   B

图 3-2　体脂分布的磁共振成像

A. 非中心型肥胖者腹部 MRI 平扫图像；B. 中心型肥胖者腹部 MRI 平扫图像

三、基于深度学习的腹内脂肪分割方法

肥胖是引发代谢和心血管疾病的重要危险因素,如 2 型糖尿病、动脉粥样硬化和高血压等。内脏脂肪组织(visceral adipose tissue,VAT)和皮下脂肪组织(subcutaneous adipose tissue,SAT)的积累与肥胖相关疾病有显著的相关性。因此,通过分段准确、快速地量化腹部 MR 图像中的 VAT 和 SAT 对肥胖相关综合征的临床评估和预测至关重要。研究人员在从 MR 图像中分割脂肪组织方面做了大量的研究工作,这些分割工作主要包含两大类:基于图像处理的方法和基于机器学习的方法。对于基于图像处理的方法,由于其图像强度不均匀、对比度低、形状变化和结构复杂,致使从 MR 扫描中直接分割脂肪组织非常具有挑战性。对于机器学习的方法,则需要大量高质量的 MR 图像和人工分割标签。此外,在临床实践中,许多标签图像是以数字形式(数字标签)而不是图像形式(图像标签)保存,为了获取图像标签通过人工分割的方式重新标记图像非常耗时费力,如何解决数字标签和图像标签之间数据格式不一致的问题也至关重要。

为借助软件实现腹内脂肪自动分割,同时解决临床实践中数字标签和图像标签之间数据格式不一致的问题,本团队提出了一种新的基于双损失函数的深度学习网络,利用大量数字标签和少量图像标签,通过协作学习方式实现腹内脂肪的自动分割。本团队所提出的基于深度学习的腹内脂肪分割网络模型如图 3-3 所示,该分割模型使用两种类型的输入数据:带有 SAT 和 VAT 的像素级分割标签的 MR 图像(即强监督数据);具有 SAT 和 VAT 像素数的 MR 图像(弱监督数据)。通过构建新的值损失函数(L_{value})和联合训练方法来同时训练两种不同类型的医学图像数据,在提升腹内脂肪自动分割精度的同时增强基于深度学习分割模型的应用范围。

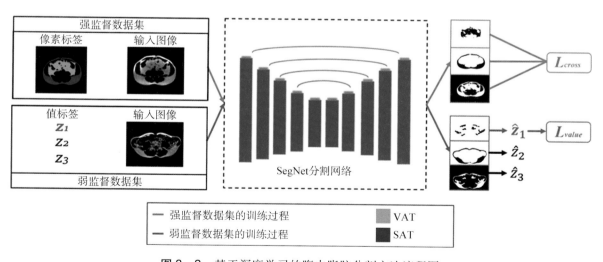

图 3-3 基于深度学习的腹内脂肪分割方法流程图

L_{cross},交叉熵损失函数;L_{value},值损失函数;VAT,内脏脂肪组织;SAT,皮下脂肪组织

为验证本团队所提出的基于深度学习的腹内脂肪分割模型,上海交通大学医学院附属第六人民医院收集了带有像素级分割标签的 300 张高质量 MR 图像数据集和带有数字分割标签

的 9 000 张临床定量 MR 图像数据集。其中,9 000 张临床定量 MR 图像数据集中用数字标签分别标记了皮下脂肪组织、内脏脂肪组织和非脂肪组织(non-adipose)的像素数量。大量实验证明基于深度学习的脂肪分割方法在带图像标签的数据集上,对 SAT 和 VAT 的分割准确率分别达到 94.3% 和 90.8%;在只有数字标签的数据集中,对 SAT 和 VAT 的分割准确率分别达到 93.6% 和 88.7%。这进一步验证了所提出的基于深度学习的腹内脂肪分割网络模型可以广泛地应用到其他具有不同类型数据标签的临床问题上。

本方法采用的数据集来自 9 300 名受试者,包括 4 230 名正常体重的受试者、3 164 名超重受试者和 1 906 名肥胖受试者,数据统计资料见表 3-5。腹部 MR 图像数据从 T1 加权 MR 扫描仪(GE Healthcare, Waukesha, WI)获得。每个受试者获得以腹部腰 4~腰 5 水平为中心的 8~10 个相邻轴向切片,本实验中使用了腹水平的代表性切片。每张图像像素为 512×512,每个像素为 0.86×0.86 mm²。两位具备十年以上经验的放射科医生使用 SliceOmatic 软件(TomoVision. Canada)划定了 300 张腹部的图像来标记 SAT 和 VAT,并将其作为标准图像。其他 9 000 张图像是由两位放射科医生标定,但只记录了 SAT 和 VAT 的像素数。在具体实验中,所有图像通过随机抽样被分成训练集、验证集和测试集,其对应数据比例为 7:2:1。

表 3-5　受试者数据统计

受 试 者 类 型	BMI	年龄(岁)	数　量
正常	18.50~23.99	44~70	4 230
超重	24.00~27.99	44~70	3 164
肥胖	≥28.00	44~70	1 906

在图 3-3 中,本方法使用 SegNet 网络模型作为脂肪分割方法的骨干网络来拟合采集到的数据。对于两种不同类型的数据集,使用两种损失函数进行标准拟合。图 3-3 中红线部分为强监督数据集使用交叉熵损失函数的训练过程。绿线部分为使用价值损失函数(L_{value})的弱监督数据集的训练过程。在腹内脂肪分割任务中,仅使用 SAT 作为价值损失函数。

图 3-4 展示了采用双损失函数协同训练网络对测试图像进行分割的结果。其中图 3-4A、D 为待分割的源图像,图 3-4B、E 为分割结果,图 3-4C、F 为标准标签数据。由图 3-4 中的分割结果图中可以看出,所提出的基于深度学习的腹内脂肪分割方法能获得较好的脂肪分割性能。这进一步验证了基于协作训练和双重损失函数的深度学习方法可以很好地解决腹内脂肪分割问题,同时该深度学习模型可以很好地推广至包含不同类型数据标签的临床问题。

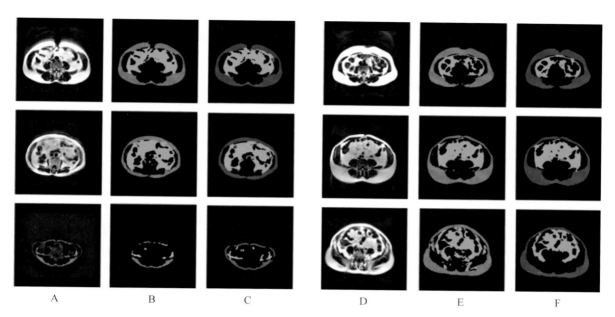

图 3-4 采用双损失函数协同训练网络对测试图像进行分割

图 A、D 为源图像，图 B、E 为结果，图 C、F 为标准标签数据

第三节　适用于人群腹型肥胖诊断的简易参数

一、中国人肥胖的特点

（一）肥胖的流行病学

根据 WHO 报道,自 1980 年以来,世界肥胖症人数增长了近一倍。2008 年,20 岁及以上的成年人中有超过 14 亿人超重,其中 2 亿多男性和近 3 亿女性为肥胖。2008 年,20 岁及以上的成年人中有 35% 的人超重,11% 的人肥胖。65% 的世界人口所居住的国家,死于超重和肥胖的人数大于死于体重不足的人数。2013 年,4 200 万 5 岁以下儿童超重或肥胖。2014 年,全世界 18 岁及以上成年人中,约有 39% 逾 19 亿人超重(男性 38%,妇女 40%),有 13% 约 6 亿多人肥胖(男性 11%,妇女 15%)。据 WHO 估测,2015 年全球成年人口中约有 23 亿人超重,7 亿人口达到肥胖水平。超重和肥胖是全球引起死亡的第六大风险。每年,至少有 340 万成人死于超重或肥胖。另外,44% 的糖尿病负担、23% 的缺血性心脏病负担及 7%~41% 的某些癌症负担可归因于超重和肥胖。肥胖不仅发生在高收入国家,在低收入到中等收入国家(尤其是在城市)超重和肥胖人口的增加更加引人注目。

（二）我国肥胖的流行特点

数十年来,中国肥胖患病人数增长迅速。2002 年"中国居民营养与健康状况调查"数据显示,按照《中国成人超重和肥胖症预防控制指南(试行)》标准,我国成人超重率为 22.8%,肥胖率为 7.1%,估计人数分别为 2 亿和 6 000 多万。根据 2007—2008 年全国糖尿病及代谢异常调查发现,20 岁及以上 46 239 例成人中,男性超重及肥胖患病率分别为 36.67% 和 6.02%,女性超重及肥胖患病率为 24.9% 和 4.92%。到 2009 年,超重人口增加到 5.29 亿,年均增长率为 10.8%;而肥胖人数增至 1.28 亿,年均增长率为 38.1%,可谓是爆炸式增长。这些结果表明,我国人群已不再是低 BMI 的瘦小人群,超重和肥胖者已大量出现。

1. **膳食结构变化**

近年来,我国居民日益常见的高脂肪、低碳水化合物膳食方式及劳动强度和体力活动强度的普遍下降,使肥胖率在我国城乡各类人群中迅速上升,肥胖成为一种重要的流行病。由于快餐食品和富含糖分的软饮料摄入过多的脂肪和能量是促成我国肥胖流行的元凶。中国传统饮食中的脂肪摄入量仅占 15%,糖含量几乎可以忽略。然而,1982—2002 年间,中国城市地区饮食中,人均脂肪消耗比重已从 25% 提高到了 35%,而农村地区则是由 14.3% 上升至 27.7%。

2. **地域差异**

我国曾进行过多项人群超重率和肥胖率的大样本调查,但是,由于调查的时间、抽样方法、调查对象的年龄段、采用的肥胖评价标准等的不同,对于中国成人超重和肥胖具体数值的报道有一定差异。但超重和肥胖在我国人群中的总体分布规律是城市高于农村,北方高于南方,中部地区介于其间。采用 WHO 的肥胖判断标准,以长江为界,将 11 省(市)划分为南方和北方,1996 年全国糖尿病抽样调查发现北方男性和女性肥胖的标化现患率分别为 2.50% 和 4.40%,显著高于南方的 1.25% 和 1.90%。根据 1992 年我国全国营养调查资料,20 ~ 60 岁成年人 BMI≥25.0 者占该人群的 14.4%(城市 24.6%,农村 10.4%);BMI≥30.0 者占 1.5%(城市 2.9%,农村 1.0%)。

3. 低龄化

我国学龄儿童青少年的超重、肥胖发生发展主要经历了以下四个阶段:① 1985 年,中国即使大城市男女儿童青少年肥胖检出率也仅为 0.2% 和 0.1%,超重率 1% ~ 2%,无实质性肥胖流行;② 20 世纪 90 年代开始,超重率大幅上升,城市增幅远高于乡村,男生高于女生,北京等发达大城市男性 7 ~ 9 岁、10 ~ 12 岁和女性 7 ~ 9 岁年龄组肥胖率分别为 4.7%、3.8% 和 3.2%,肥胖高发人群初步形成;③ 2000 年前后,大城市进入肥胖全面增长期,北京等发达大城市男性 7 ~ 9 岁、10 ~ 12 岁和女性 7 ~ 9 岁、10 ~ 12 岁年龄组超重/肥胖检出率分别达到 25.4%、25.5% 和 17.0%、14.3%,其中 7 ~ 9 岁、10 ~ 12 岁的男性小学生肥胖率分别为 12.9% 和 9.1%,接近中等发达国家水平;④ 2005 年,中国北方沿海城市地区 7 ~ 18 岁男女未成年人中,超重和肥胖患病率分别为 32.5%、17.6%,这一水平已经达到甚至超过欧洲国家同龄男、女未成年人的水平。如照此趋势发展,我国多数经济条件较好的地区不仅超重率而且肥胖率也将赶上多数西方发达国家的现有水平,其对居民健康带来的潜在危害将日益显现。可以预见,在此之后的 10 ~ 20 年如不进行有力的干预,与肥胖相关的心血管疾病,特别是冠心病、高血压、糖尿病等将会大幅度上升,使目前已经成为第一死因的心血管病的流行状况更为严重。

(三)国内外人群体脂分布差异

人体的脂肪及脂肪分布不仅受年龄、性别的影响,而且存在地域、种族差异。亚裔人比欧裔人(白种人)更容易囤积内脏脂肪,形成苹果形身材;在相同的 BMI 水平,亚裔人患糖尿病的风险比白种人更高。Park 等采用 MRI 对白种人和亚裔人内脏脂肪进行了测量发现,居住在美国的亚洲女性,相对于白种人女性,在调整了年龄和总体脂肪含量之后,有更高的内脏脂肪含量。但是在男性中,差异没有显著性。此外,通过汇总分析 239 名日本成年男性及 177 名白种人男性的数据,Kadowaki 等发现,在相同的腰围下,日本人具有更高的内脏脂肪含量,提示亚洲人和白种人在脂肪分布上可能存在一定的差别。肥胖的程度与表现类型受种族及环境因素的影响,与欧美国家相比,中国人的体脂分布具有一定的特殊性,表现为肥胖程度较轻,而体脂分布趋于向腹腔内积聚,即易形成腹型肥胖,即中心型肥胖。上海交通大学医学院附属第六人民医院通过应用磁共振技术进行了体脂分布研究,发现在 BMI≥25.0 的中国人群中,62% 是腹型肥胖。即使在正常体重(BMI<25.0)人群中,亦有 14% 表现为腹内脂肪的严重堆积。

肥胖可以导致一系列并发症或者相关疾病,进而影响预期寿命或者导致生活质量下降。在较为严重的肥胖患者中,心血管疾病、糖尿病和某些肿瘤的发生率及病死率明显上升。BMI

为 25.0~30.0 的人群,上述风险增加的程度较轻,此时脂肪的分布可能起着更为重要的作用,中心型肥胖症患者要比全身型肥胖者具有更高的疾病危险,当 BMI 只有轻度升高而腰围较大时,冠心病的患病率和病死率显著增加。早在 20 世纪初,Jean Vague 已注意到不同身体脂肪分布类型与肥胖相关疾病有关,如上半身肥胖伴有糖尿病、痛风及动脉粥样硬化。直到 20 世纪 80 年代,Kissebah 才第一次提出上半身肥胖较下半身肥胖更易出现糖脂代谢紊乱的科学证据。

二、中国人简易体脂参数标准的建立

目前判断内脏型肥胖的方法分为两类:简易测量法及精确测量法。CT 或 MRI 法测定局部体脂虽然精确可靠,但其价格昂贵,且需特殊设备场所,难以用于大样本人群筛查。因此,寻找相应的简易测量参数评价体脂分布尤为重要。

(一) 中国人肥胖简易参数的建立

1998 年,WHO 第 1 次提出了超重及肥胖的 BMI 界限值,定义 BMI ≥ 25.0 为超重,BMI ≥ 30.0 为肥胖。其主要流行病学理论依据如下:Troiano 等汇总分析了 17 个项目包括 38 000 例死亡的 35 万白种人男性数据,以及 6 个项目包括 13 700 例死亡的 25 万白种人女性的数据后发现,BMI 与病死率之间呈 U 形曲线的关系,在 BMI 为 29.0~30.0 时病死率升高;50 岁的白种人男性随访 30 年,病死率最低的 BMI 为 24.0~25.0;在女性中,病死率最低的 BMI 值为 25.0。此外,1997 年,WHO 又继续将 BMI 为 30.0~40.0 继续划分为一级肥胖(BMI 为 30.0~35.0)和二级肥胖(BMI 为 35.0~40.0),认为对这两部分人群的管理干预措施应该有所区别。

由于 WHO 的国际标准主要以白种人的研究为基础,基于白种人的研究数据制定的,因此并不一定适用于其他种族及人群。亚洲人与欧洲人在遗传和体格上有很大不同;统计资料表明,亚洲人在较低 BMI 时即有相关疾病风险的增加。因此,WHO 亚太区认为有必要制定本地区人群肥胖分类标准,并于 2002 年 2 月提出了一个亚太地区人群超重及肥胖的新标准:建议在亚洲人群中以 BMI 23.0~24.9 为超重,BMI ≥ 25.0 为肥胖。

亚洲人群包括我国人群的肥胖大部分是向心性肥胖(即以腹部脂肪聚集为特征),科学研究证明,内脏脂肪积聚可引起机体代谢的变化导致疾病的发生,这种肥胖类型的危险性高于西方人的全身型肥胖。因此,在国际生命科学学会(International Life Science Institute, ILSI)中国办事处 2000 年 4 月召开的"中国肥胖问题研讨会"上,与会专家对于在中国人群中采用 WHO 的 BMI 分类标准(BMI ≥ 25.0 为超重,BMI > 30.0 为肥胖)提出了质疑。会后,ILSI 中国办事处邀请了各领域的科学家组成了"中国肥胖问题工作组"(working group on obesity in China, WGOC),并成立了数据分析协作组进行大规模数据汇总分析。这次汇总分析包含了 24 万人的横断面数据和 7.6 万人的纵向数据。横断面分析结果显示,高血压[收缩压 ≥ 140 mmHg 和(或)舒张压 ≥ 90 mmHg],糖尿病(FPG ≥ 7 mmol/L),血清总胆固醇升高(≥ 200 mg/dL),高密度胆固醇水平过低(< 35 mg/dL),甘油三酯升高(≥ 200 mg/dL)和危险因素聚集(具有 2 个及以上危险因素)的现患率均随 BMI 的增高而上升。通过不同 BMI 界限值对于检出各项

危险因素异常的敏感性和特异性分析,提出敏感度较好(接近 60%)、假阳性率较低(<40%)的 BMI 切点 24.0 为中国成人超重的界限,特异度达 90% 的 BMI 界限值 28.0 为肥胖的界限。纵向研究显示,BMI 与总病死率之间存在"U"型关系,在 BMI<18.5 和 BMI≥28.0 时病死率升高。因此,该前瞻性研究也认为在中国人群中以 BMI<18.5 为体重过低,BMI≥28.0 为肥胖界限值是适宜的。该标准已于 2003 年经卫生部核定并发布使用。但 BMI 与代谢危险因素及其聚集的关系是连续的线性关系,并无显著的折点或阈值,有某项危险因素异常和无此异常人群的 BMI 分布曲线有重叠,因此任何切点都是相对人为的。2013 年,国家卫生和计划生育委员会颁布了卫生部行业标准,关于成人体重判定也分别沿用了上述超重或肥胖界值。

(二)中国人腹型肥胖的特点及研究现状

由于肥胖程度与表现类型受种族及环境等因素的影响,不同种族、性别、地域的人,临床常用的判断腹型肥胖的切点也不一样。对腹型肥胖切点的确定很重要,如果切点过高,可造成漏诊;切点过低,健康人群可能被列为肥胖,导致误诊。近年国内外学者均开展了腹内脂肪聚积与心血管风险因素的研究,旨在寻找种族特异性的判定腹型肥胖的简易指标——腰围阈值。

2005 年,国际糖尿病联盟定义中心型肥胖以腰围衡量,尺寸标准因人种而异,作为诊断代谢综合征必需的危险因子,根据不同人种采用特定的腰围切点,其中华人为男性≥90 cm,女性≥80 cm。2009 年国际糖尿病联盟和美国心脏学会和美国心肺血液研究所等组织发表联合声明,对中心型肥胖的诊断在不同的国家和种群的腰围切点进行了修订(亚洲人腰围男性为 90 cm、女性为 80 cm,日本人男性为 85 cm、女性为 90 cm,中国人男性为 85 cm、女性为 80 cm)。

来自东亚地区的多项人群研究的结果得出了基本一致的判断标准,即判定腹型肥胖的腰围切点男性 90 cm、女性 85 cm,其主要循证依据如下:Kashihara 等对 6 736 名体检人群采用 CT 测定腹内脂肪含量,发现日本人腹内脂肪面积男性为 103 cm^2、女性为 69 cm^2 时,判定心血管风险的特异性及敏感性亦最好,对应腰围:男性为 89.1 cm,女性为 86.3 cm。Nakamura 等在 844 名日本中老年人群研究中发现男性腰围 88 cm、女性腰围 82 cm 是判定代谢综合征的最佳切点。Han 等对 816 名体检人群同样采用 CT 测定腹内脂肪含量,发现韩国人腹内脂肪面积男性为 100 cm^2、女性为 70 cm^2 时分别判定代谢综合征的特异性及敏感性亦最好,对应的腰围男性 88.1 cm、女性 84.0 cm。上海交通大学医学院附属第六人民医院对 1 140 人采用 MRI 精确测定腹内脂肪含量,发现中国人腹内脂肪面积≥80 cm^2 时判定代谢综合征的敏感性和特异性最好,对应腰围切点为:男性 87.5 cm、女性 84.3 cm。在另一项应用 MRI 判定腹型肥胖预测糖尿病的 7.8 年随访研究中见到,调整了糖调节异常后,腹型肥胖仍是导致糖尿病的风险因素,该人群发生糖尿病的相对危险度在男性和女性分别为 3.35 和 4.57,对应腰围:男性约为 88 cm,女性约为 82 cm(表 3-6)。故男性 90 cm、女性 85 cm 的腰围切点被纳入 2007 年中国成人血脂异常防治指南(JCDCG)中代谢综合征腹型肥胖的诊断标准。

表 3-6　预测中心型肥胖的腰围和 BMI 切点

方　　法	腰围切点(cm)	敏感度(%)	特异度(%)	Youdern 指数
腰围(cm)				
男性	88	75.6	83.8	0.594
女性	82	80.6	85.1	0.657
BMI				
男性	25	73.3	73.5	0.469
女性	25	80.6	80.2	0.608

然而,无论在国际还是国内,腹型肥胖与代谢综合征及简易体脂参数与精确体脂参数的对比研究均为单中心横断面研究结果。我国地域辽阔,目前尚缺乏具有广泛人群代表性的多中心前瞻性研究的资料。为此,上海交通大学医学院附属第六人民医院联合国内多家单位开展多中心、覆盖全国不同地区人群的大样本流行病学调查,并运用“金标准”腹部 MRI 技术精确测量腹内脂肪面积和皮下脂肪面积,建立了中国人群体脂分布信息库,揭示了我国成人体脂分布特征,得出了判断成人代谢综合征发生、发展的精确与简易体脂参数的最佳切点,明确了上述切点对动脉粥样硬化的预测价值。整合多中心随访资料,以 JCDCG 的代谢综合征诊断标准,用受试者工作特征曲线得出,判断除体脂外的两种及以上代谢综合征组分的最佳切点腹内脂肪面积是男性 82.10 cm^2、女性 78.57 cm^2,腰围是男性 88.40 cm、女性 83.10 cm。同时,以局部体脂指标(腹内脂肪面积,腰围)划分是否为腹型肥胖,见到基线无代谢综合征但有腹型肥胖的人群,随访 1.5 年后新发代谢综合征(≥2 种除体脂外的代谢综合征组分聚集)的比例显著高于基线非腹型肥胖。由此可见,腰围男性 90 cm、女性 85 cm 作为中国成人中心型肥胖的界值较为合适。2013 年,中华人民共和国卫生和计划生育委员会颁布的卫生部行业标准中关于成人中心型肥胖的判定指标也沿用上述腰围切点,即男性 90 cm、女性 85 cm。

(三) 腹型肥胖参数评估心血管疾病的价值

随着代谢综合征等代谢危险因素的异常聚集,其导致的动脉粥样硬化性心血管病的发病率和死亡风险大大提高。动脉粥样硬化的形成是一个漫长的临床经过,是血管病变的晚期表现。现已证明颈动脉内膜中层厚度是反映早期即亚临床动脉粥样硬化的指标,与心血管疾病的发生独立相关。我们既往研究发现超重、肥胖人群的颈动脉内膜中层厚度显著增高(图 3-5),在校正多种人体测量学指标及心血管风险因素后,反映腹型肥胖的指标腰围、腹内脂肪面积(visceral fat area, VFA)是颈动脉内膜中层厚度的独立影响因素,且男性腹内脂肪面积≥80 cm^2 可有效评估亚临床动脉粥样硬化。随后的进一步调查在 2 365 例中国女性人群中发现,衡量腹型肥胖的简易指标腰围与颈动脉内膜中层厚度也有显著相关性,且女性腰围≥85 cm 能作为亚临床型动脉粥样硬化的预测指标(图 3-6)。上海交通大学医学院附属第六人

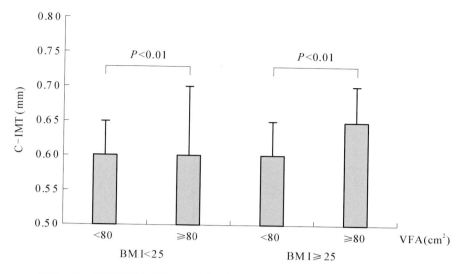

图 3-5　腹内脂肪面积(VFA)与颈动脉内膜中层厚度(C-IMT)的关系

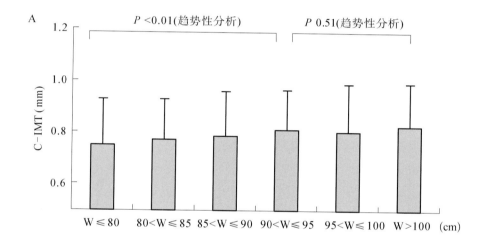

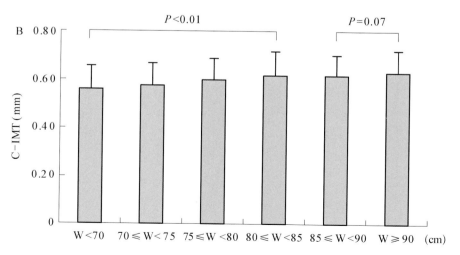

图 3-6　颈动脉内膜中层厚度(C-IMT)与男性(A)和
女性(B)不同分段腰围(W)的关系

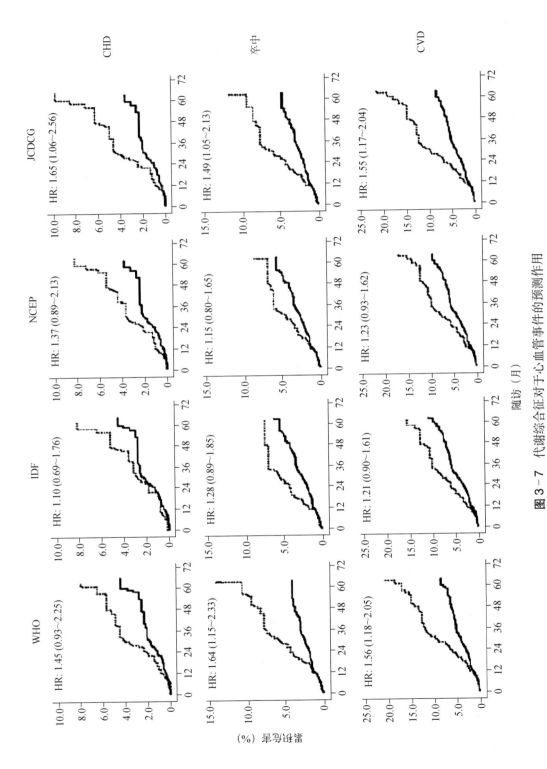

图 3-7　代谢综合征对于心血管事件的预测作用

WHO,世界卫生组织;IDF,国际糖尿病联盟;NCEP,美国国家胆固醇教育计划;
JCDCG,《中国成人血脂异常防治指南》制定联合委员会;CHD,冠状动脉粥样硬化性心脏病;CVD,脑血管疾病;HR,风险比

民医院在578例住院的新诊断2型糖尿病男性人群中,探讨了腰围与颈动脉内膜中层厚度之间的关系,结果见到颈动脉内膜中层厚度随着腰围的升高而升高,在231例随访满一年的患者中,基线腰围超过90 cm者其颈动脉内膜中层厚度明显增高,而腰围小于90 cm者的颈动脉内膜中层厚度水平无明显变化,并且基线腰围90 cm是颈动脉内膜中层厚度增高的独立危险因素,提示在新诊断的男性2型糖尿病人群中,腰围90 cm可预测亚临床动脉粥样硬化的进展。

上海交通大学医学院附属第六人民医院针对在上海地区心血管疾病人群的前瞻性调查研究中发现,代谢综合征在心血管疾病事件的发生、发展过程中起到了推进作用,代谢综合征尤其是中心型肥胖的存在明显增加了心血管疾病的发生。在上海社区人群开展的5.5年随访研究对比多种代谢综合征诊断标准后发现,使用适合于中国人的代谢综合征诊断标准,即中心型肥胖为腰围男性≥90 cm、女性≥85 cm,对心血管事件发生风险具有更好的预测价值(图3-7)。另一上海社区人群3.7年的随访研究同样发现,代谢综合征的存在显著增加心血管疾病发生,且年龄越大患病风险越高,值得注意的是在中年人群中,各种代谢综合征的组分中只有腰围增长显著增加心血管疾病的发生风险,因此预防中心型肥胖是降低心血管事件发生的重要措施。

参·考·文·献

[1] 包玉倩. 控制腹型肥胖,从源头遏制心血管事件[J]. 中华糖尿病杂志, 2013, 5: 713-715.

[2] 陈蕾,贾伟平,项坤三,等. 肥胖者胰岛素抵抗与总体脂、局部体脂关系的研究[J]. 中华内分泌代谢杂志, 2001, 17: 276-279.

[3] 邵新宇,贾伟平,陆俊茜,等. 正常糖调节人群中腹内脂肪积聚与糖脂代谢的早期变化[J]. 上海医学, 2004, 27: 906-908.

[4] 孙万里,程亮,张丽华,等. MRI测量人腹部脂肪组织[J]. 放射学实践, 2007, 22: 405-406.

[5] 吴更,贾伟平,包玉倩,等. 糖耐量正常人股部脂肪分布及含量与胰岛素敏感性的关系[J]. 中华内分泌代谢, 2006, 22: 537-540.

[6] 项坤三,贾伟平,陆俊茜,等. 上海地区中国汉族人2型糖尿病的肥胖性状及特异性[J]. 中华医学杂志, 2004, 84: 1768-1772.

[7] 《中国成人血脂异常防治指南》制定联合委员会. 代谢综合征. 中国成人血脂异常防治指南[M]. 1版. 北京: 人民卫生出版社, 2007: 16-17.

[8] 中华人民共和国卫生和计划生育委员会. 中华人民共和国卫生行业标准-成人体重判定(标准号WS/T 428—2013)[S]. 1版. 北京: 中国标准出版社, 2013: 1-12.

[9] 中华人民共和国卫生和计划生育委员会. 中华人民共和国卫生行业标准-人群健康监测人体测量方法(标准号WS/T 424—2013)[S]. 1版. 北京: 中国标准出版社, 2013: 1-8.

[10] Ascaso JF, Romero P, Real JT, et al. Abdominal obesity, insulin resistance, and metabolic syndrome in a southern European population[J]. Eur J Intern Med, 2003, 14: 101-106.

[11] Bao Y, Lu J, Wang C, et al. Optimal waist circumference cutoffs for abdominal obesity in Chinese[J]. Atherosclerosis, 2008, 201: 378-384.

[12] Bjorntorp P. Abdominal obesity and the metabolic syndrome[J]. Ann Med, 1992, 24: 465-468.

[13] Despres JP, Lemieux I, Bergeron J, et al. Abdominal obesity and the metabolic syndrome: contribution to global cardiometabolic risk[J]. Arterioscler Thromb Vasc Biol, 2008, 28: 1039-1049.

[14] Despres JP, Lemieux I. Abdominal obesity and metabolic syndrome[J]. Nature, 2006, 444: 881-887.

[15] Fox CS, Massaro JM, Hoffmann U, et al. Abdominal visceral and subcutaneous adipose tissue compartments: association with metabolic risk factors in the Framingham Heart Study[J]. Circulation, 2007, 116: 39-48.

[16] Hiuge-Shimizu A, Kishida K, Funahashi T, et al. Coexistence of visceral fat and multiple risk factor accumulations is strongly associated with coronary artery disease in Japanese (the VACATION-J study)[J]. J Atheroscler Thromb, 2012, 19: 657-663.

[17] Irlbeck T, Massaro JM, Bamberg F, et al. Association

between single-slice measurements of visceral and abdominal subcutaneous adipose tissue with volumetric measurements: the Framingham Heart Study[J]. Int J Obes (Lond), 2010, 34: 781 - 787.

[18] Klopfenstein BJ, Kim MS, Krisky CM, et al. Comparison of 3 T MRI and CT for the measurement of visceral and subcutaneous adipose tissue in humans[J]. Br J Radiol, 2012, 85: e826 - e830.

[19] Liu J, Fox CS, Hickson DA, et al. Impact of abdominal visceral and subcutaneous adipose tissue on cardiometabolic risk factors: the Jackson Heart Study [J]. J Clin Endocrinol Metab, 2010, 95: 5419 - 5426.

[20] Lupattelli G, Pirro M, Mannarino MR, et al. Visceral fat positively correlates with cholesterol synthesis in dyslipidaemic patients [J]. Eur J Clin Invest, 2012, 42: 164 - 170.

[21] Pan S, Hou X, Li H, et al. Abdominal adipose tissue segmentation in MRI with double loss function collaborative learning [M]. Department of Computer Science and Engineering, Shanghai Jiao Tong University, Shanghai, China; Shanghai Jiao Tong University Affiliated Sixth People's Hospital, Shanghai, China; Department of Biomedical Engineering, University of Florida, Gainesville, USA, 2019.

[22] Ribeiro-Filho FF, Faria AN, Azjen S, et al. Methods of estimation of visceral fat: advantages of ultrasonography [J]. Obes Res, 2003, 11: 1488 - 1494.

[23] Shen Y, Zhang L, Zong WH, et al. Correlation between waist circumference and carotid intima-media thickness in women from Shanghai, China[J]. Biomed Environ Sci, 2013, 26: 531 - 538.

[24] Wang C, Hou X, Bao Y, et al. The metabolic syndrome increased risk of cardiovascular events in Chinese—a community based study[J]. Int J Cardiol, 2010, 139: 159 - 165.

[25] Wang Y, Ma X, Zhou M, et al. Contribution of visceral fat accumulation to carotid intima-media thickness in a Chinese population [J]. Int J Obes (Lond), 2012, 36: 1203 - 1208.

[26] Yang W, Lu J, Weng J, et al. Prevalence of diabetes among men and women in China[J]. N Engl J Med, 2010, 362: 1090 - 1101.

[27] Ye Y, Bao Y, Hou X, et al. Identification of waist circumference cutoffs for abdominal obesity in the Chinese population: a 7. 8-year follow-up study in the Shanghai urban area[J]. Int J Obes (Lond), 2009, 33: 1058 - 1062.

[28] Zhang L, Shen Y, Zhou J, et al. Relationship between waist circumference and elevation of carotid intima-media thickness in newly-diagnosed diabetic patients [J]. Biomed Environ Sci, 2014, 27: 335 - 342.

[29] Zhang M, Hou X, Zhu Y, et al. Metabolic disorders increase the risk to incident cardiovascular disease in middle-aged and elderly Chinese[J]. Biomed Environ Sci, 2012, 25: 38 - 45.

第四节　静息能量消耗的间接测热技术

一、历史背景

　　肥胖是成人常见代谢病（2型糖尿病、血脂异常、高血压、心脑血管疾病）的主要风险因素。引起肥胖的中心环节是能量代谢不平衡，即能量摄入大于能量消耗，使过剩能量以脂肪的形式在体内储存。肥胖是由遗传易感性、环境因素共同作用的结果。机体总能量消耗分为三部分，即静息能量消耗（resting energy expenditure，REE）、体力活动作功的耗能及适应性产热（adaptive thermogenesis）耗能。其中，静息能量消耗约占总能量消耗的60%～70%，主要用于维持机体细胞、器官的正常功能和人体的觉醒状态。静息能量消耗微小的变化即可对人体总能量平衡产生影响。

　　间接测热技术是一种通过测定气体交换数值，即所消耗的氧气（O_2）体积（volume of O_2，VO_2）和所产生的二氧化碳（CO_2）体积（volume of CO_2，VCO_2），并测定尿氮量（Nu），来估计体内底物作用的形式、速率和能量代谢的实验手段，被认为是目前确定机体能量消耗量的"金标准"。

　　既往静息能量消耗多用于对重症患者，如烧伤、恶性肿瘤及老年人、新生儿营养状态的评估，以确定能量摄入水平及是否存在低代谢状态。近年来，静息相能量消耗测定被用于肥胖、糖尿病个体代谢状态的评估。目前研究表明，2型糖尿病患者静息能量消耗值增高可能与体内蛋白质转换、机体无效底物循环、机体糖异生、体内胰高血糖素和交感神经系统的活性增加有关。2000年，上海交通大学医学院附属第六人民医院内分泌科、上海市糖尿病研究所在国内首先在普通高胰岛素正葡萄糖钳夹技术基础上联合应用间接测热法精确评估底物代谢方式。

二、原理及意义

　　机体不断地通过营养底物的氧化反应产生能量，以维持细胞膜内外化学性和电化学性的浓度差，合成生物性大分子，以及用于肌肉收缩，另尚有一部分能量以热量的形式丢失。底物被氧化释放能量的过程，往往偶联高能量分子的合成［绝大多数是三磷酸腺苷（adenosine-triphosphate，ATP）］；相反，合成大分子营养物质消耗能量的过程，往往偶联ATP的水解。间接测热技术基于一个重要的假设上，即所有的O_2全部用于降解底物的氧化，而生成的CO_2全部释放，呼吸性气体交换值与发生氧化磷酸化的气体交换值相等。所有内源性和外源性物质，最终都能完全氧化成CO_2和H_2O，尿素是含氮产物的最终代谢形式，而所有代谢性反应最终都释放热量。这样就构成了静息状态下细胞能量利用的终末产物。底物代谢的最主要途径是氧化反应,底物利用率即是底物氧化率,主要反映在组织水平所发生的变化,并除外中间代谢产物积聚的情况。

间接测热法被认为是目前测定机体物质代谢状况的"金标准",能够反映机体真实的能量代谢水平,用于评价个体在不同疾病状态下的能量及蛋白质、脂肪、碳水化合物的代谢特点,在疾病治疗过程中对能量及三大营养素供给比例的确定提供重要依据。

三、REE 测定方法

静息能量消耗采用 Vmax 29 型间接测热仪(美国)进行。患者空腹 10~12 小时,测试前无异常情况(如发热、夜间失眠、饥饿或暴饮暴食等)。测试日早晨起床后禁止做任何运动,空腹来实验室,安静 15~30 分钟后进行实验。室温 20~25°C、平卧状态下,采用面罩通气法收集呼出气体,吸进及呼出的气体经气体分析装置分析 O_2 和 CO_2 浓度,输出信号经计算机处理,每 1 分钟计算一次 O_2 消耗量(VO_2)、CO_2 产生量(VCO_2)及呼吸商(respiratory quotient, RQ)。整个实验共进行 30 分钟,取后 20 分钟平均值用来计算静息能量消耗 REE。收集受试者正常饮食状态下的 10~12 小时尿液,应用凯氏定氮法测尿素氮含量(Nu),并推算 24 小时尿素氮含量,此参数为计算 REE 所需。静息能量消耗的计算采用每千克体重静息能量消耗(REE/kg)作为衡量个体能量消耗的指标。计算公式采用 Weir 等式来计算 REE。

$$REE(kcal/天) = [3.9(VO_2) + 1.1(VCO_2)] \times 1.44 - 2.17(Nu) \qquad (式3-1)$$

式中:

VO_2:氧耗量(L/min);

VCO_2:二氧化碳产生量(L/min)。

REE/kg 由 Weir 等式计算所得的每天总静息能量消耗除以体重计算,单位千卡/千克(kcal/kg)。所有计算由机配软件进行。

整个实验过程要求受试者保持清醒、安静状态,需一名临床医师参与。重症患者亦可进行静息能量消耗测定。

四、临床应用

目前尚无 REE 的正常值,关于性别、年龄对 REE 的影响目前尚无统一定论。上海交通大学医学院附属第六人民医院自 1999 年起采用间接测热法对 156 例正常糖耐量个体进行静息能量消耗测定,发现性别及年龄对 REE/kg 有独立影响,女性的 REE/kg 低于男性,中年及老年人 REE/kg 显著减少,故静息能量消耗的变化可能是女性肥胖多于男性、随年龄增长易发生超重/肥胖的重要因素(图 3-8)。超重/肥胖者较之正常体重者 REE/kg 显著下降,校正年龄、性别影响后,此差异仍存在,表明肥胖与 REE/kg 有关。此外,REE/kg 变化尚与肥胖类型有关,腹内型肥胖者,REE/kg 降低尤为明显。

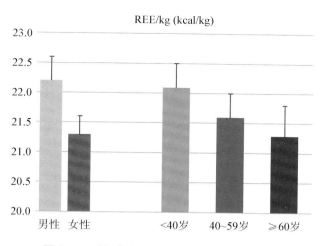

图 3－8 性别、年龄与静息能量消耗的关系

　　同时,上海交通大学医学院附属第六人民医院内分泌科、上海市糖尿病研究所在国内较早应用间接测热法测定静息能量消耗及磁共振法精确测量局部体脂,研究中国人静息能量消耗与超重/肥胖、解偶联蛋白(uncoupling protein, UCP)基因的关系(图3－9)。研究发现 UCP3 基因启动子区－55(C>T)多态与中国人静息能量消耗相关,正常体重组 TT 基因型者静息能量消耗水平显著高于 CT 基因型及 CC 基因型者($P<0.05$),超重肥胖组亦是同样趋势;但超重/肥胖组中 TT 基因型者脂肪块重量/去脂肪块重量(FM/FFM)显著高于 CT 及 CC 基因型者($P<0.01$)。

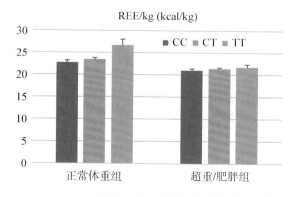

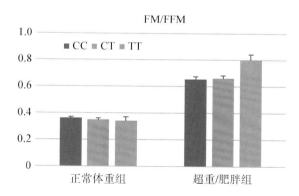

图 3－9 中国人静息能量消耗与超重/肥胖、解偶联蛋白(UCP)基因的比较

参·考·文·献

[1] 杨明,贾伟平,包玉倩,等.性别、年龄及体脂参数与静息能量消耗的关系[J].中华内分泌代谢杂志,2004,20:20－22.

[2] Birgitte K, Soren Toubro, Arne Astrup. Age and sex effects on energy expenditure[J]. Am J Clin Nutr, 1997, 65: 895－907.

[3] Buchholz AC, Rafii M, Pencharz PB. Is resting metabolic rate different between men and women[J]. Br J Nutr, 2001, 86(6): 641－646.

[4] Ferrannini E. The theoretical bases of indirect calorimetry: a review[J]. Metabolism, 1988, 37(3): 287－301.

[5] Ikeda K, Fujimoto S, Goto M, et al. A new equation to estimate basal energy expenditure of patients with

diabetes[J]. Clin Nutr, 2013, 32(5): 777 – 782.

[6] Ikeda K, Fujimoto S, Goto M, et al. Impact of endogenous and exogenous insulin on basal energy expenditure in patients with type 2 diabetes under standard treatment[J]. Am J Clin Nutr, 2011, 94(6): 1513 – 1518.

[7] Jebb SA, Prentice AM. Assessment of human energy balance[J]. Journal of Endocrinology, 1997, 155: 183 – 185.

[8] Karhunen L, Franssila-Kallunki A, Rissanen A, et al. Determinants of resting energy expenditure in obese non-diabetic Caucasian women[J]. Inter J of Obesity, 1997, 21: 197 – 202.

[9] Lupinsky L, Singer P, Theilla M, et al. Comparison between two metabolic monitors in the measurement of resting energy expenditure and oxygen consumption in diabetic and non-diabetic ambulatory and hospitalized patients[J]. Nutrition, 2015, 31(1): 176 – 179.

[10] Schneiter LT. Measurement of substrate oxidation in man[J]. Diabetes & Metabolism, 1997, 23: 435 – 442.

[11] Schutz Y. The basis of direct and indirect calorimetry and their potentials[J]. Diabetes/Metabolism Reviews, 1995, 11(4): 383 – 408.

[12] Simonson DC, Defronzo RA. Indirect calorimetry: methodological and interpretative problems[J]. Am J Physiol, 1990, 258: E399 – E412.

[13] Tan TM, Field BCT, Mc Cullough KA, et al. Coadministration of glucagon-like peptide-1 during glucagon infusion in humans results in increased energy expenditure and amelioration of hyperglycemia[J]. Diabetes, 2013, 62(3): 1131 – 1138.

[14] Tappy L, Paquot N, Tonian P, et al. Assessment of glucose metabolism in humans with the simultaneous use of indirect calorimetry and tracer techniques[J]. Clin Physiol, 1995, 15: 1 – 12.

第四章
多学科协作下的代谢/减重手术

一、历史背景

现代减重手术的历史可以追溯到 20 世纪 50 年代,最初的设想来自短肠综合征,即通过缩短小肠的长度来诱导消化不良,从而减少吸收。第一个尝试减重手术的外科医生是 J. H. Linner 和 A. J. Kremen,他们在 1954 年进行第一例空回肠短路手术,其手术原理是旷置大部分的小肠从而减少食物在小肠的消化和吸收。尽管空回肠短路手术减重效果良好,但出现了一些手术并发症,如腹泻、夜盲症、骨质疏松、蛋白营养不良及肾结石等。1963 年,Payne 和 DeWind 医生改良了手术,将十二指肠与大肠连接,术后患者仍有顽固腹泻。1970 年,Scott 等为减少并发症而尝试缩短了旷置的小肠长度。

胃肠短路术于 1967 年由 Mason 等首先提出,并用于治疗肥胖症。1977 年,Alden 提出以 Roux-en-Y 胃转流手术(Roux-en-Y gastric bypss,RYGB)代替胃肠短路术,即在胃的上部先做成一个小胃囊,出口处与小肠相连,小胃囊的作用是减少摄食和消化,这个术式虽然操作比较复杂,但远期减重疗效较好,营养相关的并发症也比较少。早先,人们对胃小囊该留多大容积并不知道,全凭个人经验,直到后来外科医生逐渐摸索发现留 20 mL 比较理想,形成了目前的标准手术参数。

1978 年,Scopinaro 等第一个施行了胆胰转流术,保留了上半部分的胃,使患者能进食较多的食物以增加饱感,食物进入胃囊后通过吻合口进入小肠,再进入胆胰支,距离结肠仅 50~100 cm,此术式与胃转流术有相近之处,只是小肠末端距离结肠更近,因而营养吸收更少,长期随访发现它可以减少多余体重的 72%。1988 年,Hess 等改良了胆胰转流术,创造了十二指肠转位术,从解剖上来说,十二指肠转位术与胆胰转流术的不同在于垂直切除部分胃,形成管状胃,该术式增加了胃限制,还保留了胃幽门,可减少胃溃疡和倾倒综合征的发生。

在腹腔镜技术出现之前,减重手术都是开腹施行。1994 年,Wittgrove 和 Clark 第一个报道了关于腹腔镜与传统开腹相比较的随机对照研究,结果发现:两组在远期减重方面没有差异,但腹腔镜在术中出血、术后疼痛、住院时间、肺部感染、康复时间、伤口感染等几个方面明显优于传统开腹组。RYGB 被多项研究证实远期减重效果良好且明显降低肥胖相关并发症,在术后18~24 个月时可达到最大体重降幅。当然,随着时间推移,胃小囊还有可能逐渐适应并有所扩张,患者体重可能会有轻度反弹。因此,1998 年,Fobi 尝试在 RYGB 基础上于胃小囊上加了一个硅胶套管以限制其膨大。

与上述吸收不良性手术相比,另一种减重手术属于限制性手术,包括胃绑带术和袖状胃切除术等。胃绑带术由 Wilkinson 于 1976 年首创。他用一个直径 2 cm 的聚乙烯纤维套管固定在胃的上部,形成一个"胃囊",以限制进食、增加饱感。1980 年,Molina 改良了手术,减少了胃囊的容积,并用涤纶代替了聚乙烯,但由于聚乙烯粘连严重,最终被硅胶所代替。1982 年,Mason发明了一种垂直胃绑带术,在贲门下方塑造一个小胃囊,在小胃囊的出口处套上一个硅胶或聚丙烯的套环,以此限制食物的流量,尽管这个方法术后早期并发症少,但后期会出现胃囊扩大,因此会出现复胖,需要定期手术调整胃囊大小及套环位置。1983 年,Kuzmak 成功用硅胶做成1 cm 的套环,用以套住 30~50 mL 胃囊。1986 年,Kuzmak 又设计了可调节的硅胶套环,有一个管道连到患者皮下,通过注水调节套环直径。1994 年,Belachew 成功施行了第一例腹腔镜可调节胃绑带术(laparoscopic adjustable gastric banding, LAGB)。

1988 年,Marceau 首先提出了针对极重度肥胖患者的两部式减重手术方式,即在转流术前先进行单纯的"缩胃"手术,也就是"袖状胃切除术"。该手术 90% 的胃被切除,剩下的胃被塑形成"管状"或"袖状",故叫作"袖状胃"。此术式由于保留了幽门,故倾倒综合征发生较少。由于该术式风险较低,故适用于高手术风险人群。另一项非侵入的减重方法是通过内镜,在胃内植入大球,可以增加饱感,优点是创伤小、风险小、可以取出回复,但在美国曾有几例因梗阻致死的报道,所以该技术在美国被叫停,但在欧洲及少数其他国家仍有开展。

经手术治疗改善和缓解 2 型糖尿病(type 2 diabetes, T2DM),源于 1995 年 Pories 等的发现,他在实施 RYGB 治疗病态肥胖症患者时,偶然发现其中合并 T2DM 的患者在术后体重明显减轻的同时,血糖也迅速恢复了正常,甚至有些患者能长期摆脱原有的降糖药物。1995 年,他在美国外科学年鉴发表文章——"谁能想到,手术居然是治疗 2 型糖尿病最好的方法",文章一经问世引起巨大反响。从此,围绕糖尿病手术治疗的临床及基础研究不断涌现,减重手术对T2DM 的长期疗效亦得以证实。2004 年公布的一项 meta 分析纳入了 136 个研究,在 22 094 名接受手术的患者中有 76.8% 的 T2DM 患者达到完全缓解,其中腹腔镜可调节胃绑带术的缓解率为 48%,RYGB 为 84%,腹腔镜胆胰转流术为 95% 以上。Rubino 认为,LRYGB 和 LBPD 对T2DM 治疗意义已经超越了对肥胖症的治疗意义,其对多种代谢指标的改善均有治疗意义,且治疗机制涉及内分泌激素的调整,因而称其为"代谢手术"似乎更合适。国际糖尿病联盟(IDF)前任主席 George Alberti 教授指出:"减重手术干预肥胖伴 T2DM 是健康且性价比高的选择,其安全性也是可以接受的。对于严重肥胖的 T2DM 患者应及早考虑代谢手术,而不要拖到最后才采用补救办法。代谢手术应该被纳入 T2DM 治疗路线图。"同时 Alberti 教授认为对于糖尿病和心脏疾病风险日益增加的亚裔人群来说,选择手术患者时的 BMI 切点应该酌情降低。

　　基于手术可以为肥胖 T2DM 患者带来诸多改善代谢的益处,代谢手术在 T2DM 治疗中的地位逐渐为业界所认同。2009 年,美国糖尿病学会(ADA)在 T2DM 治疗指南中正式将其列为治疗肥胖伴 T2DM 的措施之一;2011 年,IDF 正式承认代谢手术可作为治疗肥胖伴有 T2DM 的方法。2016 年 5 月 24 日,全球首部国际上糖尿病组织参与制定的关于代谢手术治疗 T2DM 的指南《代谢手术作为 T2DM 治疗方案:国际糖尿病组织联合声明》发表,代谢手术正式被确认为 T2DM 的标准治疗选择之一(图 4 - 1)。

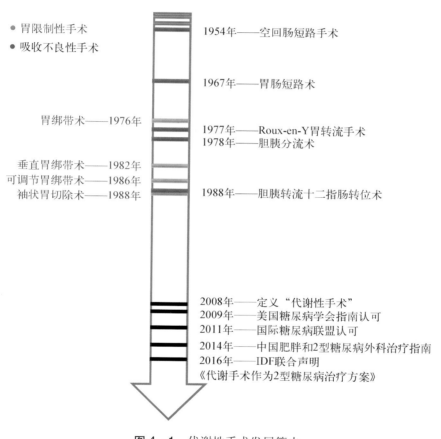

图 4 - 1　代谢性手术发展简史

二、常见的几种代谢手术比较

　　代谢手术术式源于两个基本观点,即改变小肠吸收或限制胃容量。以下就目前临床常见的数种术式分别进行简要介绍和比较。

　　(1)袖状胃切除术(sleeve gastrectomy, SG):沿胃大弯保留 2~6 cm 幽门以上胃窦,沿胃长轴切除胃大部,切除全部胃底,使残留胃呈"香蕉状",容积为 60~80 mL。

　　(2)RYGB:分离胃体后,余为中度闭合胃远端及近端胃小弯侧,于 Trietz 氏韧带下 50 cm

处分离,切断空肠襻,远端空肠与近端胃大弯侧吻合,近端空肠吻合于距胃空肠吻合口远端50~150 cm 空肠壁处。

(3) SG+保留幽门的单吻合口十二指肠回肠转流术(single-anastomosis duodenal switch, SADI - S):SADI - S 是近年发展起来的新术式。是在 SG 的基础上,保留了幽门,从回盲部倒数 250~300 cm 做狭隘小肠吻合,SADI - S 作为 I 期手术或术后复胖的修正手术。

(4) 胆胰转流术(biliopancreatic diversion, BPD):切断胃后,于 Trietz 氏韧带下约 50 cm 处分离,切断空肠,空肠远端与胃近端吻合,近端空肠吻合于距回盲瓣 50~100 cm 处,将胆胰液转流到远段回肠以减少营养的吸收。

从手术难易程度看,SG 手术相对简单,尽管术后造成的多种变化,包括正常的抗反流解剖屏障被改变,食管下括约肌功能遭到削弱,胃部迷走神经反射受损,残胃内压升高且顺应性降低等,使约 20% 的患者术后可出现一定程度的胃食管反流,但由于这一术式减重及缓解 T2DM 疗效较好,且保留了正常的胃肠道解剖结构,并发症相对其他手术仍属较少,因此目前在临床应用最为广泛;RYGB 尽管减重幅度及缓解 T2DM 疗效略高于 SG,但由于进入肠道的食物缺乏幽门节制,导致食物吸收与胰岛素释放出现不匹配,因此存在倾倒反应发生率高、术后血糖波动大等不良反应,而且这一术式旷置十二指肠和空肠上段,使得通过该肠段吸收的营养物质,如铁等术后出现不足,造成贫血等营养并发症,故目前在临床上开展较前些年逐渐减少。SADI - S 手术是在 SG 的基础上,保留了幽门并做了部分小肠的旷置,理论上讲吸取了 SG 和 RYGB 的长处,同时规避了两种式式的缺点,减重及治疗 T2DM 效果较好,且倾倒反应和营养不良等并发症并不明显增加,初步的研究结果也表明术后 5 年 SADI - S 手术的并发症发生率显著低于RYGB 手术,因此是目前最受关注的新术式。美国减重外科学会也呼吁学术界开展此式与传统术式的随机对照研究,以加深人们对 SADI - S 的理解和认识。目前,国内已有医院进行探索,但由于手术操作难度大,多在达·芬奇机器人的辅助下完成。BPD 对操作要求亦较高,减重效果和 T2DM 缓解率均较好,但由于这项术式转流了大量有助于脂质吸收的消化液,使得脂溶性维生素的摄取大幅下降,术后营养并发症的发生率很高,在国外仅用于超级肥胖的患者,在我国尚未有开展。具体详见表 4 - 1 和表 4 - 2。

表 4 - 1　各种术式概况比较

	SG	RYGB	SADI - S	BPD
手术难度	++	+++	++++	++++
手术相关并发症	+	++	++	+++
减重效果	++	+++	++++	++++
糖尿病缓解率	++	+++	++++	++++
营养风险	+	++	++	++++

注:+,轻度;++,中等度;+++,高度;++++,极高度。
SG,袖状胃切除术;RYGB,Roux - en - Y 胃转流手术;SADI - S,单吻合口十二指肠回肠转流术;BPD,胆胰转流术。

表4-2　代谢手术营养相关性并发症发生情况

	SG	RYGB	BPD
维生素 B_1 缺乏	+	+	+
维生素 B_6 缺乏	+	+	+
维生素 B_{12} 缺乏	+	++	+
叶酸缺乏	+	+	+
维生素 A 缺乏	+	+	+++
维生素 D 缺乏	+	+	+++
维生素 E 缺乏	+	+	+
维生素 K 缺乏	+	+	+++
铁缺乏	+	++	++
钙缺乏	+	+	+++
锌缺乏	+	+	+++
严重低蛋白血症	+	++	++

注：+,少见；++,较少见；+++,多见。
SG,袖状胃切除术；RYGB,Roux-en-Y 胃转流手术；BPD,胆胰转流术。

三、多学科协作模式和规范流程

我国在这一方面起步相对较晚。2000 年 4 月,第二军医大学附属长海医院完成了国内首例腹腔镜 SG；2004 年,北京武警总医院完成了国内首例胃转流手术,从此代谢手术在我国正式走向临床。2011 年,中华医学会糖尿病分会和中华医学会外科学分会也就代谢手术治疗 T2DM 达成共识,随后制订和通过了 T2DM 外科治疗的多学科合作标准化临床路径,并于 2012 年 8 月成立了中国医师协会外科医师分会肥胖和糖尿病外科医师专业委员会。该委员会于 2014 年更新了《中国肥胖和 2 型糖尿病外科治疗指南》,对手术适应证、禁忌证及围手术期管理提出新的观点。这几项举措对于规范本领域的医疗行为、促进业界的健康发展起到了巨大的指导和引领作用。

上海交通大学医学院附属第六人民医院内分泌代谢科自 2008 年起,以内分泌代谢科、普外科为核心,联合麻醉科、重症监护室(intensive care unit, ICU)、五官科、营养科等科室,组建"代谢手术协作团队",开辟 T2DM 手术治疗亚学科,并于 2011 年 2 月顺利实施了第一例手术。经过近 10 年的探索和改进,已逐渐建立了完备的技术团队、成熟的管理模式及符合医院实际的临床路径,首创了多学科合作的管理模式,形成了可持续发展的良好态势,在业界形成了良好的示范效应。

代谢手术团队组建之初即确立了"双核"驱动——内分泌代谢科及普外科,并划分各自的工作分工,即内分泌科负责手术适应证的把握、围手术期管理及术后随访,外科负责手术、外科并发症处理及参与随访。心内科、五官科、麻醉科、呼吸科等兄弟科室均有专人负责协助会诊,评估各自专科的情况与手术风险的关系,如于五官科完善睡眠呼吸监测,明确患者是否存在睡眠呼吸暂停综合征等可能造成围麻醉期出现气道梗阻或气道难以暴露的病史;请呼吸科根据血气分析所提示的机体缺氧及二氧化碳潴留情况明确是否使用持续气道正压通气(CPAP)改善机体对手术的耐受性;完善动态心电图、心脏超声后,与心内科一同评估是否存在与手术风险相关的心律失常或心功能不全;麻醉科结合各项检查结果,对患者围术期麻醉风险做出总体评价等(图4-2)。这一模式最大限度地保证了手术在安全、适度的范围内合理开展,同时也带动了这些科室围绕"代谢手术"开展相关的科研活动,达到了"多赢"的效果。除临床科室外,医院的行政主管部门也直接介入手术的风险谈话,这一举措体现了医院对手术患者和这项技术本身的高度重视。

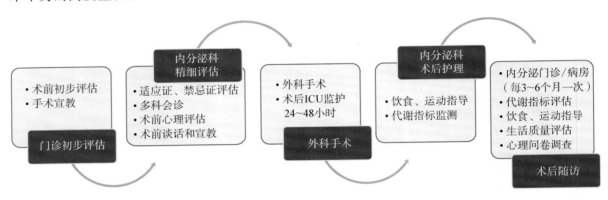

图4-2 代谢手术评估及转诊流程图

首先,术前必须严格掌握适应证,应在完善包括胰岛素、C肽、自身抗体、皮质醇等各项检查的基础上,明确糖尿病分型及胰岛功能情况后再考虑是否进行手术。全面细致的术前评估不仅是确保手术安全的保证,也是确保随访依从性和远期疗效的保证(表4-3)。术后患者会在ICU监护24~48小时,待生命体征平稳后转入普通病房进行康复治疗。如患者术后需行气管插管,则应在严格把握术后拔管指征,包括:① 完全清醒,呼之能应;② 咽喉反射、吞咽和咳嗽反射、肌张力已完全恢复;③ 潮气量和分钟通气量恢复正常,并于ICU中完成拔管后待病情平稳再回到普通病房。在这期间,内科医生和营养师会在每天的查房中反复讲解饮食起居的注意事项、营养补充剂的种类和服用方法等,教会患者如何在今后培养起新的健康的饮食和运动习惯,如少食多餐、减慢进食速度、每天摄入60~80 g蛋白质且以优质蛋白质如鱼、虾、鸡、鸭等为主,补充足量营养物质包括维生素D、钙、铁、维生素B_{12}等,避免使用浓缩的甜食包括饮料、点心等,并保持每周规律运动时间不少于150分钟等。术后的随访频率依据距离手术时间的长短,安排每3~6个月随访一次,并尽量安排住院接受系统的体检和再教育,以便早期发现潜在的营养问题及再次强化生活方式的督导和教育。同时,因地制宜地建立手术患者俱乐部和微信群,定期组织聚会,交流分享各自的经验和体会,这种"同伴教育"的方式可以提高教育效果,增进患者共同战胜糖尿病的信心,并能及时纠正某些不正确的信息和诊疗方法。

表 4-3　T2DM 患者代谢手术随访检查项目

项　　目	术前准备	术后随访				
时间(月)	-7 天	1 周	1	3	6	12
入/排标准	√					
人口学资料	√					
病史	√					
体格检查	√	√	√	√	√	√
三大常规+大便隐血	√	√	√	√	√	√
身高、体重、腰围、臀围	√	√	√	√	√	√
肝肾功能、电解质、血脂、游离脂肪酸	√	√	√	√	√	√
凝血全套、肝炎病毒全套、艾滋病、梅毒	√					
胸片、心电图、腹部超声	√				√	√
心超、血气分析、电子胃镜、电子喉镜	√					
肌电图	√				√	√
呼吸睡眠监测、骨密度、肺功能	√				√	√
眼底摄片、颈动脉、下肢动脉 B 超	√				√	√
GFR	√				√	√
空腹和餐后 2 小时血糖	√		√	√	√	√
血胰岛素、C 肽(0、30、120 分钟)	√		√	√	√	√
HbA$_{1c}$、GA	√		√	√	√	√
GAD-Ab、IA$_2$-Ab	√					
PTH、维生素 D、铁蛋白、血清铁、叶酸、维生素 B$_{12}$	√		√	√	√	√
24 小时尿微量白蛋白	√		√	√	√	√
动态血糖监测×3 天	√	√			√	√
MRI 腹内脂肪面积	√			√	√	√

注：T2DM,2 型糖尿病;GFR,肾小球滤过率;HbA$_{1c}$,糖化血红蛋白;GA,糖化白蛋白;GAD-Ab,谷氨酸脱羧酶抗体;IA$_2$-Ab,酪氨酸磷羧酶抗体;PTH,甲状旁腺激素;MRI,磁共振成像。

代谢手术病案资料和标本的整理由专人负责,存放于专属样本库,并信息化录入代谢手术随访数据管理系统(图 4-3),确保临床输入资料的正确性、完整性及数据提取的便捷性。

通过上述各项措施确保了绝大多数患者能按要求定期随访,失访率控制在 15% 以内,约 70% 以上的糖尿病患者摆脱了原有的降糖治疗,未出现严重手术并发症及术后营养不良性并发症情况。

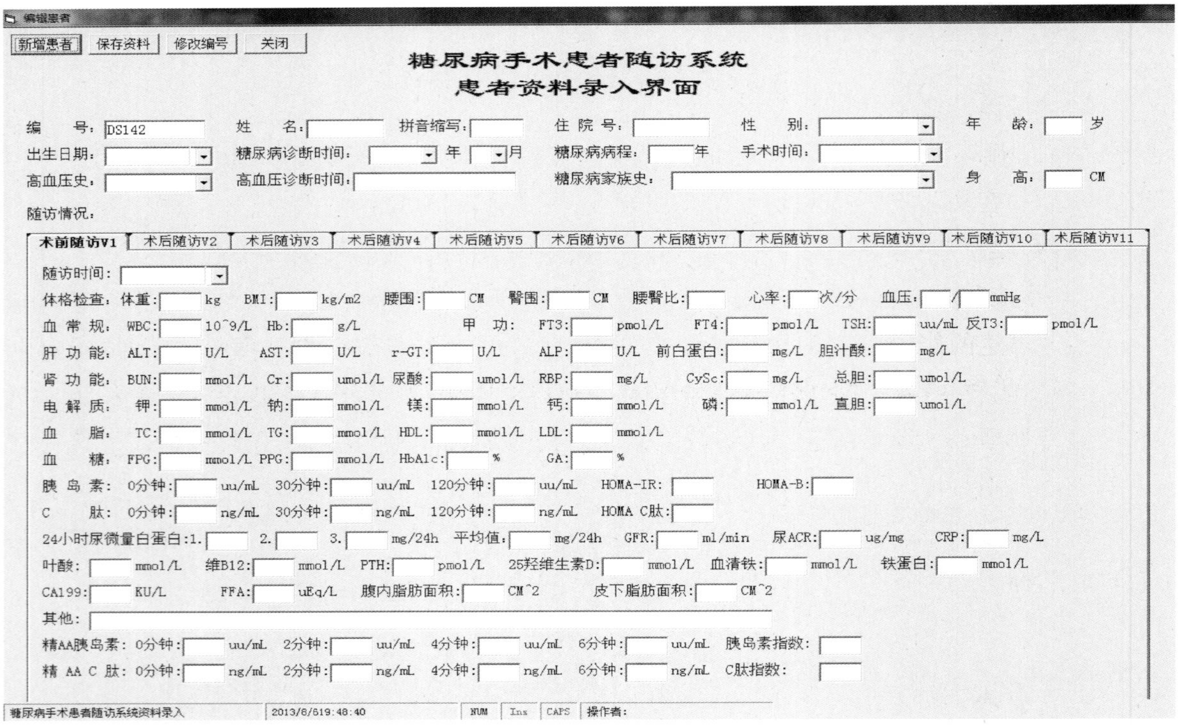

编辑患者

新增患者　保存资料　修改编号　关闭

糖尿病手术患者随访系统
患者资料录入界面

编　　号：DS142　　姓　　名：　　拼音缩写：　　住院号：　　性　别：　　年　龄：　岁

出生日期：　　糖尿病诊断时间：　年　月　糖尿病病程：　年　手术时间：　　身　高：　CM

高血压史：　　高血压诊断时间：　　糖尿病家族史：　　身　高：　CM

随访情况：

术前随访V1 | 术后随访V2 | 术后随访V3 | 术后随访V4 | 术后随访V5 | 术后随访V6 | 术后随访V7 | 术后随访V8 | 术后随访V9 | 术后随访V10 | 术后随访V11

随访时间：

体格检查：体重：　kg　BMI：　kg/m2　腰围：　CM　臀围：　CM　腰臀比：　　心率：　次/分　血压：　/　mmHg

血常规：WBC：　10^9/L　Hb：　g/L　甲　功：　FT3：　pmol/L　FT4：　pmol/L　TSH：　uu/mL　反T3：　pmol/L

肝功能：ALT：　U/L　AST：　U/L　r-GT：　U/L　ALP：　U/L　前白蛋白：　mg/L　胆汁酸：　mg/L

肾功能：BUN：　mmol/L　Cr：　umol/L　尿酸：　umol/L　RBP：　mg/L　CySc：　mg/L　总胆：　umol/L

电解质：钾：　mmol/L　钠：　mmol/L　镁：　mmol/L　钙：　mmol/L　磷：　mmol/L　直胆：　umol/L

血　脂：TC：　mmol/L　TG：　mmol/L　HDL：　mmol/L　LDL：　mmol/L

血　糖：FPG：　mmol/L　PPG：　mmol/L　HbA1c：　%　GA：　%

胰岛素：0分钟：　uu/mL　30分钟：　uu/mL　120分钟：　uu/mL　HOMA-IR：　　HOMA-B：

C　肽：0分钟：　ng/mL　30分钟：　ng/mL　120分钟：　ng/mL　HOMA C肽：

24小时尿微量白蛋白：1.　2.　3.　mg/24h　平均值：　mg/24h　GFR：　ml/min　尿ACR：　ug/mg　CRP：　mg/L

叶酸：　mmol/L　维B12：　mmol/L　PTH：　pmol/L　25羟维生素D：　mmol/L　血清铁：　mmol/L　铁蛋白：　mmol/L

CA199：　KU/L　FFA：　uEq/L　腹内脂肪面积：　CM^2　皮下脂肪面积：　CM^2

其他：

精AA胰岛素：0分钟：　uu/mL　2分钟：　uu/mL　4分钟：　uu/mL　6分钟：　uu/mL　胰岛素指数：

精AA C肽：0分钟：　ng/mL　2分钟：　ng/mL　4分钟：　ng/mL　6分钟：　ng/mL　C肽指数：

糖尿病手术患者随访系统资料录入　　2013/8/6 19:48:40　　NUM　Ins　CAPS　操作者：

图4-3　代谢手术患者随访数据管理系统输入界面

四、代谢手术机制思考

代谢手术与大多数手术不同,手术台上的成功只是其中一环,并不代表手术的成功。术后患者生活质量的显著提高、代谢指标的长久保持才是手术成功的衡量标准,而这些都有赖于整个代谢手术管理团队对这一理念的深刻认同和身体力行,有赖于项目开展之初顶层设计的科学性,有赖于整个管理链条上的精细分工和无缝衔接。目前,国内代谢手术在远期疗效评估上亟待提高,比如在心理评估及干预方面由于缺乏相应的知识背景和人员支撑,故在患者精神状态、认知情况、手术预期、心理承受、术后依从等方面还没有建立完善系统的评价体系,客观上影响了术后远期的疗效。

尽管不同的代谢手术方式具有不同的机制,疗效也存在较大差异。但总体说来,手术试图通过改变胃肠道结构重新达到能量平衡的稳态,以及个体对食物认知、情感及行为反应的重新调定,从而建立新的平衡。曾有我国著名的内分泌学专家一针见血地指出——代谢手术是一种病理生理状态代替另一种病理生理状态。

代谢手术分子机制的研究如同"黑箱",但这并不妨碍科学家们对这一系统规律的探索和认识。从组织器官层面看,胃肠道的外科修饰或重组导致胃肠道结构和功能的适应性变化,如黏膜肥大、肠道微生态改变、激素释放模式和胆汁酸代谢的变化等。具体表现包括由于手术后食物可更快地抵达远端小肠,使得可下调食欲的肠道激素如胰高血糖素样肽-1、YY肽等较术前分泌显著增加;胆汁酸代谢的变化通过激活TGR5受体与刺激具有内分泌功能的小肠L细胞促进前述两种激素的释放;肠道菌群的改变亦对胆汁酸代谢产生影响。这些综合变化通过循环系统或神经系统,向肝脏、脂肪组织、胰腺、肌肉和大脑等器官发出信号,总体上起到降低食欲,增加饱腹感,减少进食量的作用,最终导致能量摄入和消耗平衡的重建。

大脑区域涉及奖励、认知行为和情感功能,这些功能与食物控制或挑选的关系非常抽象和复杂。例如:循环中的激素如瘦素、脂联素、胰高血糖素样肽-1等和代谢物的变化及内脏传入神经元输入的变化可能会影响沿着特定的输入通路对感觉信息的处理,也可影响边缘多巴胺系统对食物"奖赏"的评估、杏仁核对食物的情感评价、脑岛和脑前额叶外皮复合体介导的"食物记忆"的形成和修改,以及"吃"或"不吃"的决策和执行控制等。目前代谢手术下调下丘脑中饥饿信号表达的作用已在动物试验中得到揭示,这可能对脑部有关进食的决策存在影响。此外,利用功能磁共振成像和多巴胺受体配体PET/CT成像,有可能将代谢手术后的行为变化与涉及奖赏处理和决策的特定大脑结构联系起来,已经有研究使用功能磁共振成像发现代谢手术后这些大脑结构对高能量、高糖、高脂食物的反应减弱,提示脑部奖赏机制对这类食物的敏感性被下调,这一结果为代谢手术后患者们不再倾向于选择这类食物的行为变化提供了一个合理的解释。

五、代谢手术与复胖

"复胖"问题在国外已经相当突出,不过目前尚无公认统一的"复胖"标准。有学者结合术后相关转归,包括血压、血糖、血脂、生活质量等方面,采用与术后体重最低点相比,体重增加>15%或体重增长>10 kg定义为"复胖"。起初,复胖主要出现在20多年前或更早进行可调节胃束带手术的患者身上,他们在束带去除后食量增加,体重逐渐反弹。近年来,国内这个问题也逐渐浮现,主要原因是较早一批进行代谢手术的患者由于生活方式管理不佳等原因体重反弹,有的甚至回到了术前的体重水平。"复胖"的原因是多方面的,通常认为这与早先的手术操作不够规范标准以及普遍存在的术后随访督导不够有关。但从前面提到的手术总体机制来看,"复胖"可以理解为"调定失败"。这可能是由于代谢手术后神经、体液信号变化对能量代谢和脑功能影响的复杂性造成的。因为随着时间的推移,来自胃肠道信号的强度及大脑对这一信号的反应可能发生了动态变化,以往的"调定点"可能具有"回调倾向"。

解决复胖问题可能需要更为"严厉"的修正手术,加大胃肠道能量摄入的限制或增强对大脑对摄食行为的负反馈。未来SIPS手术可能会是重要选择。但尽管如此,二次复胖或反复复胖仍是很难规避的尴尬,认知行为的矫正仍然是肥胖治疗的基础和前提。能量代谢和摄食行为还受基因的影响,在我们的131例肥胖患者中,有8.4%的患者中存在黑皮素4受体及瘦素受体等基因突变,而这部分患者存在减重效果不佳、容易复胖的特点。看来,"调定"成功与否是基因和环境合力作用的结果。

六、影响代谢手术效果的因素

代谢手术后糖尿病缓解预测模型的建立和迭代备受临床医生关注,这牵涉患者术前筛选。

中国台湾敏盛医院 Lee 教授根据其临床研究结果,最早系统总结出了"ABCD"简易评分系统,包含了年龄、BMI、空腹 C 肽、病程四个临床变量。其中,糖尿病病程 2 年以内效果最佳,2~5 年其次,>10 年则疗效不佳。这与笔者团队的临床经验非常一致。笔者发现病程 5 年以内的糖尿病患者术后缓解率最高。因此,手术应适时启动而不应视为内科治疗全部失败后才不得已而采取的补救手段,真到了那个时候,最佳的手术时机已经错过。

近年来,有学者提出了更为简单易行的 DiaBetter 预测模型,主要考察糖化血红蛋白、糖尿病病程及降糖药物这三个方面。根据笔者的数据分析显示,DiaBetter 模型无论对于术后短期(1 年)或中期(3 年),预测效果都是最佳的。

笔者发现,在这几个模型中,糖尿病病程都占有比较高的权重,或许病程的长短关系到"调定点"重新设定的难易。其实这是一个非常有趣的现象,究竟是什么样的生物学因素隐藏在"病程"这一时间因素背后呢? 很多人一下子会想到胰岛功能这个因素。诚然,这的确是一个重要的部分,但可能只是冰山一角,不知还有哪些不为人知的生物学因素镌刻在"时间"的表盘后。

另外,笔者团队前期研究发现: 对于同样腹围的患者,腹内脂肪多的患者较皮下脂肪多的患者更易获得好的疗效。这也是在国际上首次发现不同的脂肪分布特点与手术疗效的关系,2017—2020 年被 ADA 糖尿病管理指南持续引用。

最后,除了代谢手术,近年来也涌现了很多内镜下治疗方法及内科药物,如胃水囊植入、十二指肠套管、内镜下迷走神经阻断术等,新的药物包括胰高血糖素样肽－1 类似物、钠－葡萄糖共转运蛋白 2 抑制剂等。归根到底,这些方法都是在理解了代谢手术的基本原理之后试图通过"knifeless"的方法替代或部分替代代谢手术。这些新的方法或药物可以和代谢手术相结合,对于不同的患者、疾病的不同阶段,采用不同的方法和顺序进行综合干预。

尽管代谢手术是否能成为解决"肥胖"的终极手段仍然难下定论,但它必将在一定的历史阶段长期存在,肥胖及肥胖型糖尿病的治疗理念和路径也已因之发生了深刻变化。内科医生应顺应这一潮流,主动打破学科藩篱,与外科等其他科室的医生密切合作,不断延伸对肥胖、对手术认识的触角。争论代谢手术本身是对是错已经没有意义,有意义的是我们找寻答案的过程。

参·考·文·献

[1] 邓侠兴,应夏洋. 极重度肥胖病人行减重及代谢手术的围手术期处理[J]. 外科理论与实践,2015,20(5): 375－378.

[2] 张鹏,余波,王廷峰,等. SIPS 手术治疗重度肥胖症[J]. 腹腔镜外科杂志,2017,1: 7－11.

[3] 郑成竹,丁丹. 中国糖尿病外科治疗专家指导意见(2010)[J]. 中国实用外科杂志,2011,31(1): 54－58.

[4] 郑成竹. T2DM 外科治疗标准化临床路径——T2DM 内外科诊疗流程[J]. 中国实用外科杂志,2013,33(1): 17－18.

[5] 中国医师协会外科医师分会肥胖和糖尿病外科医师委员会. 中国肥胖和 T2DM 外科治疗指南(2014)[J]. 中国实用外科杂志, 2014,34(11): 1005－1010.

[6] 中华医学会糖尿病学分会肥胖与糖尿病学组. 2 型糖尿病代谢手术后管理中国专家共识[J]. 中华糖尿病杂志, 2018,10(3): 161－167.

[7] 中华医学会糖尿病学分会. 中国 2 型糖尿病防治指南(2013 年版)[J]. 中华糖尿病杂志,2014,(7): 447－498.

[8] Ahmed B, King WC, Gourash W, et al. Long-term

weight change and health outcomes for sleeve gastrectomy（SG）and matched Roux-en-Y gastric bypass（RYGB）participants in the Longitudinal Assessment of Bariatric Surgery（LABS）study［J］. Surgery, 2018, 164(4): 774 – 783.

［9］ Al-Najim W, Docherty NG, le Roux CW. Food intake and eating behavior after bariatric surgery［J］. Physiol Rev, 2018, 98(3): 1113 – 1141.

［10］ Barkholt P, Pedersen PJ, Hay-Schmidt A, et al. Alterations in hypothalamic gene expression following Roux-en-Y gastric bypass［J］. Mol Metab, 2016, 5 (4): 296 – 304.

［11］ Buchwald H, Avidor Y, Braunwald E, et al. Bariatric surgery: a systematic review and meta-analysis［J］. JAMA, 2004, 292(14): 1724 – 1737.

［12］ Cottam A, Cottam D, Zaveri H, et al. An analysis of mid-term complications, weight loss, and type 2 diabetes resolution of stomach intestinal pylorus-sparing surgery（SIPS）versus roux-en-y gastric bypass （RYGB）with three-year follow-up［J］. Obes Surg, 2018, 28(9): 2894 – 2902.

［13］ Dimitriadis GK, Randeva MS, Miras AD. Potential hormone mechanisms of bariatric surgery［J］. Curr Obes Rep, 2017, 6(3): 253 – 265.

［14］ Durrans D, Taylor TV, Holt S. Intragastric device for weight loss. Effect on energy intake in dogs［J］. Dig Dis Sci, 1991, 36(7): 893 – 896.

［15］ Felinska E, Billeter A, Nickel F, et al. Do we understand the pathophysiology of GERD after sleeve gastrectomy?［J］. Ann N Y Acad Sci, 2020, 1482 (1): 26 – 35.

［16］ Fobi MA, Lee H, Holness R, et al. Gastric bypass operation for obesity［J］. World J Surg, 1998, 22(9): 925 – 935.

［17］ Hess DS, Hess DW. Biliopancreatic diversion with a duodenal switch［J］. Obes Surg, 1998, 8(3): 267 – 282.

［18］ Kam H, Tu Y, Pan J, et al. Comparison of four risk prediction models for diabetes remission after Roux-en-Y gastric bypass surgery in obese chinese patients with Type 2 diabetes mellitus［J］. Obes Surg, 2020, 30 (6): 2147 – 2157.

［19］ King WC, Hinerman AS, Belle SH, et al. Comparison of the performance of common measures of weight regain after bariatric surgery for association with clinical outcomes［J］. JAMA, 2018, 320(15): 1560 – 1569.

［20］ Kremen AJ, Linner JH, Nelson CH. An experimental evaluation of the nutritional importance of proximal and distal small intestine［J］. Ann Surg, 1954, 140(3): 439 – 448.

［21］ Kuzmak LI. A review of seven years' experience with silicone gastric banding［J］. Obes Surg, 1991, 1(4): 403 – 408.

［22］ Lee CM, Cirangle PT, Jossart GH. Vertical gastrectomy for morbid obesity in 216 patients: report of

two-year results［J］. Surg Endosc, 2007, 21(10): 1810 – 1816.

［23］ Lee WJ, Hur KY, Lakadawala M, et al. Predicting success of metabolic surgery: age, body mass index, C-peptide, and duration score［J］. Surg Obes Relat Dis, 2013, 9(3): 379 – 384.

［24］ Lin S, Guan W, Yang N, et al. Short-term outcomes of sleeve gastrectomy plus jejunojejunal bypass: a retrospective comparative study with sleeve gastrectomy and Roux-en-Y gastric bypass in Chinese patients with BMI ≥ 35 kg/m² ［J］. Obes Surg, 2019, 29(4): 1352 – 1359.

［25］ Li Y, Zhang H, Tu Y, et al. Monogenic obesity mutations lead to less weight loss after bariatric surgery: a 6-year follow-up study［J］. Obes Surg, 2019, 29 (4): 1169 – 1173.

［26］ Marceau P, Biron S, Bourque RA, et al. Biliopancreatic diversion with a new type of gastrectomy ［J］. Obes Surg, 1993, 3(1): 29 – 35.

［27］ Mason EE, Ito C. Gastric bypass in obesity［J］. Surg Clin North Am, 1967, 47(6): 1345 – 1351.

［28］ Mason EE. Vertical banded gastroplasty for obesity［J］. Arch Surg, 1982, 117(5): 701 – 706.

［29］ Mohapatra S, Gangadharan K, Pitchumoni CS. Malnutrition in obesity before and after bariatric surgery ［J］. Dis Mon, 2020, 66(2): 100866.

［30］ Payne JH, DeWind LT. Surgical treatment of obesity ［J］. Am J Surg, 1969, 118(2): 141 – 147.

［31］ Pories WJ, Swanson MS, MacDonald KG, et al. Who would have thought it? An operation proves to be the most effective therapy for adult-onset diabetes mellitus ［J］. Ann Surg, 1995, 222(3): 339 – 350.

［32］ Pucci A, Tymoszuk U, Cheung WH, et al. Type 2 diabetes remission 2 years post Roux-en-Y gastric bypass and sleeve gastrectomy: the role of the weight loss and comparison of DiaRem and DiaBetter scores ［J］. Diabet Med, 2018, 35(3): 360 – 367.

［33］ Qiu J, Lundberg PW, Javier Birriel T, et al. Revisional bariatric surgery for weight regain and refractory complications in a single MBSAQIP accredited center: what are we dealing with?［J］. Obes Surg, 2018, 28 (9): 2789 – 2795.

［34］ Rubino F, Nathan DM, Eckel RH, et al. Metabolic surgery in the treatment algorithm for type 2 diabetes: a joint statement by international diabetes organizations ［J］. Diabetes Care, 2016, 39(6): 861 – 877.

［35］ Rubino F. Is type 2 diabetes an operable intestinal disease? A provocative yet reasonable hypothesis［J］. Diabetes Care, 2008, 31(Suppl 2): S290 – S296.

［36］ Scholtz S, Miras AD, Chhina N, et al. Obese patients after gastric bypass surgery have lower brain-hedonic responses to food than after gastric banding［J］. Gut, 2014, 63(6): 891 – 902.

［37］ Scopinaro N, Gianetta E, Civalleri D, et al. Biliopancreatic bypass for obesity: II. Initial experience in man[J]. Br J Surg, 1979, 66(9): 618 - 620.

[38] Scott HW Jr, Law DH, Sandstead HH, et al. Jejunoileal shunt in surgical treatment of morbid obesity [J]. Ann Surg, 1970, 171(5): 770 - 782.

[39] Shin AC, Berthoud HR. Obesity surgery: happy with less or eternally hungry? [J]. Trends Endocrinol Metab, 2013,24(2): 101 - 108.

[40] Surve A, Cottam D, Richards C, et al. A matched cohort comparison of long-term outcomes of Roux-en-Y gastric bypass (RYGB) versus single-anastomosis duodeno-ileostomy with sleeve gastrectomy (SADI-S) [J]. Obes Surg, 2021, 31(4): 1438 - 1448.

[41] Wittgrove AC, Clark GW, Tremblay LJ. Laparoscopic gastric bypass, Roux-en-Y: preliminary report of five Cases[J]. Obes Surg, 1994, 4(4): 353 - 357.

[42] Yeung KTD, Penney N, Ashrafian L, et al. Does sleeve gastrectomy expose the distal esophagus to severe reflux? : a systematic review and meta-analysis [J]. Ann Surg, 2020, 271(2): 257 - 265.

[43] Yu H, Di J, Bao Y, et al. Visceral fat area as a new predictor of short-term diabetes remission after Roux-en-Y gastric bypass surgery in Chinese patients with a body mass index less than 35 kg/m^2 [J]. Surg Obes Relat Dis, 2015, 11(1): 6 - 11.

[44] Zimmet P, Alberti KG, Rubino F, et al. IDF's view of bariatric surgery in type 2 diabetes[J]. Lancet, 2011, 378(9786): 108 - 110.

第五章
代谢性疾病的防控新技术

我国糖尿病防治形势严峻,是全球糖尿病患病率增长最快的国家之一。根据《中国居民营养与慢性病状况报告(2020年)》显示,我国糖尿病患病率达11.9%,四十年增加了近十倍,患者总数达1.25亿。成人中易发生糖尿病的糖尿病前期对象流行率达18.6%,人数超2亿。此外,超重和肥胖严重影响人类健康,是糖尿病、冠心病、卒中、癌症等多种慢性疾病的危险因素。随着生活方式的快速变化,我国超重和肥胖人数快速增加,流行率分别达到34.3%和16.4%,农村人群和儿童的超重和肥胖问题也逐渐凸显。

本章主要从糖尿病和肥胖这两大主要代谢性疾病入手,从以下5个方面介绍了疾病防控新技术的发展。

(1)中国糖尿病和肥胖病的防控现状:主要介绍了我国糖尿病和慢性并发症及肥胖的流行现状,疾病的健康危害和经济负担,以及糖尿病防控的现况。

(2)慢性非传染性疾病防控理念:具体描绘了我国慢性病防控策略进展和框架,包括针对全人群、高危人群和现患人群的具体干预策略。

(3)代谢性疾病的一线防控——"守门人"角色:介绍了糖尿病及相关慢性并发症的筛查策略和技术,社区糖尿病管理的职责和实施途径,针对防控专职人员的培训和考核,以及为患者提供的同伴支持教育模式。

(4)人工智能技术助力糖尿病并发症筛查:介绍了人工智能技术应用于糖尿病并发症筛查的相关研究进展,基于人工智能技术建立的糖尿病并发症筛查方法和DeepDR系统,以及系统的实际应用情况。

(5)代谢性疾病防控的三级联动模式:介绍了糖尿病的三级防控体系及医院社区一体化管理模式。

第一节　中国糖尿病和肥胖病的防控现状

一、流行趋势

（一）中国糖尿病的流行现状

据国际糖尿病联盟（IDF）2021全球地图集报道，全球约5.37亿成人患糖尿病，相当于每11个成年人中有一个患有糖尿病；约有2.397亿糖尿病患者未得到诊断，糖尿病知晓率约为55.3%；预计到2045年，糖尿病患者可达7.83亿。糖尿病已不再是30年前所谓的"富贵病"，它正以前所未有的增长速度蔓延在世界各国。全球经济一体化的迅猛发展，致使发展中国家的社会弱势群体成为最易受慢性非传染性疾病侵害的人群。据统计，全球87.5%的未诊断糖尿病患者生活在中低收入国家。

中国目前拥有全球最庞大的糖尿病和糖尿病前期群体。《中国居民营养与慢性病状况报告（2020年）》数据显示，2018年糖尿病患病率为11.9%，比1994年（2.28%）增加4倍，比1979年（1.14%）增加9倍，近10年间糖尿病患病率增长趋势缓慢（图5-1）。这意味着，我国约每10个人中就有一个糖尿病患者。尤其值得注意的是，本应在中老年人群高发的2型糖尿病已经呈现低龄化趋势（图5-1）。随着农村地区的发展以及国家内部人口流动性的加剧，我国目前已有4 713万农村糖尿病患者，接近我国糖尿病患者总数的40%。同时，人群中还"潜伏"着易发生糖尿病的糖尿病前期个体，18岁及以上居民糖尿病前期流行率为18.6%。此外，根据IDF估计，约有140万患者死于糖尿病；糖尿病相关卫生费用支出全球排名第二，仅次于美国。

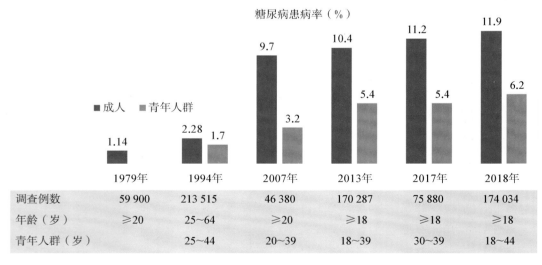

图5-1　中国成人糖尿病患病率的增长趋势

至 2045 年,中国糖尿病患病人数将继续增长至 1.74 亿。

为什么我国糖尿病形势如此严峻?过去的 30 年里,中国经济飞速发展,人们的生活方式、饮食习惯都发生着巨大的变化。《中国居民营养与慢性病状况报告(2020)》显示过去十年里,我国城乡居民膳食结构有所变化,超重肥胖问题凸显。例如,脂肪摄入量过多,蔬菜、水果摄入量略有下降,6~17 岁儿童青少年含糖饮料经常饮用率达 18.9%。与能量摄入过剩相反的是,中国 18 岁及以上居民身体活动不足率为 22.3%,6~17 岁儿童青少年的身体活动不足率更是达到 86.0%。

(二)中国糖尿病慢性并发症的社区流行现状

糖尿病会导致全身各组织器官代谢异常和功能受损,其中,明显危害健康及寿命的并发症有糖尿病眼病、肾病和神经病变,合并症有动脉粥样硬化性心、脑、周围血管疾病等。这些并发症与合并症可因失明、肾功能衰竭、截肢、卒中、心肌梗死等严重临床情况而致丧、致残。

"上海糖尿病慢性并发症研究"(2005—2007 年)是目前国内开展的较为全面系统的社区 2 型糖尿病慢性并发症流行病学调查。该调查在上海社区 20 岁以上人群 2 型糖尿病流行病学调查基础上,对检出的糖尿病和糖尿病前期人群进行糖尿病慢性并发症的筛查,并评估筛查技术的准确性和实用性。该调查提示在社区糖尿病和糖尿病前期人群中,视网膜病变分别为 9.4% 和 2.5%,肾脏病变为 26.1% 和 18.5%,周围血管病变为 15.1% 和 7.7%,周围神经病变为 36.6% 和 26.6%。2015 年起,基于"上海市糖尿病预防和诊治服务体系建设"项目,针对全市近 20 万社区糖尿病患者的慢性并发症筛查提示,社区糖尿病患者的视网膜病变为 19.3%,白蛋白尿及肾功能受损分别为 31.8% 及 8.1%。可见社区糖尿病人群中这些并发症和合并症已存在相当高的比例,且已威胁到糖尿病前期人群。

(三)肥胖的中国流行现状

超重和肥胖严重影响人类健康,将导致冠心病、缺血性卒中、癌症、高血压、血脂异常、2 型糖尿病、关节病、睡眠呼吸暂停、哮喘等多种慢性疾病。在过去的 40 年里,全球的肥胖人数有一个惊人的增长:从 1975 年的 1.05 亿上升至 2014 年的 6.41 亿,中国的肥胖人数居全球首位,其中男性肥胖人数为 4 320 万人,女性肥胖人数为 4 640 万人。根据《中国居民营养与慢性病状况报告(2020)》调查提示,我国 18 岁及以上成人超重率为 34.3%,肥胖率为 16.4%,比 2012 年上升了 4.2% 和 4.5%。

农村人群和儿童青少年的超重和肥胖是一个非常突出、令人担忧的问题。农村男性的超重/肥胖和腹型肥胖患病率的增长速度均快于城市。中国儿童青少年(6~17 岁)肥胖超重问题凸显,超重率为 11.6%,肥胖率为 10.4%,男童肥胖率(13.0%)高于女童(7.4%)。在儿童中甚至已经出现了高血压、血脂异常、代谢综合征和 2 型糖尿病。研究证实,青春期超重者未来患心血管疾病和 2 型糖尿病风险高于中老年肥胖者,青春期后期超重的早死风险等同于轻度吸烟,青春期后期肥胖增加未来 38 年的死亡风险与重度吸烟相近。在中国,6~17 岁儿童青少年每天视屏时间为 123.4 分钟,占总静息时间的 97%。缺少运动会导致儿童青少年肥胖、体质下降,进入成年后患糖尿病、心血管疾病等可能性更高,甚至平均寿命会减少 5 年。

二、健康危害和经济负担

2021 年,估计全球有 2.397 亿名糖尿病患者(约一半患者)未得到诊断,其中,87.5% 在低收入和中等收入国家。我国约 7 750 万糖尿病患者未得到及时诊断,约占糖尿病总数的 62%,远高于美国的 38.1%,这成为中国患者因糖尿病急性或重症并发症住院率是美国的 3 倍以上的主要原因之一。并发症的数量每增加一个,糖尿病年直接医疗费用增长 33%。2009 年,我国糖尿病患者的医疗费用是非糖尿病患者的 3.38 倍,高于发达国家(2.0~2.4 倍)。2021 年,中国因糖尿病产生的卫生费用总支出排列全球第二位,仅次于美国。

虽然,从疾病别死亡率来看,糖尿病并非我国人群的主要致死原因,但它通过各种严重危害人体各器官健康的并发症和合并症,对人体的身心健康造成了巨大的影响,而且这种影响还在成倍增加。

1. 直接经济负担

糖尿病直接经济负担包括治疗糖尿病及其急性并发症的费用,以及治疗糖尿病慢性并发症所有费用中归因于糖尿病的费用。

如图 5-2,根据全国卫生服务调查(1993 年、2003 年)和 2002 年中国居民营养与健康调查数据分析显示,糖尿病直接医疗成本呈逐年增长趋势,年增长速度达 19.9%,在其他慢性病中占第二位,尤其是糖尿病住院医疗成本增加最快(城市 25.33%,农村 18.33%);2010 年中国糖尿病的直接医疗支出更是高达了 1 734 亿人民币。

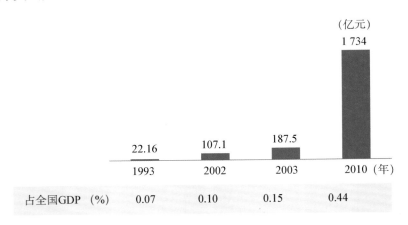

图 5-2 中国糖尿病直接医疗成本的增长趋势

当卫生支出大于或等于家庭支付能力的 40%,WHO 视之为"灾难性卫生支出"。根据 2018 年第六次国家卫生服务调查,全国有 20.9% 经医生诊断应住院的患者未能住院,其中 45.5% 的人未住院原因是经济困难,而低收入人群的慢性病流行率、年均住院率及经济负担明显高于全国平均水平(图 5-3)。

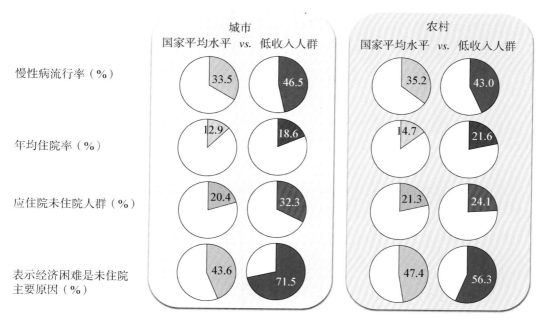

图5-3　社会经济水平对就医行为的影响

资料来源：国家卫生健康委，《2018年全国第六次卫生服务统计调查报告》

2. 间接经济负担

糖尿病间接经济负担包括由糖尿病及其并发症引起的暂时性功能障碍、永久性残疾和过早死而造成的价值丧失。糖尿病患者因紧张、焦虑等精神原因而造成的生活质量的进一步下降，由此对社会和家庭带来的经济损失更无法估量。

与直接经济成本相比，我国糖尿病的间接经济负担亦逐年上升（1990年42.57亿元，2003年61.13亿元，2005年80.68亿元）。2002年中国居民营养与健康调查和第三次国家卫生服务调查结果显示糖尿病引起的潜在寿命损失约为130万寿命年，"早死指数"为14.4，即平均每1个糖尿病人死亡，将会导致14.4年的"早死"。与1990年相比，2010年我国因糖尿病死亡的人数翻了一倍，年龄别死亡率增加了50%。2020年，我国糖尿病的年龄标化死亡率为每10万人13.62%，比2005年增长11.86%；年龄标化寿命损失年（YLL）为每10万人年270.38年，比2005年增长2.11%。

三、糖尿病防控的中国现状

我国糖尿病患者的血糖控制水平在近20年内已有所改善，这得益于糖尿病血糖监测、生活方式指导和各种降血糖药物在中国糖尿病患者中的普及。中国糖尿病防治（Diabcare-China）研究对全国大中城市医院糖尿病患者的血糖控制、糖尿病并发症检查密度及检出情况进行过四次调查。调查结果显示，反映糖尿病者的长期血糖控制状况的 HbA_{1c} 水平明显改善，即1998年 $HbA_{1c} < 7.0\%$ 的糖尿病者仅占17%，而2006年已上升至41%。2020年发表于 *BMJ* 的中国成

人糖尿病流行病学数据显示,2017 年我国糖尿病患者的 HbA_{1c} 达标率为 49.4%,而糖尿病早期慢性并发症如背景性视网膜病变及肾脏病变(微量白蛋白尿)的频率有下降趋势。此外,在 2007—2008 年全国糖尿病调查中见到糖尿病患病率与患者受教育的程度呈反向趋势,即民众教育程度越高,糖尿病及代谢综合征患病率越低,反之则越高,提示民众对糖尿病的健康危害认知增加。

但 2012 年发表的"中国 2 型糖尿病药物治疗现状与血糖控制的调查研究"显示(图 5-4),2009 年我国各省市级医院门诊就诊的以药物治疗为主的 2 型糖尿病患者中逾八成血糖不达标,平均 HbA_{1c} 水平仍为 8.0%。此外,糖尿病防控措施成效不充分还表现在糖尿病筛查中已被确诊的糖尿病患者不足 40%;即使是在城市医院就诊的糖尿病患者中,约 25% 不进行自我饮食调节;一年内进行过眼底和足部检查者(专业建议至少每年检查一次)分别仅占 54%~65% 和 31%~37%;在社区的糖尿病患者中糖尿病的治疗达标率仅 8.9%,慢性并发症(眼、神经和肾病变)筛查率仅 9.9%~10.5%。这一切均表明在日常生活环境群体中的糖尿病诊断、患者的血糖监测、并发症防治的执行远未达到应有的效应程度。

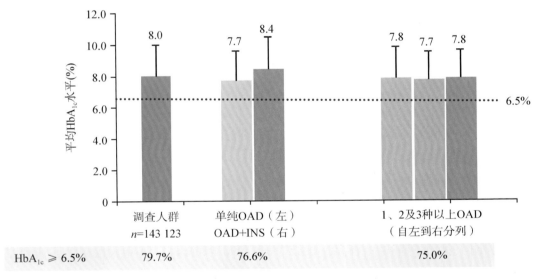

图 5-4 我国糖尿病人群血糖控制现状

HbA_{1c},糖化血红蛋白;OAD,口服降糖药;INS,胰岛素

就此,国务院办公厅《关于印发中国防治慢性病中长期规划(2017—2025 年)》提出糖尿病控制的长期防治目标,其中包括至 2025 年糖尿病患者管理人数达 4 000 万人,糖尿病患者规范管理率达 70%。2019 年,健康中国行动推进委员会印发《健康中国行动(2019—2030 年)》,提出糖尿病防治行动,具体包括至 2030 年 18 岁及以上居民糖尿病知晓率达 60%,糖尿病患者规范管理率达 70%,以及糖尿病治疗率和控制率的持续提高。中国人口占全世界的 19%,国土面积接近欧洲或美国,民族众多,巨大的文化、地域、经济差异决定了中国不可能采用一贯制的方式生搬硬套地将循证医学依据应用于临床实践中。虽然目前规划和指南为糖尿病的防治指明了方向和具体的实施方案,但临床糖尿病防治的现状距指南的要求还有非常大的差距。就糖

尿病预防而言,虽然众多的临床试验均显示良好的生活方式可以预防糖尿病,生活方式干预仍没有落实到针对大量的糖尿病前期患者的管理中。即使在现有的针对患病人群的医疗体系中,如何更好地遵循指南管理糖尿病患者也需要开展大量的转化医学研究,将指南中建议的标准诊疗措施落实到实际的糖尿病管理工作中去。

第二节 慢性非传染性疾病防控理念

一、慢性病防控的策略进展

伴随着社会、经济和环境的巨变,中国疾病模式也在发生转变。人口老龄化加速,暴露于各种健康危险因素人群规模增加,疾病趋于低龄化等均赋予了以糖尿病为代表的各种慢性病"长期性、共存性"的特点,对我国医疗卫生体系提出严峻的挑战。

循证医学证据表明,50%以上的慢性病负担可通过改变生活方式和控制行为风险预防。"预防"一词包含了医学的目的:促进健康,保持健康,当健康受损时恢复健康,以及将由此带来的痛苦减少到最低。预防策略是一个以人群为基础的策略,其目的在于改变与疾病相关的危险行为、环境因素及导致慢性病的社会及经济影响因素,包括改变可能导致慢性病的生活方式与环境决定因素的措施,以及对被确定为可能患慢性病的高风险个人进行干预和控制。

长期积累的国际经验证明,对于大多数的慢性病,以人群为基础的综合干预是预防和控制慢性病最经济、最有效的措施。例如,通过降低胆固醇、控烟和限盐,欧美等国的心脏病病死率在过去30年间显著下降,在最成功的国家下降了70%。世界卫生组织估计,1970—2000年,仅在美国就使1 400万人免于因心血管疾病而死亡。

就糖尿病而言,尽管不能彻底消除糖尿病对人们健康的威胁,但是通过高危人群预防和糖尿病全过程管理就能够明显减少因糖尿病导致的过早死亡、健康状况降低和劳动力丧失。1990—2010年,美国糖尿病相关并发症的发病率大幅下降。其中,急性心肌梗死和高血糖危象所致死亡的发生率已分别下降2/3,卒中和下肢截肢的发生率分别下降50%,终末期肾病发生率也下降近30%。发表于《柳叶刀》2018年的研究显示,1988—1994年至2010—2015年间,美国糖尿病全死因死亡率每十年下降20%,糖尿病患者中血管疾病、癌症所致死亡率每十年分别下降32%和16%。糖尿病患者全死因死亡率和血管病变死亡率均显著高于非糖尿病患者。尽管美国糖尿病的患病率未有改善,但据2014年美国糖尿病学会(ADA)数据报道,2012年美国糖尿病新增人数170万,较2010年新增人数190万已有所下降。

制定有效的慢性病防控计划时,不能简单照搬国际成功经验,而需要结合本国本地区的实际进行认真评估和调整,充分考虑地区文化、社会经济和制度等方面的特殊性,制定一系列可持续发展并相辅相成的决策和规划,方能减轻慢性病对全社会造成的健康和经济负担,以及控制其可能给医疗卫生体系造成的巨大压力。一个有效的糖尿病防控规划的主要组成部分应包括:① 建立一个有效的糖尿病诊治服务体系,并且确定每一层次对糖尿病卫生保健的职责;② 目的明确的糖尿病防控行动规划、评估方案及监督机制;③ 政策制度保障,确保糖尿病患者权益的获得和糖尿病防控措施的实施,为糖尿病患者的健康保健建立可接受的标准;④ 启动基于社会的全人群预防和高危人群的干预措施;⑤ 为健康保健的提供者提供培训;⑥ 对于疾病数量、患病率、发病率、危险因素和病死率进行标准化数据统计,使人群了解疾病的流行情况。

　　成本效益合理的慢性病防控计划能对有限的卫生资源进行合理分配和有效利用,使慢性病的社会经济负担最小化。欧美发达国家的糖尿病防控措施的成功案例已确证对糖尿病患者进行健康教育,生活方式干预,规范降糖、降压、降脂及并发症筛查在内的多层面干预方式是最具成本节约型的干预措施,对糖尿病前期人群进行严格生活方式干预和对高危人群进行糖尿病筛查亦是经济有效的防控措施。美国 20 年精算规划报告提示:在 2031 年前,如美国的糖尿病防控管理效率提升 50%,可每年减少糖尿病相关死亡 49 000 人,减少新发糖尿病慢性并发症 239 000 例,糖尿病相关医疗开支每年减少 1 960 亿美元。

　　虽然囿于统计数据,发展中国家的糖尿病卫生经济学研究成果较少,但据世界银行系统性分析,现有的一些低成本、可操作性强的糖尿病防控措施在发展中国家和低收入地区也是极具成本效益的。

二、糖尿病防控策略

1. 全人群的政策性干预

　　通过多部门合作实施综合有效的慢性病防控策略,为糖尿病预防提供可能的条件、支持机构和社会环境。例如:颁布糖尿病防控法规,制定经济及规制策略控制烟酒消费,开展全民糖尿病教育和提倡全民健康运动等。这样既可为个体提供指南,又能在卫生健康机构之外提供正式或非正式的法律和调控机制,从而在地方、区域和国家层面上产生作用,在长期内影响整个人群。

2. 高危人群的生活方式干预

　　开展糖尿病相关生物危险因素筛查,纠正可控制的糖尿病危险因素,为确认具有危险因素的人群提供干预治疗,可进一步减少糖尿病高风险人群的比例。

3. 现患人群的个体化干预

　　及时发现并确诊糖尿病人群,依照指南进行规范化管理和个体化干预,确保更多的慢性并发症患者尽早得到诊断和适当治疗管理,从而减少糖尿病的伤残率和病死率,改善糖尿病患者的生活质量(图 5 - 5)。

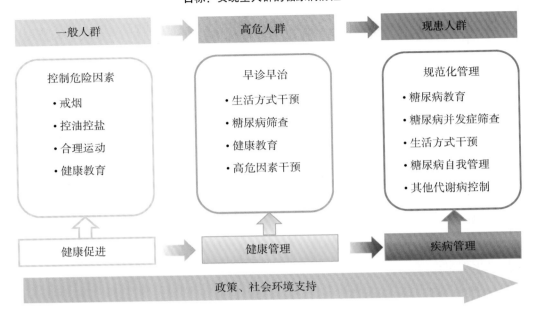

图 5-5　全人群糖尿病防控概念模式图

第三节　代谢性疾病的一线防控："守门人"角色

社区卫生服务是城市医疗卫生体系的最基层网络,随着医疗卫生改革的推进及深入,其在公共卫生和基本医疗服务中发挥着越来越重要的作用。近年来,上海市政府为着力解决百姓看病难、看病贵的问题,推出了慢性病诊治下沉社区的策略,并出台了一系列配套措施,建立了社区"守门人"制度,使在社区看病可以更优惠、更便利。为此,在社区进行糖尿病的防治已成为社区卫生服务中心的重要任务之一。然而,社区糖尿病防治的效果似乎不太理想,主要表现为:一是血糖控制达标率低,仅为10%,与三级医院的50%相比,差距很大;二是慢性并发症筛查率极低,因此当患者因症状明显而来大医院就诊时,往往已进入了晚期。形成这种现状的原因为:社区医务人员缺乏糖尿病的专业理论知识;未能规范掌握糖尿病筛查、诊断及治疗的方法;缺少糖尿病综合管理的团队;对居民尚未开展糖尿病知识教育。为此上海交通大学医学院附属第六人民医院创建了医院-社区无缝化糖尿病管理模式,以帮助社区做好"守门人",并通过上海市加强公共卫生体系建设行动计划重大项目,推广全市医院-社区无缝化糖尿病管理,推进上海市糖尿病预防和诊治服务体系建设。

一、糖尿病及其慢性并发症的筛查

社区卫生服务中心筛查糖尿病是非常重要的公共卫生问题,将筛查确定的糖尿病患者,聚集规范管理,才能有效控制糖尿病,延缓并发症的发生(图5-6)。糖尿病筛查的目的是确定以往患有糖尿病或是糖尿病高危人群,在糖尿病或是糖尿病高危人群中开展眼病、肾病、神经病变、周围血管病变等慢性并发症的患病率及其主要危险的评估。

(一)确定筛查人群

筛查是一项系统的工作,并且需要一定的成本,就目前我国经济状况而言,以选定高危人群为目标或筛查中纳入增加心血管危险的评估指标,包括血压、血脂、吸烟情况和腰围,实现对人群高血糖患者的早筛查及早管理。

糖尿病高危人群定义为:具有下列任何一个及以上的糖尿病危险因素者,可视为2型糖尿病高危人群。

(1)有糖尿病前期(IGT、IFG或两者同时存在)史。

(2)年龄≥40岁。

(3)超重(BMI≥24)或肥胖(BMI≥28)和(或)向心性肥胖(男性腰围≥90 cm,女性腰围≥85 cm)。

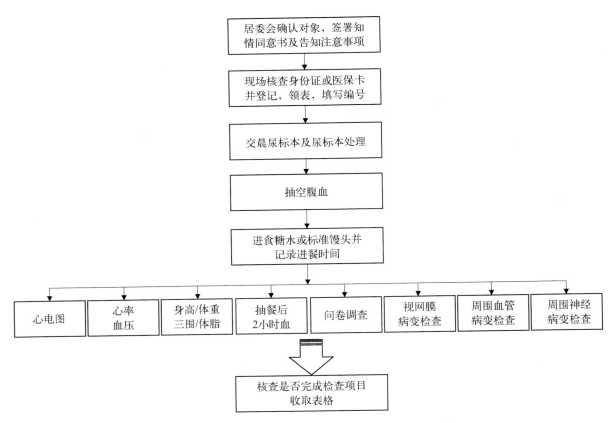

图 5-6 社区人群糖尿病及其慢性并发症筛查程序

（4）一级亲属中有 2 型糖尿病家族史。

（5）缺乏体力活动者。

（6）有巨大儿分娩史或有妊娠期糖尿病史的妇女。

（7）多囊卵巢综合征（PCOS）患者或伴有与胰岛素抵抗相关的临床状态（如黑棘皮征等）。

（8）高血压［收缩压≥140 mmHg 和（或）舒张压≥90 mmHg］，或正在接受降压治疗。

（9）血脂异常［HDL－C<0.90 mmol/L 和（或）TG>2.22 mmol/L］，或正在接受调脂治疗。

（10）动脉粥样硬化性心血管疾病患者。

（11）有类固醇类药物使用史。

（12）长期接受抗精神病药物和（或）抗抑郁药物治疗。

（13）中国糖尿病风险评分（表 5-1）总分≥25 分。

表 5-1　中国糖尿病风险评分表

评　分　指　标	分　值	评　分　指　标	分　值
年龄（岁）		BMI	
20~24	0	<22.0	0
25~34	4	22.0~23.9	1

续　表

评 分 指 标	分 值	评 分 指 标	分 值
35~39	8	24.0~29.9	3
40~44	11	≥30.0	5
45~49	12	腰围(cm)	
50~54	13	男<75.0,女<70.0	0
55~59	15	男 75.0~79.9,女 70.0~74.9	3
60~64	16	男 80.0~84.9,女 75.0~79.9	5
65~74	18	男 85.0~89.9,女 80.0~84.9	7
收缩压(mmHg)		男 90.0~94.9,女 85.0~89.9	8
<110	0	男≥95.0,女≥90.0	10
110~119	1	糖尿病家族史(父母、同胞、子女)	
120~129	3	无	0
130~139	6	有	6
140~149	7	性别	
150~159	8	女	0
≥160	10	男	2

(二) 筛查内容

糖尿病筛查一般采用随机血糖、空腹血糖、OGTT 测定空腹血糖和糖负荷后 2 小时血糖的方法,社区也可以利用医院的实验设备完成检测项目(表 5-2)。

表 5-2　糖尿病各项相关检查指标

空腹及餐后 2 小时静脉血糖	空腹及餐后 2 小时指尖血糖
空腹及餐后 2 小时胰岛素	空腹及餐后 2 小时 C 肽
总胆固醇	甘油三酯
高密度白蛋白	低密度白蛋白
血常规	尿常规
尿素氮	肌酐
尿酸	谷丙转氨酶
糖化血红蛋白	C 反应蛋白

1. 糖尿病视网膜病变的筛查技术——免散瞳眼底照相

糖尿病时眼部结膜、角膜、虹膜、晶状体、视网膜、玻璃体、视神经、眼外肌及附近结构均可受累。糖尿病视网膜病变(diabetic retinopathy, DR)是糖尿病眼部并发症中最重要的病变之一,它在发达国家已成为成年人致盲的首要原因,在我国其对视觉的影响也日益受到重视。

(1)操作步骤

1)拍摄范围:45°~55°。

2)视野确定:2 张,眼底视乳头颞侧为中心一张,黄斑中心凹为中心一张(图 5-7)。

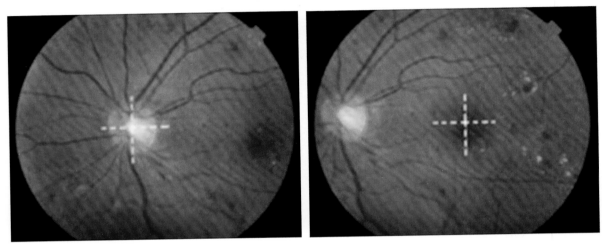

图 5-7　免散瞳眼底相机图像采集

3)图像储存:拍摄完成后所需要的图像,应以全分辨率保存数字图像。

4)拍摄时的屈光补偿:分为+、-、0、A 4 个档位。+档(+5.00 D~+23.00 D),针对老视眼、高度远视眼和无晶状体眼;-档(-9.00 D~-23.00 D),针对高度近视眼;A 档(+22.00 D~+41.00 D),针对老视眼、高度远视眼、无晶状体眼、眼前节照相。若屈光补偿档位在+、-或 A,当切换到眼底时监视器中的裂隙线将不显示在屏幕上,图像的清晰度可通过聚焦按钮进行调节。

5)拍摄时的瞳孔要求:瞳孔直径≥3.3~4.0 mm(非散瞳)。

6)拍摄要求:① 先拍摄右眼,再拍摄左眼;② 应在暗室情况下进行眼底照片拍摄;③ 适时要求患者眨眼,以确保角膜清晰;④ 高度近视患者视网膜图像的聚焦和清晰度,高度近视患者由于后巩膜葡萄肿等原因,可能出现整个拍摄视野无法清晰聚焦的情况。拍摄时应保证视野中病变位置的焦点清晰。

(2)糖尿病视网膜病变诊断标准:采用 2002 年在悉尼由美国眼科学会发起制定并建议施行的国际临床 DR 严重程度分级标准(International Clinical Diabetic Retinopathy Disease Severity Scale),简称国际 DR 分级标准(表 5-3)。

所有图像均统一以 JPEG 形式存储,病变的诊断由两名专业眼科医生采用盲法分别进行,并将诊断结果进行对比,对有异议的图像请第三名眼科医生再进行诊断,并以此次诊断结果为准。

表 5 - 3　糖尿病视网膜病变诊断标准

分级	视网膜病变的严重程度	特　征
R0	无	—
R1	轻度非增生性	仅有微动脉瘤
R2	中度非增生性	除微动脉瘤外,还存在轻于重度非增生性糖尿病性视网膜病变的改变
R3	重度非增生性	出现以下任一改变,但无增生性视网膜病变的体征:① 在 4 个象限的每一象限中出现多于 20 处视网膜内出血;② 在 2 个或以上象限出现静脉串珠样改变;③ 至少有 1 个象限出现明显的视网膜内微血管异常
R4	增生性	出现下列一种或一种以上改变:① 新生血管;② 玻璃体出血或视网膜出血

（3）免散瞳眼底拍照对糖尿病视网膜病变筛查效能的评价：目前"糖尿病视网膜病变早期治疗研究组"（Early Treatment of Diabetic Retiopathy Study，ETDRS)的 7 个标准视野立体眼底彩照是公认的诊断 DR 的"金标准",但它因分级过多、难以记忆及技术要求高,使其在临床的应用受到限制。免散瞳眼底拍照与 7 个标准视野立体眼底彩照相比,其优势在于：不需散瞳,患者顺应性好;拍照过程易掌握,不需专业眼科医生操作。与"金标准"相比,免散瞳眼底摄片发现有推荐眼科诊治意义的糖尿病视网膜病变的一致性为 85%,敏感性和特异性分别为 92.6% 和 90.9%,发现任意程度视网膜病变的一致性为 75%。而且,与临床上较常使用的直接检眼镜相比,它不仅扩大了眼底检查的范围,同时图像客观,可长期保存。由此可见,免散瞳眼底摄片是筛查高血糖人群视网膜病变的优良工具,适合在门诊和大规模流行病学调查时应用,并对视网膜病变的进一步分诊和治疗具有指导意义。

免散瞳眼底摄片尚有以下不足：① 对小瞳孔（直径<4 mm）的眼底病变诊断困难;② 可拍摄到的鼻侧眼底图像范围有限;③ 不能准确辨别"微血管瘤"和"出血点";④ 不易发现视网膜内毛细血管异常和新生血管。因此,对有可疑病变的患者建议及早行眼底荧光造影。

2. 糖尿病肾脏病变的筛查技术

慢性肾脏病（CKD）包括各种原因引起的慢性肾脏结构和功能障碍。糖尿病肾病是指由糖尿病所致的 CKD,是糖尿病最常见的严重并发症之一。糖尿病肾病起病隐匿,伴随着糖耐量的降低,慢性肾脏并发症发病率逐渐增加,如未能及时发现,发展至临床白蛋白尿阶段已经无法逆转,最终难免走向终末期肾病的结局。所以加强对高血糖人群的筛查,尽早发现慢性肾脏并发症,以及时干预,是防止终末期肾病发生的重要环节。

（1）微量白蛋白尿：微量白蛋白尿（microalbuminuria，MAU）是循环动力学和代谢因素诱发的肾脏损伤的早期敏感指标。MAU 不仅在糖尿病中患病率较普通人群明显升高,而且在糖耐量受损的人群中也有较高的患病率,并随糖耐量的降低而逐渐升高,因此对于 MAU 的筛查也不只限于糖尿病人群,而是包括 IGR 在内的所有高血糖人群。24 小时尿白蛋白检查是诊断

MAU 的"金标准",但在临床实际操作中仍不够简便。相比而言,采用清晨第一次尿白蛋白/尿肌酐的比值(albumin-to-creatinine ratio, ACR)的方法检测 MAU,更有利于对门诊及社区流行病调查群体 MAU 的筛查和随访。

收集不同日期 3 次晨起第一次空腹尿 4~5 mL 置于 4℃冰箱,1 小时内即于 4℃条件下离心 10 分钟(3 000 转/分钟),提取上清液当日送检验科分别测定尿白蛋白浓度和尿肌酐浓度。

尿白蛋白/尿肌酐比值计算公式:

$$\text{UACR}(\text{mg/g}) = \frac{\text{尿白蛋白}(\text{mg/L})}{\text{尿肌酐}(\mu\text{mol/L})} \times 8\,841 \qquad (\text{式 5-1})$$

取 2 次或 3 次测量结果计算平均值。UACR<30 mg/g 为正常,30 mg/g≤UACR≤300 mg/g 定义为微量白蛋白尿;UACR>300 mg/g 定义为临床白蛋白尿。

(2) 肾小球滤过率(glomerular filter rate, GFR)及 CKD 分期(表 5-4):推荐检测血清肌酐,使用 MDRD 或 CKD-EPI 公式计算估算肾上球滤过率(eGFR)。

1) 简化的肾脏病膳食改良试验(modification of diet in renal disease, MDRD)公式:

$$\text{GFR}_{\text{MDRD}}[\text{mL/(min} \cdot 1.73\,\text{m}^2)] = 186 \times \text{SCr}(\text{mg/dL})^{-1.154} \times 年龄^{-0.203} \times 0.742(女性)$$
$$(\text{式 5-2})$$

2) 采用慢性肾脏病流行病学协作组(CKD-EPI)公式计算 eGFR:

$$\text{eGFR} = 141 \times \min(\text{SCr/}\kappa, 1)^{\alpha} \times \max(\text{SCr/}\kappa, 1)^{-1.209} \times 0.993^{年龄} \times 1.018(女性)$$
$$(\text{式 5-3})$$

式中:

SCr 为血肌酐水平,单位为 μmol/L;

κ:女性=61.9,男性=79.6;

α:女性=−0.329,男性=−0.411;

min 为 SCr/κ 与 1 的较小值;

max 为 SCr/κ 与 1 的较大值。

表 5-4　慢性肾脏病(CKD)分期

CKD 分期	肾脏损害程度	eGFR[mL/(min·1.73 m²)]
1 期(G1)	肾脏损伤伴 eGFR 正常	≥90
2 期(G2)	肾脏损伤伴 eGFR 轻度下降	60~89
3a 期(G3a)	eGFR 轻中度下降	45~59
3b 期(G3b)	eGFR 中重度下降	30~44
4 期(G4)	eGFR 重度下降	15~29
5 期(G5)	肾衰竭	<15 或透析

注:eGFR,估算肾小球滤过率;CKD,慢性肾脏病。

（3）糖尿病肾病分期：肾脏病改善全球预后（KDIGO）指南建议联合 CKD 分期（G1~G5）和白蛋白尿分期（A1 期：UACR<30 mg/g；A2 期：UACR 30~300 mg/g；A3 期：UACR>300 mg/g）描述和判定糖尿病肾病的严重程度。例如，当糖尿病患者 eGFR 为 70 mL/（min·1.73 m^2）、UACR 为 80 mg/g 时，则为糖尿病肾病 G2A2。

3. 糖尿病足的筛查技术

周围神经病变（peripheral neuropathy，PN）及周围血管病变（peripheral arterial disease，PAD）与足部溃疡、感染及坏疽的发生密切相关，是导致糖尿病患者下肢非创伤性截肢的主要原因。有效筛查及加强血糖控制和足部护理可显著降低足溃疡的发生。1988 年，美国糖尿病协会与神经病变协会提出一套诊断与监测糖尿病神经病变的方案，即"圣安东尼奥康斯宣言"，提出每名患者至少从以下方面进行检测：临床症状、临床体征、定量感觉检查、自主神经功能测试及神经电生理研究。该诊断标准全面、细致，适合做研究，但却难以用于在临床上大规模筛选患者。目前神经传导速度（nerve conduction velocity，NCV）测定是诊断 PN 的多种方法中最客观、敏感、可靠的方法，但需要神经专科医生操作，且费时、费力及成本高，不适合应用于大规模筛查及在糖尿病门诊常规检查。

糖尿病大血管病变最大的特点是病变分布与非糖尿病者不同。非糖尿病大血管病变主要分布于近端动脉如主动脉、髂动脉、股浅动脉，少数累及远端动脉，而糖尿病大血管病变主要累及膝以下胫腓动脉。血管病变可依据临床症状、足部动脉搏动触诊、踝/肱动脉压比值测定或彩色多普勒超声检查做出诊断，然而临床症状的出现或足部动脉搏动消失常提示已存在严重的病变。因此，寻找简单、敏感、可靠的检查方法对于糖尿病足的早期防治及临床干预具有重大意义。

（1）周围神经病变评估的简易方法

1）神经症状评分（neuropathy symptom score，NSS）（表 5-5）及神经缺陷评分（neuropathy disability score，NDS）（表 5-6）：周围神经病变诊断标准是中度或重度神经病变体征或轻度神经病变体征伴中度或重度神经病变症状。只有轻度体征或轻度体征伴轻度症状均不能诊断为糖尿病周围神经病变。

2）密歇根神经病变筛选法（Michigan neuropathy screening instrument，MNSI）（表 5-7）：根据足外观（畸形、皮肤干燥、胼胝、感染、溃疡）、踝反射及大蹈趾振动觉（128 Hz 音叉）评分。

表 5-5　神经症状评分（NSS）

乏力、抽筋或隐痛		2 分
部位	足部	2 分
	小腿	1 分
	其他部位	1 分
发作时间	白天	0 分
	白天及黑夜均有	1 分
	夜间症状加剧	2 分

续　表

夜间因疼痛或不适惊醒		1分
以下方法能否减轻疼痛或不适	坐位或卧位	0分
	站立位	1分
	行走	2分

判读：3~4分为轻度神经病变症状；5~6分为中度神经病变症状；7~9分为重度神经病变症状。

表5-6　神经缺陷评分（NDS）

踝反射	正常	0分
	重叩击出现	1分
	消失	2分
大踇趾振动觉（128 Hz音叉）	正常	0分
	减弱或消失记	1分
针刺觉	正常	0分
	减弱或消失记	1分
温度觉	正常	0分
	减弱或消失记	1分

判读：3~5分为轻度神经病变症状；6~8分为中度神经病变症状；9~10分为重度神经病变症状。

3）振动感觉阈值检查（vibration perception threshold，VPT）：患者仰卧、闭目，在正式检查前先向患者解释并演示VPT检测过程。将Bio-Thesiometer感觉定量检查仪的感觉振动头垂直接触足部非检查部位（图5-8），并旋动控制钮，将振动大小从0逐渐调到最大值，使其能正确体验振动感觉后再将振动头垂直接触一侧大踇趾背，再次旋动控制钮，将振动大小从0逐渐缓慢调大，并让患者注意力集中到测量处，当其第一次感觉到振动时立即告知检查者，此时检查者从振动数值读数表读取数值，再连续重复上述操作两次，取三次数值的平均值作为该侧VPT值，以V为单位。按同样方法测得另一侧的VPT值。若电压调到最大值50 V时患者仍未感觉到振动，则记录为51 V。VPT>25认为有糖尿病周围神经病变。

表5-7　密歇根神经病变筛选法（MNSI）

足外观	正常	0分
	畸形、皮肤干燥、胼胝、感染	1分
	溃疡	2分

续　表

踝反射	正常	0分
	重叩击出现	0.5分
	消失	2分
大蹰趾振动觉（128 Hz 音叉）	正常	0分
	减弱	0.5分
	消失	1分

判读：>2分考虑为周围神经病变。

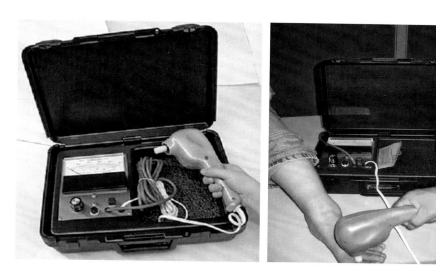

图5-8　Bio-Thesiometer感觉定量检查仪

4）10 g尼龙丝检查：以双足蹰趾、第4足趾及第1、3、5跖骨头的掌面为检查部位（图5-9），

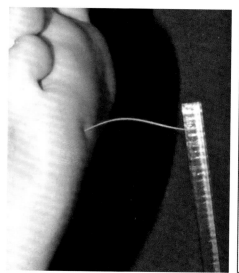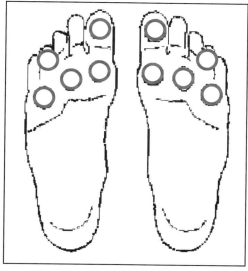

图5-9　10 g尼龙丝检查部位

将特制的 10 g 尼龙丝一头垂直接触患者的检查部位,用手按尼龙丝另一头轻轻施压,正好使尼龙丝弯曲,接触皮肤时间 1~1.5 秒,询问患者是否感到尼龙丝的刺激,如不能感觉到则再试一次,两次均不能感觉到即判断此点为阳性。各个部位检测顺序随机。双足中每侧 1 点及 1 点以上感觉丧失为阳性标准。

5)四种简易方法诊断糖尿病周围神经病变的可靠性分析(表 5-8):与"金标准"NCV 相比,四种简易筛查方法中以 MNSI>2 分诊断糖尿病周围神经病变的敏感度和特异度最佳,而且可重复性好。NSS/NDS 评分及 VPT>25V 的敏感度、准确度均低于 MNSI 筛选法(>2 分),与 NCV 检查之间一致性较好,但低于 MNSI 筛选法。10 g 尼龙丝检查常用于评价足部保护性感觉,有效预测足溃疡的发病风险,与神经电生理检查结果相比,其特异度均很高,但敏感度太低。因此,10 g 尼龙丝检查可能不适合糖尿病周围神经病变的早期筛查,而更适用于其晚期评估足溃疡。

表 5-8 四种简易筛查方法与 NCV 检测的一致性

| | NCV | | | | | |
	敏感度	特异度	阳性预测值	阴性预测值	准确度	κ值
NSS/NDS	63.03	89.26	85.22	71.05	76.25	0.52
VPT	63.87	95.87	93.83	72.96	80.00	0.60
MNSI(>2 分)	78.15	88.43	86.92	80.45	83.33	0.67
10 g 尼龙丝(≥1)	36.98	97.52	93.62	61.14	67.50	0.35

注:NCV,神经传导速度;NSS,神经症状评分;NDS,神经缺陷评分;VPT,振动感觉阈值检查;MNSI,密歇根神经病变筛选法。

(2)周围血管病变评估的简易方法:糖尿病周围血管病变以下肢动脉闭塞性病变多见。由于血管造影能从解剖学上做出直观、准确的诊断,被认为是诊断周围血管病变的金标准,然而其为创伤性检查,且技术难度和设备要求高,不适于作为常规检查。彩色多普勒超声检查既可了解下肢血管闭塞程度及部位,又可同时获得血流动力学资料,在诊断周围血管病变上几乎与血管造影相当,因此常用作诊断依据来评价其他方法。

1)Edinburgh 间歇性跛行问卷。

2)胫后动脉及足背动脉扪诊:将右手示指、中指及环指三指指端在内踝和跟腱之间触诊,看是否有胫后动脉搏动;在踝关节前方,内、外踝连线中点,踇长伸肌腱外侧触诊,看是否有足背动脉搏动。胫后或足背动脉消失提示下肢动脉病变。

3)踝肱指数(ankle brachial index, ABI)检测(Nicolet Versalab SE 型双相多普勒血流探测仪):患者安静休息 10 分钟,平卧位测量双侧肱、踝动脉血压。肱动脉测量部位为双侧肱动脉,将多普勒探头置于袖带下方 2 cm 肱动脉搏动处,探头通过耦合剂与皮肤轻轻接触,探头与皮肤夹角在 40°~60°,采集到清晰的血流声音信号后向血压套袖中加压,直到脉搏声音停止后继续加压 10~20 mmHg,然后以 2 mmHg/s 的速度缓慢放气,出现第一个动脉搏动的声音时读取读数即为该侧肱动脉收缩压。踝收缩压测量部位为双侧胫后动脉、足背动脉搏动处,方法同上。

　　检查顺序为:右侧肱动脉→右侧胫后动脉→右侧足背动脉→左侧胫后动脉→左侧足背动脉→左侧肱动脉。ABI 是踝收缩压/肱动脉收缩压,其中肱动脉收缩压是取两侧收缩压中的高值作为肱动脉收缩压,踝收缩压是取每侧胫后动脉和足背动脉收缩压中的高值作为该侧踝收缩压。ABI≤0.9 诊断为 PAD,ABI≥1.31 提示下肢动脉显著钙化。

　　4)间歇性跛行问卷、足部动脉触诊及 ABI 检测的可靠性分析:间歇性跛行是下肢动脉闭塞的典型临床表现。用间歇性跛行问卷调查(图 5-10)来评价周围血管病变虽然特异度较高,但敏感度太低,由于多数糖尿病患者属无症状状态,因此不能用于早期筛查。足部动脉触诊虽然敏感度提高但特异度下降。大约 10% 的正常人由于先天解剖变异而不能触及足背动脉,从而可能导致该方法特异度较低,且动脉搏动的判断存在一定的主观性,因此也不利于筛查。

Edinburgh 间歇性跛行问卷

(1)您最近在活动时有无腿痛或腿部不适的感觉?
　　有○无○
(2)当您站立不动或坐着的时候有没有腿痛或腿部不适的感觉?
　　有○无○
(3)您上坡或着急赶路时有无腿痛或腿部不适的感觉?
　　有○无○
(4)当您在平地上以平常的速度行走时有无腿痛或腿部不适的感觉?
　　有○无○
(5)当您停下不动时这种感觉能在 10 分钟之内消失吗?
　　有○无○
(6)腿部疼痛和不舒服在哪个部位最明显? 请在下图用"X"标出。

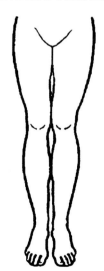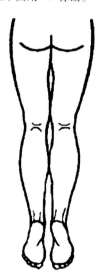

诊断标准:
·阳性:(1)(3)(5)"有"且(2)"无"。
·分级:(4)"无"→轻度;(4)"有"→中重度。
·以上条件满足的情况下:① 小腿部疼痛是最典型症状;② 大腿和臀部疼痛属非典型症状;③ 在无小腿疼痛的情况下,皮肤、腘窝、关节和足部疼痛或有放射痛均不属于间歇性跛行。

图 5-10　Edinburgh 间歇性跛行问卷

对于一般人群,ABI≤0.9诊断周围血管病变的敏感度和特异度分别高达95%和99%。但对于糖尿病患者,由于其下肢动脉中层易发生钙化,尤其是踝部动脉,ABI测量时气袖加压因动脉硬化弹性降低使其不易关闭,从而导致踝动脉压升高、ABI正常或异常增高,出现假阴性。虽然其敏感度、特异度均比一般人群要低,但其与彩色多普勒超声检查的一致性优于临床症状评价及足背动脉触诊,且操作简便、无创,仍然是糖尿病人群初步筛查无症状周围血管病变的有效手段,适用于大规模流行病学调查及日常门诊检查。

二、糖尿病社区管理的职责和实施途径

(一)糖尿病社区管理的定位和职责

2009年3月发布的《中共中央国务院关于深化医药卫生体制改革的意见》中明确规定了城市医院与社区卫生服务中心的功能定位和职责。其内容包括:① 建立城市医院与社区卫生服务机构的分工协作机制。城市医院通过技术支持、人员培训等方式,带动社区卫生服务持续发展;引导一般诊疗下沉到基层,逐步实现社区首诊,分级医疗和双向转诊。② 充分发挥城市医院在危重急症和疑难病症的诊疗、医学教育和科研、指导和培训基层卫生人员等方面的骨干作用。③ 完善以社区卫生服务为基础的新型城市医疗卫生服务体系。加快建设以社区卫生服务中心为主体的城市社区卫生服务网络,完善服务功能,以维护社区居民健康为中心,提供疾病预防控制等公共卫生服务、一般常见病及多发病的初级诊疗服务、慢性病管理和康复服务。转变社区卫生服务模式,不断提高服务水平,坚持主动服务、上门服务,逐步承担起居民健康"守门人"职责。

2019年6月印发的《国务院关于实施健康中国行动的意见》,明确实施糖尿病防治行动,将预防摆在更加突出的位置,从政府、社会、个人三个层面协同推进,形成维护健康的强大合力。2019年12月,《中华人民共和国基本医疗卫生与健康促进法》颁布,国家建立慢性非传染性疾病防控与管理制度,为患者和高危人群提供诊疗、早期干预、随访管理和健康教育等服务。受国家卫生健康委基层卫生健康司和疾病预防控制局委托,国家基层糖尿病防治管理办公室牵头组织相关机构、专家共同制定《国家基层糖尿病防治管理指南》和《中国糖尿病健康管理规范》。

从事糖尿病健康管理服务的相关机构包括社区卫生服务中心、医疗机构、疾病预防控制机构、企业健康管理机构和其他社会组织、机构。其中,基层医疗卫生机构,如社区卫生服务中心,为居民提供糖尿病健康管理基本公共卫生服务和基本医疗服务。依托家庭医生制度建设,社区卫生服务中心成立由家庭医生、护士、公共卫生人员等组成的服务团队,依法提供糖尿病健康管理服务,开展健康档案建立、健康检查、糖尿病筛查和评估、糖尿病高危人群、糖尿病前期和患者管理、社区健康宣传教育和糖尿病信息化管理等工作。与上级医疗机构建立糖尿病转诊制度。鼓励开展糖尿病慢性并发症筛查。不断提高糖尿病健康管理的信息化水平。

开展社区糖尿病防控管理,社区卫生服务中心需掌握辖区居住人口的健康信息,开展糖尿病及部分慢性并发症的初筛,实施糖尿病患者、高危人群分类管理,进行糖尿病防治知识的宣教,并按照糖尿病管理的指南和流程运作,对糖尿病及高危个体实施生活方式干预,提高辖区

内的三率"达标"(糖尿病知晓率、血糖控制达标率、慢性并发症检查率)。

（二）社区糖尿病管理内容

（1）糖尿病教育：对社区人群实施糖尿病知识的普及宣教，对糖尿病及糖尿病前期人群进行糖尿病专题教育。

（2）建立糖尿病及糖尿病前期档案并信息化。

（3）糖尿病筛查：对高危人群进行每年1次的糖尿病筛查，糖尿病前期人群每半年检查1次血糖，每年到医院进行1次诊断检查，即每年1次OGTT复查。

（4）糖尿病并发症筛查：初诊糖尿病患者均行眼病、肾病、足病筛查，复诊患者每年至少筛查1次。

（5）生活方式指导：对一般人群进行健康行动宣教，对糖尿病前期和糖尿病进行生活方式干预。

（6）社区糖尿病患者治疗、转诊及随访：初诊无并发症患者可在社区治疗及随访；初诊有并发症患者或复诊有急危重症并发症患者及时转诊上级医院或专科医院，经治疗缓解后转回社区，有糖尿病管理基站接诊随访。

（三）糖尿病健康管理工作流程

社区卫生服务中心可根据自身业务开展一般人群、高危人群和（或）疾病人群的管理。糖尿病健康管理工作主要流程包括针对目标人群的健康教育、管理人群的知情同意、信息登记与管理、健康风险评估和人群分类健康管理(图5-11)。

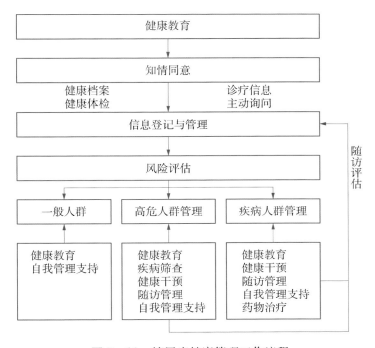

图5-11　糖尿病健康管理工作流程

其中,一般人群、糖尿病高危人群、糖尿病前期人群和(或)糖尿病患者的管理工作流程图见图5-12~图5-15。

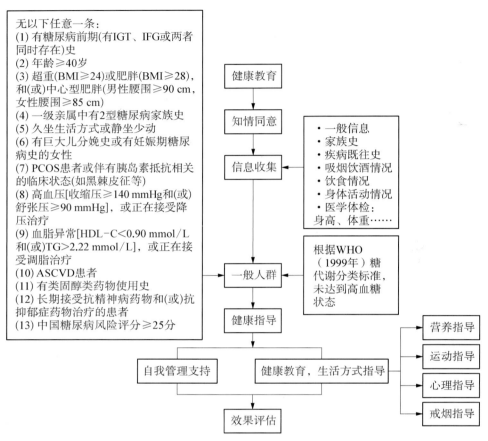

图5-12 一般人群健康管理流程图

IGT,糖耐量异常;IFG,空腹血糖受损;BMI,体重指数;PCOS,多囊卵巢综合征;
HDL-C,高密度脂蛋白胆固醇;TG,甘油三酯;ASCVD,动脉粥样硬化性心脑血管疾病;WHO,世界卫生组织

在实施糖尿病防控管理之前,"社区糖尿病管理"应配备有用于糖尿病筛查、建档、教育、糖尿病并发症筛查(眼病、肾病、足病)的设备和专职护士、全科医生及人员,应承担所辖社区所有户籍人口的糖尿病健康管理,包括一般人群和高危人群的健康宣教、糖尿病和糖尿病前期人群的健康教育和生活方式指导、代谢指标的控制、糖尿病慢性并发症的初筛、转诊和随访等(表5-9)。

社区卫生服务中心上转至二级及以上医院的标准:

1. 诊断困难和特殊患者

(1)初次发现血糖异常,病因和分型不明确者。

(2)儿童和青少年(年龄<18岁)糖尿病患者。

(3)妊娠和哺乳期妇女血糖异常者。

2. 治疗困难

(1)原因不明或经基层医生处理后仍反复发生低血糖者。

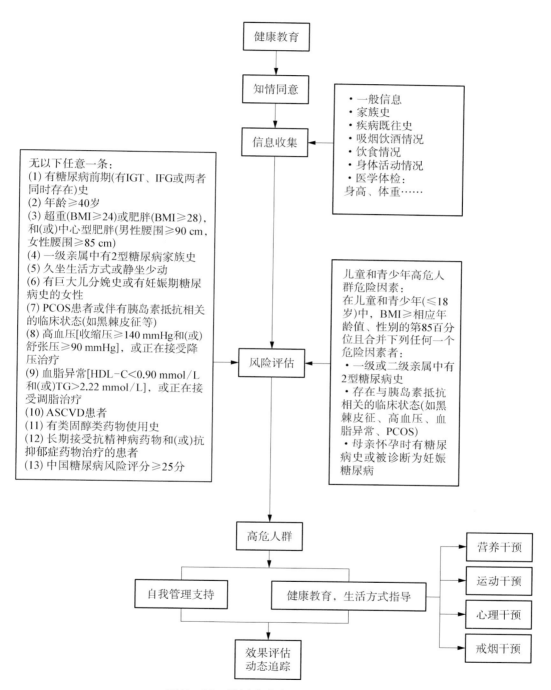

图 5-13　糖尿病高危人群管理流程图

IGT,糖耐量异常;IFG,空腹血糖受损;BMI,体重指数;PCOS,多囊卵巢综合征;
HDL-C,高密度脂蛋白胆固醇;TG,甘油三酯;ASCVD,动脉粥样硬化性心脑血管疾病

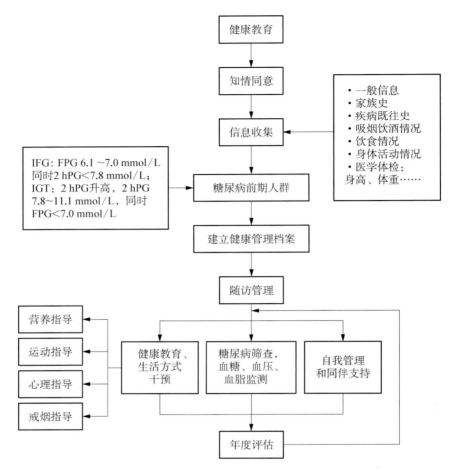

图 5-14 糖尿病前期人群管理流程图

IFG,空腹血糖受损;2 hPG,餐后 2 小时血糖;FPG,空腹血糖

（2）血糖、血压、血脂长期治疗不达标者。

（3）血糖波动较大,基层处理困难,无法平稳控制者。

（4）出现严重降糖药物不良反应难以处理者。

3. 并发症严重

（1）糖尿病急性并发症:严重低血糖或高血糖伴或不伴有意识障碍（糖尿病酮症;疑似为糖尿病酮症酸中毒、高渗性高血糖状态或乳酸性酸中毒）*。

（2）糖尿病慢性并发症（视网膜病变、肾脏病变、神经病变、糖尿病足或周围血管病变）的筛查、治疗方案的制定和疗效评估在社区处理有困难者。

（3）糖尿病慢性并发症导致严重靶器官损害需要紧急救治者,如急性心脑血管疾病,糖尿病肾脏病变导致的肾功能不全[eGFR<60 mL/（min · 1.73 m²）]或大量蛋白尿,糖尿病视网膜病变导致的严重视力下降,糖尿病外周血管病变导致的间歇性跛行和缺血性疼痛,糖尿病足溃疡或严重足畸形等*。

_____

* 需紧急转诊。

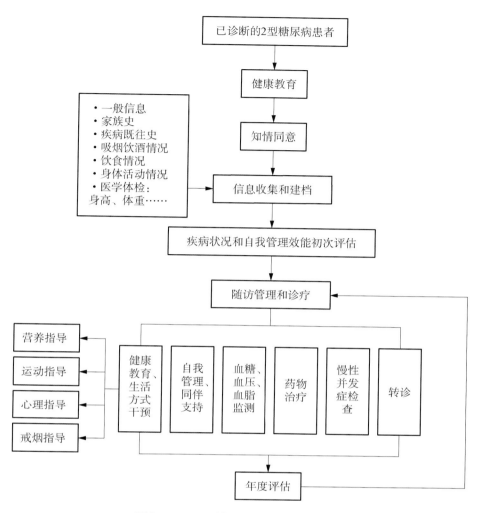

图 5 - 15　2 型糖尿病患者管理流程图

4. 其他

医生判断患者需上级医院处理的情况或疾病时。

三、防控专职人员的培训及考核

随着全球慢性病患病率的日益增加,要求具备庞大且可满足不断增长需要的医疗系统。组建卫生工作队伍来应对相关的挑战是至关重要的问题,医护人员在为糖尿病患者提供医疗保健的机会和提高医疗保健的质量方面发挥着关键作用。与高收入国家相比,只有 32% 的中低收入受访者拥有糖尿病教育的学位或文凭。采取价格低廉便于实施的干预措施可减少巨大的糖尿病经济负担。大部分干预是符合成本效益和(或)节省费用的,即使在发展中国家亦是如此。尽管如此,这些干预措施并未得到广泛使用。

基层医务人员专业防治技能的缺乏是糖尿病防治效能低下的瓶颈。尽管原卫生部在 2009 年下发了"关于加强卫生人才队伍建设"的意见,内容包括实施社区卫生人员培训,鼓励公立医

表 5 - 9 社区糖尿病管理基站的配备、主要防治任务及考核指标

功能配置	专科检查/设备	人员配置	主要任务		考核指标
			普通人群	糖尿病及糖尿病前期人群	
糖尿病筛查	采用 FPG、OGTT 测定口服 75 g 葡萄糖负荷后 2 小时血糖，社区也可行 HbA1c 等检测项目		检出糖尿病高危人群并进行糖尿病筛查	对糖尿病前期人群每年进行 OGTT 检查	糖尿病筛查率 糖尿病检出率
档案信息化	建立医院社区信息共享平台（全市联网）	专管护士		建立糖尿病及糖尿病前期档案，记录初诊时间、体格指标、家族史、各项代谢指标	糖尿病患者建档率 档案完整性
糖尿病教育	糖尿病普教资料 糖尿病教育标准资料	专管护士及全科医生	宣传糖尿病防治知识，提倡健康生活行为	对糖尿病及糖尿病高危个体进行糖尿病饮食教育、生活指导、疾病教育、血糖监测教育	糖尿病患者教育率
慢性并发症筛查	免散瞳眼底照相机查眼底 10 g 压力的尼龙丝和 128 Hz 的音叉筛查周围神经病变 多普勒血流探测仪和 ABI 套件筛查周围血管病变 尿微量白蛋白/肌酐比和公式估算小球滤过率	专管护士及全科医生		负责执行糖尿病眼病、肾病、足病筛查 每年至少复查 1 次糖尿病及并发症相关检查	并发症初筛率 并发症检出率 并发症复查率
代谢指标控制及并发症转诊		全科医生		检查代谢指标（血糖、血压、血脂）、肝肾功能、糖化血红蛋白 对存在视网膜病变、肾功能不全、周围神经病变、足病及时转诊糖尿病诊治中心	血糖达标率

注: FPG，空腹血糖；HbA1c，糖化血红蛋白；OGTT，口服葡萄糖耐量试验；ABI，踝肱指数。

院高中级医疗卫生技术人员定期到社区卫生机构提供技术指导和服务,探索建立公立医院支援社区卫生制度等,但在短期内尚不能完全解决基层诊治慢性病能力较弱的问题。如果慢性病不能下沉社区,群众"看病难""看病贵"的现象难以缓解。

社区卫生中心根据糖尿病防治工作中切实需要解决的实际问题,首先需组建医院-社区一体化糖尿病患者无缝化医疗服务团队,制订出需医院指导和支持的计划;其次,建立糖尿病患者健康档案,实施糖尿病患者、高危人群分类管理,为糖尿病人群提供防治指导服务;接着,按照糖尿病管理的指南和流程运作,制订高危人群、患者的管理计划、流程、考核和评估方法,扎实提高辖区内的"三率"达标;同时需与上级医院建立双向转诊,在医院的指导下对并发症患者共同制订个体化的治疗措施,并做好跟踪随访。

医院糖尿病防治团队是以糖尿病为主,整合内分泌代谢科、肾内科、骨科、康复科、营养科、影像科等多学科,再纳入糖尿病的管理者、教育工作者组合成的团队。在最大限度上利用医院可获得的医疗资源,对糖尿病及其引发的并发症的患者,实行疾病的有序、规范治疗,达到对疾病的预防和控制。

(一)社区糖尿病防治团队

社区糖尿病防治团队应由教育、营养、运动、心理、护理、医疗、信息人员等各专业人员组成,是糖尿病患者的主要管理者,对患者的管理实行登记、回访、定期检查、治疗及教育。

社区糖尿病防治团队所涉及的人员可以通过各种途径,尤其到综合性医院参观、进修学习,来接受培训,医院也可以派专家下社区授课、指导、坐诊,通过传帮带不断丰富和更新社区医务人员的知识,提高他们的专业技能,有效从事糖尿病的防治工作(表5-10)。

表5-10　社区糖尿病防治团队培训课程

糖尿病课程内容					
诊　疗				管　理	
诊断和分型	治　疗	并发症治疗	特殊人群	教育管理	社区管理
诊断	自我管理与监测	低血糖	儿童与青少年糖尿病	教育者职责	社区转诊模式
分型	运动治疗	酮症和高渗	妊娠与糖尿病	团队管理	患者档案管理
	饮食原则	视网膜病变	老年糖尿病	教与学	
	营养教育	糖尿病肾病	疾病状态时的血糖管理	心理和行为改变	
	营养评估	大血管病变		社区意识和宣教	
	口服降糖药	神经病变		研究和评估	
	胰岛素注射	伤口愈合			
	中医药治疗	足部治疗			

(二) 团队管理职责

（1）准确、及时地建立糖尿病患者的档案卡，并由专人负责更新维护糖尿病患者信息，必要时还应考虑为糖尿病高危人群（特别是糖尿病前期）建立登记本，便于定期筛查回访。

（2）建立一个有效的随访制度，专人负责以确定糖尿病患者何时进行定期检查以及追踪到期患者回访。

（3）规范诊治糖尿病，与医院糖尿病整治中心建立联系关系，随时为转诊患者提供便捷、优质服务。

（4）为糖尿病患者提供书面的健康教育资料，定时、定点组织系列健康教育活动，并为患者设立个体化适宜的教育，达到糖尿病的控制目标。

(三) 管理绩效评价

1. 过程评价指标

（1）2 型糖尿病患者健康管理任务完成率：按照地方卫生健康行政部门提出的 2 型糖尿病患者管理数量的目标任务要求，年内已获得健康管理的人数比例。

计算公式：年内已纳入管理 2 型糖尿病患者人数/该地区年内 2 型糖尿病患者管理目标任务人数×100%。

其中，"年内已纳入管理"指建立居民健康档案，并年内至少面对面随访过 1 次的 2 型糖尿病患者；"管理目标任务人数"指地方行政部门下达本辖区应管理的 2 型糖尿病患者任务目标人数。

（2）糖尿病前期患者健康管理率：年内已纳入管理的糖尿病前期患者人数占该区/县/社区糖尿病前期患者估算总数的比例。

计算公式：年内建档且年内至少随访一次并检测血糖的糖尿病前期人数/该地区糖尿病前期患者估算数×100%。

其中，血糖检测推荐：糖化血红蛋白（优先）；空腹血糖（其次）；非空腹血糖（最后）。

（3）2 型糖尿病患者基层规范管理服务率：已纳入基层健康管理的 2 型糖尿病患者，年内获得符合规范要求服务的患者比例。

计算公式：在基层医疗卫生机构按照规范要求提供 2 型糖尿病患者健康管理服务的人数/年内辖区内已管理的 2 型糖尿病患者人数×100%。

其中，① 在基层医疗卫生机构按照规范要求提供 2 型糖尿病患者健康管理服务的人数（人）：指从年初到统计时间点，在基层医疗卫生机构按照规范要求提供 2 型糖尿病患者健康管理服务的人数。"按照规范要求"的界定：指从年初到统计时间点完成 4 次随访和 1 次健康体检即认为是规范管理；随访要求面对面。② 年内辖区内已管理的 2 型糖尿病患者人数（人）：指从年初到统计时间点，接受过 1 次及以上随访的 2 型糖尿病患者人数。

（4）糖尿病患者糖化血红蛋白检测率：年内管理的 2 型糖尿病患者中当年至少检测过一次糖化血红蛋白的比例。

计算公式：年内检测过糖化血红蛋白的 2 型糖尿病患者人数/年内已管理 2 型糖尿病患者人数×100%。

（5）糖尿病患者并发症规范检查率：已管理的糖尿病患者中年内接受过视网膜病变检查、足部检查（至少完成 10 g 尼龙丝触觉检查及 128 Hz 音叉震动觉检查）、肾脏任意一项并发症检查的人数占年内纳入社区健康管理的糖尿病患者人数比例。

计算公式：年内接受过视网膜病变、足部检查或肾脏任意一项并发症检查的糖尿病患者人数/已管理的糖尿病患者人数×100%。

2. 效果评价指标

（1）糖尿病知晓率：流行病学调查确定的糖尿病人群中，在调查测量血糖前即知道自己患有糖尿病者（经过有资质的医疗机构或医生诊断）所占的比例。

计算公式：明确知道被医疗机构或医生诊断过患有糖尿病者/调查确定的所有糖尿病患者总数×100%。

（2）糖尿病患者管理人群年度血糖控制率：年内纳入管理的 2 型糖尿病患者中血糖控制合格的比例。

计算公式：年内纳入管理的糖尿病对象血糖控制合格人数/年内纳入管理糖尿病患者人数×100%。

评估血糖控制合格标准：当年规范管理对象最近一次糖化血红蛋白检测达标。如年内未检测糖化血红蛋白，则血糖检测次数中 75% 及以上达标为血糖控制合格。

血糖控制目标：糖化血红蛋白<7.0%（优先）；空腹血糖 4.4～7.0 mmol/L（其次）；非空腹血糖<10.0 mmol/L（最后）。

年内纳入管理指建立健康档案以及年内至少面对面随访过 1 次的 2 型糖尿病患者。

四、同伴支持教育模式

同伴支持是指具有相同背景、共同经历或由于某些原因使其具有共同语言的人在一起分享信息、观念或行为技能，以实现教育目标的一种教育形式。同伴支持教育早期主要用于吸烟、药物滥用和安全性行为等方面。同伴支持教育有利于提高糖尿病患者的自我管理能力。目前，国内外许多学者对糖尿病患者的健康教育方式进行研究，建立了一些行之有效的健康教育方法，但多数方法以医生、护士等专业人员的讲授为主，强调理论知识的灌输。专业人员是疾病治疗的专家，而不是生活的专家，传统以专业人员讲授为主的健康教育，仅使患者被动地接受指导，对提高患者的自我管理知识有一定帮助，但对于患者在生活中建立良好的自我管理行为和改善代谢指标的长效性方面作用有限。研究表明，以患者能力提高为中心，以患友间经验分享为主体的同伴支持教育有助于促进教育对象健康行为的建立。

同伴支持教育实施过程中，同伴之间具有相似的文化、背景和经历。同伴支持教育者成功自我管理的经验有助于增强患者的自信心，在患者中建立"你能做的，我也能做到"的信心，为患者提供有效的替代性经验；糖尿病患者通过效仿同伴支持教育者的自我管理行为，从而取得成功的直接性经验，也有助于进一步增强患者的信心；另外，经历过相同慢性病挑战的人对与这种疾病共存有着独特的视角和理解，使患者更容易接受来自同伴的言语劝说和情感支持，从而有利于提高患者的自我效能。目前国内社区护士的工作仍以基础护理为主,没有足够的时间和精力从事健康教育工作。面对我国众多的糖尿病患者,卫生资源尤其是社区健康教育的人力资源存在严重不足。因此,同伴支持教育活动有助于促进社区 2 型糖尿病患者自我管理行为的建立和提高,是一种有效的社区健康教育形式。

2015 年起,通过《上海市政府加强公共卫生体系建设三年行动计划》实施"上海市代谢性疾病(糖尿病)预防和诊治服务体系建设"重大项目,上海交通大学医学院附属第六人民医院以社区居民慢性病健康服务需求为导向,引入同伴支持策略,通过对社区医务人员、糖尿病同伴支持骨干及自我管理小组组长等的系统培训,构建社区糖尿病自我管理同伴支持网络,建立社区患友支持小组。

2017 年起,全市 9 家先行社区实施糖尿病同伴支持管理,支持社区组建近 70 支糖尿病同伴支持小组。2018 年,上海交通大学医学院附属第六人民医院承担上海市糖尿病预防与诊治指导中心职责,进一步推动同伴支持管理在本市的推广。在上海市卫生健康委员会、上海市爱国卫生运动委员会办公室(以下简称爱卫办)的大力支持和指导下,扩大在全市 9 个区 21 个社区推广糖尿病同伴支持管理模式。通过整合各区卫生健康委员会/爱卫办、街镇爱卫部门、社区卫生服务中心、居委会及自我管理小组在内的各层级社区健康促进资源,实施社区糖尿病同伴支持三级干预管理,使社区糖尿病患者在家门口就能得到规范化的糖尿病诊治管理和自我管理支持服务。

引入同伴支持理念,结合本市基层糖尿病防治实际需求,制定适合社区应用的糖尿病同伴支持培训手册、糖尿病科普标准化课件及适宜工具,邀请国际同伴支持权威专家团队,合作开展糖尿病同伴支持培训工作坊。培训强调学员的互动、体验和参与,通过理论授课、经验分享、基于情境的角色扮演、头脑风暴、小组讨论及游戏化教学等,帮助参与培训的学员更好地掌握糖尿病同伴支持技能。例如,制作《贾伟平医生讲科普》系列之《糖尿病五大须知》《血糖监测管理》《居家自我血糖监测》等科普宣传短视频,在微信公众号、喜鹊直播、今日头条、新浪医药新闻及腾讯视频等各大视频平台累计播放量达百万次;为社区同伴支持小组提供《糖尿病防治路上指南针》《糖尿病防治中的新鲜事儿——重大科研为你揭秘糖尿病》等科普读本,共计 2 100 余册。

同伴支持小组组长会定期邀请组员参加社区科普讲座及知识竞答,组织开展小组才艺展示,包括小品、诗朗诵、歌曲表演等。在组长的带领下,组员积极交流本月糖尿病行动计划完成情况,交流分享糖尿病自我管理经验,并制定次月的行动计划。社区同伴支持小组管理加强了组员间的互相关怀和凝聚力。"糖尿病同伴支持项目让我们感觉到,糖尿病患者不是一个人,我们是被关心着的,作为同伴组长我感到非常自豪。"这是来自小昆山社区的一位同伴支持组长最大的感慨。此外,来自曹杨社区的明星组长荣获 2018 年中华医学会糖尿病学分会全国十大关爱家庭奖。

在引入同伴支持管理实施一年后效果评价显示,积极开展同伴支持管理的社区糖尿病患者的血糖水平、BMI 及糖尿病抑郁情绪评分等显著改善,特别是那些接受同伴支持管理前血糖控制不理想的患者中,获益更明显。糖尿病的防治是一个复杂的、长期的系统工程,需要政府和社会的支持、专业的服务以及患者自身的努力。进一步加强以同伴支持为纽带的糖尿病自我管理支持健康促进体系建设,有利于提高糖尿病防治服务水平。

第四节 人工智能技术助力糖尿病并发症筛查

一、背景及相关研究进展

糖尿病性视网膜病变(diabetic retinopathy，DR)是工作年龄人群第一位的致盲性疾病。流行病学调查显示,2014年全球范围的糖尿病患病率为4.22亿人次,我国成人糖尿病患者已超过1.02亿(占全球24.4%),是全球糖尿病患者最多的国家。随着糖尿病患者病程的延长,DR的患病率逐年增加,致盲人数也逐年升高。在我国临床实践中,DR在糖尿病患者人群中的患病率为24.7%~37.5%。糖尿病性黄斑水肿和增殖性糖尿病视网膜病变分别是导致DR患者视功能损害和致盲的主要原因,对于糖尿病患者进行DR早期筛查、诊断、干预及随访能显著降低DR患者严重视力损伤的比例。

目前,WHO和相关医学学会指南都建议对糖尿病患者进行定期DR筛查,定期筛查已成为及时发现DR病变、把握治疗时机的最有效方法,构建面向社区糖尿病患者的定期DR筛查与辅助诊断标准,对于我国和上海市的糖尿病防控具有重要意义。前期,上海交通大学医学院附属第六人民医院在上海市华阳及曹杨两个社区对糖尿病及糖调节受损人群的DR患病率及其相关危险因素进行调查,结果表明上海社区高血糖人群中DR的患病率较高,在糖耐量调节受损阶段就已出现DR。基于社区糖尿病眼底筛查尽早发现DR,将干预窗口前移,对降低DR严重并发症的发生及避免视功能的损害改善患者预后有着极其重要的意义。

眼底图像读片与诊断主要采用人工定性分析,工作量大、主观性强、缺乏量化手段,难以适应我国和上海市糖尿病大规模社区筛查实践和管理,因此,采用计算机深度学习与模式识别技术对于DR进行自动化智能分析研究成为解决该问题的重要手段。目前基于眼底彩色图像的自动化分析工作,主要涉及对眼底图像预处理、图像病变特征与结构信息提取和病变区域的量化标注。例如,美国的Joslin视觉网络和新加坡糖尿病视网膜病变计划,建立了有关DR筛查和评估的网络信息化工程,并开展计算机辅助的眼底彩色图像分析,显著降低了筛查工作的人力成本,扩大了筛查人群范围。Nayak等人构建基于渗出物特征和网络模型的自动辨别眼底图像糖尿病性黄斑水肿技术。此外,虽然国际上已有一些基于眼底图像的计算机辅助DR诊断软件,如英国的iGradingM、美国的EyeArt及葡萄牙的RetmarkerDR。但是,这些已有研究软件首先仅重视视网膜背景的修正和单一病变的识别,无法实现量化病变检测;第二,不能结合图像病变特征与诊断文本信息,较难区分表现相近病变(如微动脉瘤与出血);第三,这些软件往往依赖于特定数据库模型的判定,不能根据修正信息进行在线学习优化,存在固有的局限性。

近年来,深度学习算法被广泛应用于医学图像领域,基于样本数据训练使计算机的诊断精度接近人类专家的水平。以下内容将以上海市公共卫生体系建设三年行动计划(2015—2017

年）上海市代谢性疾病（糖尿病）临床诊治服务体系建设项目（Shanghai Integration Model，以下简称"SIM"）为例，介绍基于人工智能技术的糖尿病并发症筛查方法。

二、DeepDR 系统——基于人工智能技术的糖尿病并发症筛查方法

（一）建立眼底数据库

DeepDR 系统所使用的眼底数据库来源于 SIM 项目，该数据库具有完整眼底摄片检查的人群数据，包括人口学信息、眼底图片、诊断信息、病变标记等。每幅图像的标签包括图像质量（总体可分级性，伪影，清晰度和视野）、DR 等级（非 DR、轻度 NPDR、中度 NPDR、严重 NPDR 或 PDR）和糖尿病性黄斑水肿（DME）。此外，纳入真实世界的眼底队列数据库作为外部验证数据集评估 DeepDR 系统的泛用性。

SIM 项目共覆盖上海市 16 个区，共 240 个社区卫生服务中心；共纳入 173 346 名受试者、666 383 张眼底图片；其中，14 901 张高质量眼底图像标记了 DR 眼底特征病变，包括微血管瘤、软性渗出、硬性渗出和出血；共纳入 2 个真实世界的眼底队列数据库作为外部验证数据集。在所纳入的 SIM 研究受试者中（即本地数据集），随机选择 70% 的受试者（$n = 121\ 342$）作为训练集，剩余 30% 的受试者（$n = 52\ 004$）作为本地测试集。

（二）确立眼底图片采集标准

SIM 研究中使用佳能、拓普康和蔡司的台式视网膜相机进行视网膜摄片，所有眼底相机操作人员均接受了标准培训，眼底图像采集操作规范与标准均依照《中国糖尿病视网膜病变筛查的图像采集及阅片指南》，包括：① 建立患者个人档案及配合宣教；② 正确使用眼底照相机；③ 统一拍摄视野和角度；④ 对眼底图像进行质量评估。

（三）确立阅片流程

1. DR 分级诊断

SIM 研究中，所有的眼底图片首先被上传至在线读片平台，眼科医生经由个人账号登录平台进行阅片。每张图片被分配至 2 名眼科医生进行 DR 分级诊断，当 2 名眼科医生的 DR 诊断不一致时，该图片由第 3 名高年资眼底病专家进行诊断。2 次诊断一致时作为该眼底图片的最终诊断。全部读片完成后，质控中心随机抽取 20% 的图片以上述流程进行复读，以确保诊断的一致性≥90%。如果阅片中心遇到无法明确诊断的复杂病例，则交由上级医疗机构专家会诊明确诊断。

2. 标记眼底病变

视网膜病变标记内容包括：微血管瘤、软性渗出、硬性渗出、出血，每张眼底图片由 2 名眼科医生标记。对于每一种病变，每一名眼科医生分别在眼底图片中描绘病变区域，当两名医生的交并比（Intersect over Union，IoU）≥0.85 时，则认为病变标记为有效标记；当 IoU＜0.85，第三名高年资眼底病专家将复核先前的标记结果并反馈意见，该图片随后由先前 2 名眼科医生重

新标记,直至 IoU≥0.85。最后,2 名眼科医生标记范围的并集作为病变分割的最终标签。

（四）明确诊断标准

DR 分级诊断依据按照国际临床 DR 严重程度分级标准(International Clinical Diabetic Retinopathy Disease Severity Scale),共分为 5 个等级:无 DR、轻度 NPDR、中度 NPDR、重度 NPDR、PDR。其中图像质量的判读标准参照我国糖尿病视网膜病变筛查的图像采集及阅片指南。

（五）构建 DeepDR 系统

DeepDR 系统由 3 个深度学习子网组成:图像质量评估子网、病变感知子网和 DR 分级子网。每个子网的训练和测试数据如图 5－16 所示。训练数据集中的所有图像均用于训练图像质量评估子网,对图像质量是否满足 DR 分级进行二分类,并从眼底图像的伪影、清晰度和位置问题识别特定质量问题;高质量图像用于训练 DR 分级子网,以将图像分类为非 DR、轻度 NPDR、中度 NPDR、严重 NPDR 和 PDR,以及是否存在 DME 的二分类;使用标有 DR 眼底特征病变的图像训练病变感知子网,以实现对微血管瘤、软性渗出、硬性渗出液和出血的检测和分割。

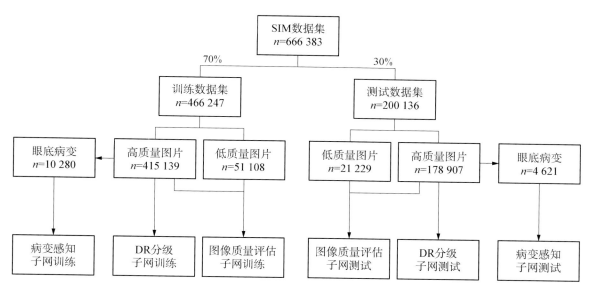

图 5－16　SIM 数据集的训练/测试数据划分及各子网的训练/测试数据分配
SIM,上海市代谢性疾病(糖尿病)临床诊治服务体系建设项目;DR,糖尿病性视网膜病变

DeepDR 系统是基于迁移学习的多任务学习网络,其结构如图 5－17 所示。首先基于 ImageNet 数据库对 DR 基础网络进行预训练,然后使用 415 139 张眼底图像对 DR 基础网络进行微调。接下来,利用转移学习将 DR 基础网络迁移到 DeepDR 系统的三个子网中,而不是直接训练随机初始化的子网。在迁移学习过程中,将预先训练的权重固定在 DR 基础网络的较低层中,并使用反向传播重新训练其较高层的权重。由于眼底图片的共性特征适用于所有与 DR 相关的学习任务(评估图像质量、病变分析和 DR 分级),因此该训练过程能够很好地优化网络。此外,病变感知子网的分割模块提取的病变特征与 DR 分级子网提取的特征进行了串联,

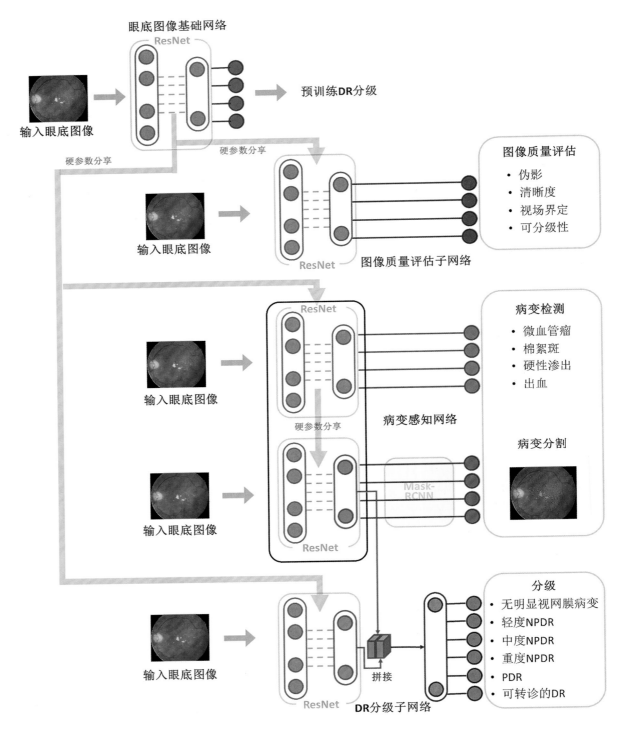

图 5-17 DeepDR 系统结构图

DeepDR 系统由 3 个子网组成：图像质量评估子网、病变感知子网和 DR 分级子网。首先由 ResNet 进行预训练获得 DR 基础网络。然后，在系统的三个不同子网络中共享预训练的 DR 基础网络的训练权重，如红色箭头所示。这三个子网将眼底图像作为输入，并执行不同的任务。DR，糖尿病视网膜病变；NPDR，非增殖性视网膜病变；PDR，增殖性视网膜病变

以提高分级性能。为了防止网络过度拟合,使用了早停法(early stopping)来确定最优的迭代次数。对于每项任务,训练数据集被随机分为两部分,其中 80% 的数据用于训练网络,其余部分用于早停法。在训练期间的每一次迭代,都在早停法数据集上测试网络并记录了网络的性能。如果连续 5 次迭代 AUC 或 IoU 增加均小于 0.001,则停止训练,并选择最佳模型作为最终网络。

(六)性能评价指标

受试者工作特征曲线(ROC)下面积(AUC)被用来评估 DeepDR 系统在评估图像质量、眼底病变检测和 DR 分级方面的性能。ROC 由敏感性(真阳性率)和 1-特异性(假阴性率)绘图,并使用 Youden 指数最大值选择合适的阈值。AUC 的比较采用双正态模型,双向 $P<0.05$ 被认为具有统计学意义。对于病变检测,AUC 表示一个象限是否包含某种病变的二分类结果。对于病变分割,IoU 和 F-score 被用来评价其性能。

对于软性渗出、硬性渗出和出血,使用 IoU 来评价病变分割网络的性能。IoU 计算为:

$$IoU(A,B) = \frac{|A \cap B|}{|A \cup B|} \qquad (式5-4)$$

式中:A 和 B 是眼底图像中的像素集(例如,A 是分割的病变,B 是 ground truth)。

对于微血管瘤,使用 F-score 代替 IoU 评分,因为眼底图像中微血管瘤的平均直径通常小于30 个像素,因此分割结果的微小变化将导致 IoU 评分发生较大变化。F-score 的计算公式为:

$$F = \frac{2 \cdot |tp|}{2 \cdot |tp| + |fp| + |fn|} \qquad (式5-5)$$

式中:$tp = \{p \in P \mid \exists g \in G, IoU(p,g) \geqslant 0.5\}$(P 代表网络产生的所有判断微血管瘤的集合,G 是眼科医生标注的所有微血管瘤的集合)表示微血管瘤的真阳性预测集合,$fp = \{p \in P \mid \forall g \in G, IoU(p,g) < 0.5\}$ 代表微血管瘤的假阳性预测集合,$fn = \{g \in G \mid \forall p \in P, IoU(p,g) < 0.5\}$ 代表微血管瘤的假阴性预测集,$|\cdot|$ 表示集合的基数(大小)。

(七)DeepDR 系统性能验证

DeepDR 图像质量评估子网使用本地测试数据集中的 200 136 张图像进行验证及测试,评估整体图像质量并识别伪影、清晰度和位置问题。与眼科医生判断作为金标准相比,DeepDR 图像质量评估子网判读整体摄片质量的 AUC 为 0.934。对于伪影、清晰度和位置的判断,AUC 分别为 0.938、0.920 和 0.968。

DeepDR 病变感知子网使用本地测试数据集中的 4 621 张带有视网膜病变标记的高质量图像进行验证与测试,实现对微血管瘤、软性渗出、硬性渗出、出血识别的病变检测与分割。与眼科医生判断作为金标准相比,其 IoU 或 F-score(微血管瘤)分别为 0.815、0.711、0.971 和 0.738。

DeepDR 病变分级子网使用本地测试数据集中 178 907 张高质量图像进行测试。与眼科医生判断作为金标准相比,DeepDR 系统对轻度、中度、重度 NPDR 和 PDR、DME 的 AUC 分别为

0.943、0.955、0.960、0.972 和 0.946。此外,在外部数据集上 DeepDR 系统也表现出优越的分级性能。大量实验证明,DeepDR 系统能够对多种眼部疾病进行精确检测及诊断。

三、DeepDR 系统的实际应用情况

该智能平台已参与国内及国际大型糖尿病管理项目。在国内方面,DeepDR 系统已应用于中华医学会糖尿病学分会开展的中国糖尿病并发症研究,DeepDR 系统已完成覆盖 8 省区 53 个试点地区的 35 586 名糖尿病患者的眼底筛查诊断,基于采集的 112 781 张眼底图像筛查得到 3 071 名轻度糖尿病眼底患者、2 153 名中度 DR 患者、755 位重度 DR 患者、528 位 PDR 期患者,使得糖尿病视网膜病变的检出率从 10.1% 提高到 18.28%。在国际方面,DeepDR 系统已应用于国际糖尿病联盟(IDF)发起的全球中低收入国家糖尿病患者糖尿病视网膜病变筛查项目,为"一带一路"国家的糖尿病患者提供早筛工具。目前,已有 48 个国家试用本系统,已累计采集 6 388 名参与者的 23 065 张眼底照片。

第五节　代谢性疾病防控的三级联动模式

　　为了更加有效地对糖尿病进行预警、预防和诊治,必须充分整合城市医疗卫生资源,建立各级医疗机构与疾病预防控制机构职责明确、衔接有序、合作互动的防治服务体系。对糖尿病进行系列的监控及防治,以早诊早治(高危人群筛查)和治疗技术规范(糖尿病并发症筛查率、血糖控制率、居民知晓率达标)为重点,推进糖尿病综合防治能力的提高。形成三级医院为龙头、二级医院为骨干、社区卫生服务中心为基本网络的糖尿病防控管理模式。促使糖尿病社区首诊、梯度转诊模式的实施,降低糖尿病慢性并发症的致死率、致残率及糖尿病的发病率,降低医疗费用,提高患者的生存质量和生活质量。

　　糖尿病的一级预防主要是在社区完成,在政府有关部门领导和支持下,需要社会各有关方面的帮助和支持,加强社会的组织和动员。二级预防是在综合性医院糖尿病专科指导下,使糖尿病患者得到更好的管理、教育、护理保健与治疗。三级预防需要多学科的共同努力、社区医疗单位的关心、督促与随访帮助,需要综合防治与专科医疗相结合,确保患者得到合理的有效治疗。

一、糖尿病的三级防控体系

(一)糖尿病一级预防

　　一级预防的目的是通过纠正可控制的糖尿病危险因素,预防糖尿病的发生,由社区卫生服务中心主导完成(图 5-18)。

　　(1)在一般人群中宣传糖尿病的防治知识,提倡健康的行为,如合理饮食、适量运动、戒烟限酒、心理平衡提高人群对糖尿病防治的知晓度和参与度,以及糖尿病防治意识。

　　(2)对糖尿病前期人群及早实行强化生活方式干预,目标是使得肥胖或超重或肥胖者BMI 达到或接近 24,或体重至少减少 5%~10%;至少减少每天饮食总热量 400~500 千卡;饱和脂肪酸摄入占总脂肪酸摄入的 30% 以下;中等强度体力活动,建议至少保持在 150 分钟/周。

(二)糖尿病的二级预防

　　二级预防的目的是在高危人群中开展糖尿病筛查、及时发现糖尿病、及时进行健康干预等,在已诊断的 2 型糖尿病患者中预防糖尿病并发症的发生。以区县中心医院(二级医院)为主体、依托社区卫生服务中心和区县疾病预防控制中心共同实施。

　　(1)加强糖尿病教育,提高患者的糖尿病的自我管理能力(图 5-19)。强调非药物治疗的

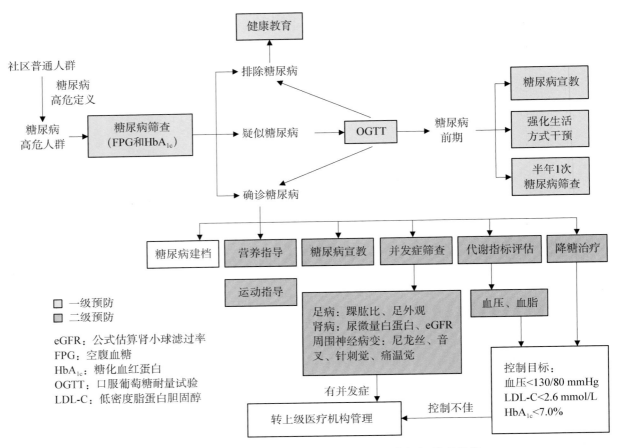

图 5-18 社区卫生服务中心(一级医院)糖尿病初级管理规范

重要性,提倡健康的生活方式,根据患者的实际情况,如工作、生活条件等,来决定合适的饮食和运动治疗方案。强调糖尿病治疗的全面达标,即除了血糖控制满意外,还要求血脂、血压正常或接近正常,体重保持在正常范围,并有良好的精神状态。加强糖尿病的自我管理,包括自我血糖监测技术和低血糖处理,以及胰岛素注射技术。

(2)对高危人群进行糖尿病筛查,可以通过居民健康档案、基本公共卫生服务及机会性筛查等发现高危人群。通过筛查有助于早期发现糖尿病,提高糖尿病及其并发症的防治水平。

(3)及早进行糖尿病并发症筛查:对于新发现的糖尿病患者,尤其是 2 型糖尿病患者,应尽可能早地进行并发症筛查,以尽早发现和处理。初步检查项目应包括:

1)眼:视力、扩瞳查眼底、眼底摄片。

2)心脏:标准 12 导联心电图、卧位和立位血压。

3)肾脏:尿常规、24 小时尿白蛋白定量或尿白蛋白与肌酐比值、血肌酐和尿素氮。

4)神经系统:四肢腱反射、立卧位血压、音叉振动觉或尼龙丝触觉。

5)足:足背动脉、胫后动脉搏动情况和缺血表现,皮肤色泽,有否破溃、溃疡、真菌感染、胼胝、毳毛脱落等。询问有关症状。怀疑有下肢缺血者,可行多普勒超声检查、血流测定、肱动脉与足背动脉血压比值。

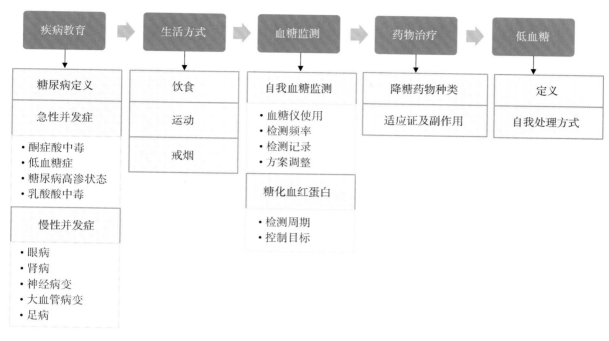

图 5-19　糖尿病健康宣教内容

6）血液生化检查：血脂、尿酸、电解质。

完成并发症筛查后，决定患者随访时间及下一步处理。对于无并发症的患者，原则上，2 型糖尿病患者应每年筛查 1 次。1 型糖尿病患者如首次筛查正常，3~5 年后应每年筛查 1 次。对于已发生并发症的患者，应根据疾病的严重程度制定个体化的随访计划。

（三）糖尿病三级预防

三级预防的目的是延缓 2 型糖尿病患者并发症的进展，减少糖尿病的致残率和病死率，改善糖尿病患者的生活质量。由三级综合性医疗机构或专科医院主导完成，对于糖尿病并发症初筛异常的患者应进行进一步的专科检查，根据病情分期采取相应的治疗措施。对于血糖控制不佳的糖尿病患者应进行胰岛功能评估及糖尿病分型，调整降糖方案。强调糖尿病多学科协作管理，为糖尿病患者提供有科学依据的高质量的和便捷的综合服务，减轻患者的经济负担（图 5-20）。

（1）如对于眼底病变可疑者或有增殖前期及增殖期视网膜病变者，应进一步做眼底荧光造影。

（2）疑有心脑血管病变者，可行冠脉计算机体层血管成像（CTA）、头颅磁共振成像/磁共振血管成像（MRI/MRA）。

（3）对肾功能不全者，可行肾小球滤过率测定。

（4）怀疑有神经病变者，行神经传导速度测定、痛觉阈值测定等。

（5）对于青少年发病的和怀疑有 1 型糖尿病可能的患者，查胰岛细胞抗体、胰岛素抗体、谷氨酸脱羧酶抗体及血胰岛素或 C 肽水平等。

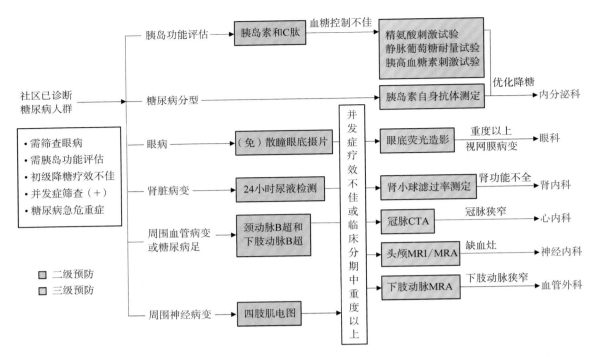

图 5-20　二、三级临床医疗诊治机构糖尿病管理规范
CTA,计算机体层血管成像;MRI,磁共振成像;MRA,磁共振血管成像

二、医院-社区一体化管理模式——"上海模式"

　　医院-社区糖尿病一体化管理是以患者为中心的高水准医疗服务模式,在医院-社区全程管理中的每个环节中都有可执行的标准,紧紧相扣,流程通畅,无缝连接(图5-21)。2007年3月,上海交通大学医学院附属第六人民医院率先在国内创建了以社区人群为基础、以规范化管理为目的的医院-社区一体化糖尿病的无缝化管理模式,形成了合理分工、密切协作、以患者为中心、合理使用医疗卫生资源的合作模式,制定了双向转诊及量化的分层诊断治疗的流程,推出了优化的糖尿病技术方案,并建立了社区医生糖尿病防治技能培训体系。至2009年6月止,项目组共对社区8 784人进行了糖尿病筛查,将5 006例糖尿病患者纳入了项目管理。慢性并发症筛查率从管理初期的9.92%上升到42.6%;血糖达标率从8.9%提高到31.7%;糖尿病知晓率从60%提高到90%(图5-22)。

　　本项目的创新成果对全市及全国糖尿病的防治产生了一定的影响。该项目的研究成果获2008年上海市科技进步奖一等奖及2009年度国家科学技术进步奖二等奖。2009年7月11日,卫生部疾病控制局启动了"医院-社区糖尿病一体化管理模式推广项目",浙江、辽宁、重庆、大庆、上海为全国首批实施的省市,上海交通大学医学院附属第六人民医院为项目总负责。其《医院-社区糖尿病一体化管理》被列为国家级继续教育项目(Ⅰ类学分),并荣获上海市科学技术协会颁发的"2007—2008年度继续教育工作优秀项目奖"。

　　针对糖尿病这一重大公共卫生问题,上海市政府通过《上海市政府加强公共卫生体系建设三年行动计划(2015—2017年)》实施"上海市糖尿病预防和诊治服务体系建设"重大项目。上

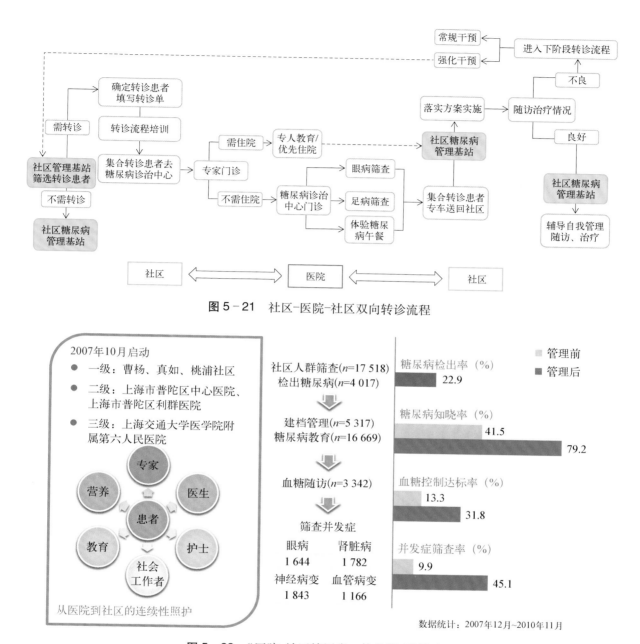

图 5-21 社区-医院-社区双向转诊流程

图 5-22 "医院-社区糖尿病一体化管理"模式

海交通大学医学院附属第六人民医院以推广医院-社区一体化无缝管理模式为抓手,协同上海市疾病预防与控制中心、上海市眼病防治中心及万达信息股份有限公司,主持推进构建以"三联动、一平台"为特色的上海市糖尿病预防和诊治服务体系建设,覆盖全上海所有行政区和社区卫生服务中心。

(一)创新管理模式,医防深度融合

项目构建了政府协调、临床驱动、公共卫生专业机构和社区卫生服务中心等各方参与的新模式,整合全市公共卫生、临床医疗和信息技术资源,医疗机构与公共卫生机构和信息化团队紧密合作,向居民提供融健康教育、疾病筛查和管理为一体的糖尿病预防与诊治全程服务。

(二)提升基层能力,推广适宜技术

为全市社区骨干提供培训及临床进修实训,推广经科学筛选的并发症筛查适宜技术,推进基于《中国 2 型糖尿病防治指南》的规范化临床诊疗培训,社区覆盖率达 100%,全面提升社区糖尿病慢性并发症筛查及诊疗水平。加强社区包括糖化血红蛋白、尿肌酐、尿白蛋白等糖尿病诊疗关键指标检验能力标准化建设,使全市具备高于国家标准的糖尿病关键指标检测能力的社区从初期不足 2% 上升到 97%,实现社区糖尿病及慢性并发症检验能力同质化。

(三)防治关口前移,受惠人群增加

累计完成风险评估 101.1 万人,新发现并登记糖尿病高危人群 77.2 万人,并对其中的 32.5 万高危人群进行糖尿病筛查,新诊断糖尿病患者 3.7 万名,糖尿病前期患者 4.8 万名。完成 22 万社区糖尿病患者周围神经病变、下肢血管病变、肾脏病变、视网膜病变筛查。复旦大学初步经济学评估显示,仅糖尿病肾脏病变筛查的投入产出比达 1∶116。引入国际同伴支持顶级专家团队,制定社区糖尿病自我管理适宜工具及教材。经干预,小组自我管理知识知晓及行为改变率提高 15%~24.36%,糖化控制水平显著改善。优化基于人工智能的糖尿病视网膜病变读片技术,实现眼底摄片图片质量判断、视网膜病变位置和类型检测及分级诊断等功能,助力社区糖尿病视网膜病变筛查。

(四)医院社区联动,促进分级诊疗

构建全市糖尿病预防和诊治体系。上海交通大学医学院附属第六人民医院作为全市糖尿病预防和诊治指导中心,会同上海市眼病防治中心开展糖尿病临床指导培训。各区指定 1~2 家医疗机构作为区糖尿病规范化诊疗中心。通过并发症筛查,发现及时转诊糖尿病肾脏病变患者 2 万余例、严重视网膜病变患者近 4 千例。据统计,72% 的重度视网膜病变患者已经转诊并得到及时救治。

(五)实时信息支持,全程健康管理

实现全程实时信息管理,建立社区适用的糖尿病早发现及并发症筛查系统,二、三级医疗机构适用的专病系统和市级糖尿病大数据综合管理平台。开发健康云 APP,可进行糖尿病高危人群评估,接受早发现及并发症筛查的市民可查阅筛查结果。上海市眼病防治中心牵头建立全市糖尿病眼病远程筛查系统,社区完成眼底摄片,由定点医院进行远程阅片。此外,基于"上海市糖尿病预防和诊治服务体系建设"重大项目实施,上海交通大学医学院附属第六人民医院与上海交通大学计算机系利用人工智能技术联合开发 DeepDR 系统,将病变分割和检测网络模块引入,使系统可以识别早期的微血管瘤、小出血点,及时发现轻度早期糖尿病眼底病变,在疾病早期发现并加以治疗可以逆转疾病的发生。此项技术已进一步开发完成一体化的智能便携式眼底照相机,并与国际糖尿病联盟(IDF)合作,已在全球 48 个发展中国家进行糖尿病视

网膜病变智能化筛查。2019 年 12 月,上海交通大学医学院附属第六人民医院"一带一路"联合重点实验室受邀参加在韩国釜山召开的国际糖尿病联盟(IDF)会议,展示其最新科技成果——人工智能糖尿病视网膜病变筛查系统,简称 DeepDR 系统。

本项目成果纳入《上海市社区健康管理工作规范——慢性病综合防治(2017 年版)》及中国公共卫生系列图书英文版,并获 *Nature* 专题报道"大数据助力应对上海市糖尿病防治难题"。

参·考·文·献

[1] 蔡淳,贾伟平. 人工智能在糖尿病全程健康管理的应用与挑战[J]. 中国科学基金,2021,35(1):104 – 109.

[2] 国家基层糖尿病防治管理办公室,中华医学会糖尿病学分会. 中国糖尿病健康管理规范[S]. 北京:人民卫生出版社,2020.

[3] 胡建平,饶克勤,钱军程,等. 中国慢性非传染性疾病经济负担研究[J]. 中国慢性病预防与控制,2007,15:189 – 193.

[4] 贾伟平,沈琴,包玉倩,等. 糖尿病周围神经病变的检测方法及其诊断价值的评估[J]. 中华医学杂志,2006,86:2707 – 2710.

[5] 贾伟平,中华医学会糖尿病学分会,国家基层糖尿病防治管理办公室. 国家基层糖尿病防治管理手册(2022)[J]. 中华内科杂志,2022,61(7):717 – 748.

[6] 贾伟平,中华医学会糖尿病学分会,国家基层糖尿病防治管理办公室. 国家基层糖尿病防治管理指南(2022)[J]. 中华内科杂志,2022,61(3):249 – 262.

[7] 贾伟平,中华医学会糖尿病学分会. 中国 2 型糖尿病防治指南(2017 年版)[J]. 中华糖尿病杂志,2018,10(1):4 – 67.

[8] 贾伟平. 慢性病防治管理新趋势的思考[J]. 中华内科杂志,2021,60(1):1 – 4.

[9] 刘克军,王梅. 我国慢性病直接经济负担研究[J]. 中国卫生经济,2005,24:4.

[10] 刘嫚,席波,王奇娟,等. 1993—2009 年 7~18 岁中国学龄儿童超重肥胖和腹型肥胖率变化趋势[J]. 中国儿童保健杂志,2012,20:117 – 123.

[11] 刘月星,蔡淳,黄珏,等. 上海市社区糖尿病同伴支持模式推广策略[J]. 中华内科杂志,2019,58(5):389 – 391.

[12] 刘月星,蔡淳,贾伟平. 同伴支持在糖尿病防治管理中应用的研究进展[J]. 中华糖尿病杂志,2019,11(9):633 – 636.

[13] 沈洪兵,徐耀初,俞顺. 我国糖尿病的发病变化及其经济负担研究[J]. 上海预防医学杂志,1998,10:387 – 390.

[14] 沈琴,贾伟平,包玉倩,等. 上海社区糖尿病及糖调节受损人群周围神经病变的横断面调查[J]. 上海医学,2009,32:374 – 378.

[15] 沈琴,贾伟平,包玉倩,等. 社区糖尿病及糖调节受损人群周围血管病变的患病率调查[J]. 中华医学杂志,2006,86:1530 – 1533.

[16] 王建生,张庆军,金水高. 我国高血压和糖尿病的疾病负担分析[J]. 公共卫生与预防医学,2007,18:27 – 30.

[17] 王文霞,贾伟平,包玉倩,等. 肾小球滤过率评价糖尿病患者肾功能的意义及方法学比较[J]. 中华医学杂志,2007,87:3385 – 3388.

[18] 卫生部统计信息中心. 中国卫生服务调查研究 第三次国家卫生服务调查分析报告[R]. 北京:中国协和医科大学出版社,2004.

[19] 余飞,费苛,张震巍. 我国糖尿病死亡损失寿命年和间接经济负担研究[J]. 中国卫生经济,2011,30:73 – 74.

[20] 张红霞,贾伟平,包玉倩,等. 免散瞳眼底拍照对糖尿病视网膜病变筛查效果的评价[J]. 中国糖尿病杂志,2007,15:395 – 396.

[21] Alcorn T, Ouyang Y. Diabetes saps health and wealth from China's rise[J]. Lancet, 2012, 379:2227 – 2228.

[22] Collaboration NCDRF. Trends in adult body-mass index in 200 countries from 1975 to 2014:a pooled analysis of 1698 population-based measurement studies with 19.2 million participants[J]. Lancet, 2016, 387:1377 – 1396.

[23] Dai L, Wu L, Li H, et al. A deep learning system for detecting diabetic retinopathy across the disease spectrum[J]. Nat Commun, 2021, 12(1):3242.

[24] Fitch K, Iwasaki K, Pyenson B. Improved management can help reduce the economic burden of type 2 diabetes:a 20-year acturial projection[R]. New York:Milliman Inc, 2010.

[25] Gulshan V, Peng L, Coram M, et al. Development and validation of a deep learning algorithm for detection of diabetic retinopathy in retinal fundus photographs[J]. JAMA, 2016, 316(22):2402 – 2410.

[26] International Diabetes Federation. IDF Diabetes Atlas, 10th edn[R]. Brussels, Belgium:2021. Available at:https://www. diabetesatlas. org.

[27] Jia W, Gao X, Pang C, et al. Prevalence and risk factors of albuminuria and chronic kidney disease in Chinese population with type 2 diabetes and impaired glucose regulation:Shanghai diabetic complications

study（SHDCS）［J］. Nephrol Dial Transplant, 2009, 24: 3724-3731.

［28］ Kawabata K, Xu K, Carrin G. Preventing impoverishment through protection against catastrophic health expenditure［J］. Bull World Health Organ, 2002,80: 612.

［29］ Liu Y, Wu X, Cai C, et al. Peer support in Shanghai's Commitment to diabetes and chronic disease self-management: program development, program expansion, and policy［J］. Transl Behav Med, 2020,10(1): 13-24.

［30］ Li Y, Teng D, Shi X, et al. Prevalence of diabetes recorded in mainland China using 2018 diagnostic criteria from the American Diabetes Association: national cross sectional study［J］. BMJ, 2020, 369: m997.

［31］ Ogurtsova K, da Rocha Fernandes JD, et al. IDF Diabetes Atlas: Global estimates for the prevalence of diabetes for 2015 and 2040［J］. Diabetes Res Clin Pract, 2017, 128: 40-50.

［32］ Pan C, Yang W, Jia W, et al. Management of Chinese patients with type 2 diabetes, 1998-2006: the Diabcare-China surveys［J］. Curr Med Res Opin, 2009, 25: 39-45.

［33］ Pang C, Jia L, Jiang S, et al. Determination of diabetic retinopathy prevalence and associated risk factors in Chinese diabetic and pre-diabetic subjects: Shanghai diabetic complications study［J］. Diabetes Metab Res Rev, 2012, 28: 276-283.

［34］ Ting DSW, Cheung CY, Lim G, et al. Development and validation of a deep learning system for diabetic retinopathy and related eye diseases using retinal images from multiethnic populations with diabetes［J］. JAMA, 2017,318: 2211-2223.

［35］ Xi B, Liang Y, He T, et al. Secular trends in the prevalence of general and abdominal obesity among Chinese adults, 1993-2009［J］. Obes Rev, 2012, 13: 287-296.

［36］ Yang G, Wang Y, Zeng Y, et al. Rapid health transition in China, 1990-2010: findings from the Global Burden of Disease Study 2010［J］. Lancet, 2013, 381: 1987-2015.

第六章
2 型糖尿病风险及降糖药物
疗效的遗传预测技术

2 型糖尿病是一种由多种遗传变异与环境因素共同参与及相互作用引起的复杂代谢性疾病。肥胖、吸烟、饮酒、缺乏运动等环境因素是导致糖尿病发病的外因和条件,遗传因素则是糖尿病发病的内因和基础。2 型糖尿病在家族高度聚集性、在同卵双胞胎之间的高发病一致率及在皮马印第安人中的高患病率均提示了 2 型糖尿病的遗传易感性。针对遗传因素开展疾病的易感位点研究将有利于揭示 2 型糖尿病分子病因及发病机制。当前,研究人员主要采用候选基因研究、定位克隆研究和全基因组关联研究这三种研究策略开展 2 型糖尿病易感基因定位工作。其中,全基因组关联研究是目前 2 型糖尿病遗传易感性研究最有效的策略。通过以上三种研究策略,至今共定位了 700 余个 2 型糖尿病的易感基因。

作为一种复杂的异质性疾病,2 型糖尿病的临床表现也具有极大的变异性。患者对于同一降糖方案的反应也存在较大的个体间差异。造成这种差异的因素包括遗传因素和非遗传因素。其中,非遗传因素包括心理和社会因素、患者的年龄和性别、胃肠和肝肾功能及药物的相互作用等。遗传因素则是指因为相关基因存在多态性,使药物在药代动力学(药物的吸收、分布、代谢和排泄)和药效动力学(药物靶标、药物作用机制和药物反应)上存在差异,从而导致患者对于同一治疗方案产生不同的疗效和毒副作用。药物基因组学旨在研究遗传因素在药物反应中的作用。近年来,已通过 2 型糖尿病药物基因组学研究发现了较多遗传标记物,其中大部分集中在影响药物分布(药代动力学)的位点上,少部分为影响药效动力学的位点。

开展 2 型糖尿病遗传学研究的目的在于寻找参与疾病发生和发展的易感基因,为阐明糖尿病的发病机制奠定基础,为疾病的早期预警、高危人群的早期筛查提供重要理论依据,为新药研发提供新思路等。开展药物基因组学研究的目的在于解释不同个体对于药物反应具有差异的分子遗传学机制,帮助阐明药物的作用机制并提供潜在的作用靶点。两者的最终目的都是为实现精准医疗或个性化医疗,提高临床防治效果。

第一节　2型糖尿病的遗传预警技术

一、2型糖尿病易感基因的定位和鉴定

单核苷酸多态性(single nucleotide polymorphism, SNP)是指生物个体间DNA序列中存在的单个核苷酸变异的多态现象,是人类可遗传变异中最常见的一种,平均约每1 200个碱基就会出现一次。对遗传学家来说,SNP是进行基因定位的重要工具。例如,基因上某个基因的改变会增加罹患糖尿病的风险,但是研究者们并不知道这个基因在染色体上的位置。他们通过比较糖尿病和正常人中SNP,发现某个SNP在糖尿病患者中很常见,就可以把这个SNP作为分子标记来定位识别与疾病相关的基因。SNP不仅可作为遗传标记定位易感基因,而且有些SNP可直接影响基因表达和功能,导致疾病的发生。因此,SNP在疾病的早期预警、诊断和治疗等各方面应用广泛,备受关注。

SNP间存在着非随机相关现象,称为连锁不平衡(linkage disequilibrium, LD),其来源是进化过程中被保留的共同原始祖先序列。由于研究群体的大小有限、历史复杂,这种非随机组合在基因组中普遍存在,且有较大的群体差异。如非洲人群中的LD程度较其他人群低。通常情况下,LD只表现在距离较近的遗传标记间,且随着遗传距离的增长而减弱,其产生主要由进化历史上的遗传漂变(genetic drift)、瓶颈效应(bottleneck effect)、人群混合(admixture)和迁徙(migration)等,而突变和重组则是破坏LD的主要因素。

(一)候选基因研究

候选基因研究是根据2型糖尿病的发病机制和有关基因的生理作用,选择在2型糖尿病发病过程中与糖、脂代谢及信号传导等有关的基因作为候选基因,通过比较候选基因的多态性在患者与正常对照人群的差别是否有显著性来筛查可能的易感基因。

1. 历史背景

在无其他更为先进的技术策略的情况下,这是一个实用性的方法。由于2型糖尿病的主要病理生理改变是胰岛素的分泌缺陷及胰岛素抵抗,因此,与胰岛素分泌、胰岛素信号传导通路、胰岛β细胞凋亡相关的基因是2型糖尿病的重要候选基因。此外,与能量及糖脂代谢有关的代谢通路上的基因也是2型糖尿病候选基因研究的热点。目前已有大量的研究对这些候选基因进行了疾病关联研究,但多数基因仅在部分人群中发现与2型糖尿病相关,而不能在其他人群中得到验证。这一方面是由于2型糖尿病本身具有高度遗传异质性,不同地区、不同种族人群的遗传背景不同,参与2型糖尿病发生的易感基因也不同;另一方面,许多研究的样本量较小,缺乏足够的统计学效力,使得假阳性率和假阴性率较高。此外,研究对象的饮食习惯、生活方式、经济状况等环境和社会因素也会影响关联研究的结果。尽管如此,使用候选基因研究

方法已经确定了多个公认的 2 型糖尿病易感位点,在多个人群研究中得到相似结论,例如, *PPARγ* 基因的 Pro12Ala 变异,meta 分析显示其 OR 值为 1.25,此外还有 *KCNJ11* 基因的 E23K 变异,*PPARGC1A* 基因的 Gly482Ser 变异,*WFS1*、*IRS1*、*HNF1A*、*HNF1B*、*HNF4A*、*ENPP1* 等基因的遗传变异。

2. 原理及意义

候选基因方法的基本原理是被研究的表型的数量遗传变异主要是由候选基因的功能突变引起的,候选基因通常是具有已知生物学功能的基因,可以直接或间接影响所研究的性状,这可以通过评估致病基因变异的效果来证实,因此选择候选基因常依据疾病的生物学功能的先验知识。

根据 2 型糖尿病的发病机制和有关基因的生理作用,选取可能与 2 型糖尿病发生有关的基因作为候选基因,确定候选基因内或附近可以引起这些基因功能或表达改变的遗传突变的遗传标记,在群体样本中进行病例—对照关联分析,比较患者和正常对照间遗传标记的频率分布是否存在显著差异。候选基因法经常使用病例对照研究设计来试图回答这个问题——"候选基因的一个等位基因在患病人群中比在非患病人群中更常见吗?";或在疾病患病家系中则进行传递/不平衡分析(transmission/disequilibrium test),比较各等位基因从杂合子父母向患病子代的传递是否偏离。如果被研究的等位基因本身就是引起特定遗传表型的原因的话,这种关联分析的结果被称为"真的"关联(true association);而另一方面,如果被研究的位点本身与特定表型无关,只是与致病位点距离较近,呈连锁不平衡,则可作为疾病的遗传标记。可以说,候选基因关联研究是研究多基因疾病与遗传因素之间存在的可能致病通路的第一步。候选基因方法已经广泛应用于从动物到人类的许多生物中的基因疾病研究、遗传关联研究、生物标记和药物靶标选择。

3. 方法

Susana David 在 2021 年发表了候选基因关联研究的当前指南,可以指导这方面的工作。

(1)候选基因和候选变异的选择:选择合适的候选基因是十分重要的,有许多策略可供选择:通过连锁研究或全基因组方法确定候选区域;通过功能分析验证选择候选基因;选择与动物模型中序列同源的基因;根据基因表达研究的结果选择;依据关联研究或 meta 分析的结果选择;从文献中获取 2 型糖尿病病理生理学机制选择候选基因。

(2)单体型分析和 LD:候选基因内的 SNP(包括启动子和内含子区 SNP)是候选基因关联研究中的首选。必须判定所选择的 SNP 是否存在 LD,因为 LD 统计和单体型分析可以缩小关联研究的范围。如果位于单个基因内几个 SNP 存在 LD,可直接由其中一个 SNP 推断出它们的基因型,这个 SNP 可以记为"标签 SNP",这样就减少了关联研究需要进行基因分型的 SNP 的数量,有助于 SNP 选择的优化,并能提供可能存在的单倍体型的信息,单倍型比单个 SNP 的统计学效率更高。当染色体上的标签位点代表致病突变本身时,这种关联分析的结果被称为"真的"关联,如果标签位点本身与致病突变无关,只是与致病位点距离较近,呈 LD。

(3)基因多态性与疾病间的关联研究:最后还需进行疾病相关基因及其疾病相关多态的功能研究,以阐明基因变异导致发病的分子机制。测试关联的统计方法已经得到了充分的描述。候选基因关联研究中使用的标准测试包括卡方检验和 Cochrane - Armitage 趋势检验。广义线性模型（GLMS）是一类可应用于病例对照研究的回归模型。一个变异可能对表型只有轻微的影响，然而，在不同的研究中这一结果的可重复性是有利于因果关系的证明的。

4. 2 型糖尿病的候选基因研究进展

在过去的几十年中，仅通过候选基因法只鉴定了少数具有 2 型糖尿病风险的基因位点，*PPARγ* 基因的 Pro12Ala 多态性是第一个报道的位点，PPARγ 是一种转录因子，在脂肪细胞分化中起关键作用。据报道，*PPARγ* 基因的 Pro12Ala 变异与胰岛素敏感性增加有关，可以保护个体免受 2 型糖尿病；*KCNJ11* 编码 ATP 敏感的 K_{ATP} 的钾内向整流 6.2 亚基（Kir6.2）通道，影响胰岛 β 细胞中的葡萄糖依赖性胰岛素分泌，利用候选基因法证明了 *KCNJ11* 基因中的 E23K 变异与 2 型糖尿病有很强的关联；*WFS1* 和 *HNF1B* 也被证实与 2 型糖尿病相关。*WFS1* 编码一种维持内质网钙稳态的膜糖蛋白 wolframin，*WFS1* 中的罕见突变导致 Wolfram 综合征。*HNF1B* 编码肝细胞核因子 1β，该基因的突变会导致青少年发病的成人糖尿病（maturity-onset diabetes of the young，MODY）。

除此以外，还有 *ADIPOQ*、*IRS1*、*HNF1A*、*HNF4A*、*ENPP1* 等。相关性最强的是 *PPARγ* 基因中的 Pro12Ala 变异、*KCNJ11* 基因中的 E23K 变异以及 *HNF1B* 基因和 *WFS1* 基因中的常见变异，这四个基因中有 2 个是治疗糖尿病药物的靶点，*KCNJ11* 基因编码的产物是胰岛 β 细胞中钾通道的一种成分，是磺脲类药物的靶点；*PPARγ* 基因编码脂肪细胞分化涉及的转录因子，是噻唑烷二酮药物的靶点。

5. 优点与局限性

这种方法的主要困难在于，为了选择潜在的候选基因，研究者必须已经了解 2 型糖尿病的发病机制（即疾病的病理生理学），而 2 型糖尿病发病机制并不明确，因此缺乏了解分子背景知识显然成了克隆其进一步应用的瓶颈。而在部分已知的病理生理学背景下选择的候选基因中，任何特定基因在 2 型糖尿病易感性中起重要作用的概率都很低，因此文献中大量假阳性报告很可能是由 1 型错误、发表偏倚及不准确的基因分型共同导致的。

这种方法的主要优点是研究设计简单，与连锁分析相比的关联研究优势，可以基于部分已知的糖尿病病理生理学知识选择候选基因。与定位克隆研究相比，候选基因研究不需要具有患病和未患病成员的大家族，而可以用不相关病例和对照受试者或小家族（如先证者和父母）来进行，此外，候选基因研究更合适于检测常见和更复杂疾病的潜在基因。

（二）定位克隆和定位候选克隆法

候选基因策略在疾病易感基因研究中应用广泛，但是却受到两个重要因素的限制。首先，人类基因组中存在 30 000 个基因，而其中只有一小部分基因的生物学功能是已知的。其次，我们对 2 型糖尿病的发病机制、参与胰岛素作用和分泌的细胞途径以及葡萄糖稳态的调节的了解还远不够全面。这些缺陷可以通过定位克隆策略加以弥补，即在家系中对全基因组范围开展与疾病连锁（即与疾病共同传递）染色体区域的系统扫查，随后分析这些区域中的基因与 2 型糖尿病的相关性。

定位克隆(positional cloning)是以高度杂合的微卫星多态为遗传标记,通过收集2型糖尿病家系样本进行连锁分析,将疾病易感基因定位于特定的染色体区域后,再加大遗传标记密度精细作图分析缩小区域、克隆出易感基因。它是用于分离其编码产物未知的目的基因的一种有效的方法,是利用遗传标记系统地扫描2型糖尿病各个家庭成员的全部DNA(即基因组)的过程。通过观察2型糖尿病的家族成员比偶然发生更高频率地出现位于这些区域的某些遗传标记变异来识别与疾病相关或"连锁"的基因区域。然后可以分离或克隆这些区域,用于进一步分析和鉴定相关基因。

定位候选克隆(positional candidate cloning)是定位克隆法与候选基因法的结合,即在2型糖尿病易感基因定位区域内结合基因功能选择候选基因进行研究。随着人类基因组计划的完成,该方法得到了广泛的应用。它克服了经典的定位克隆纯粹依靠连锁分析进行染色体定位的繁琐而缓慢的弊端,大大加快了克隆工作的进程。定位候选克隆是将图谱的一系列标记与连锁分析相结合,把与遗传病有关的基因定位到图谱的某一区域,然后利用已有数据查找到定位于此区域的所有已克隆的基因或cDNA,快速筛选染色体上与致病基因相关的可能位置,从中克隆出相关的致病基因,再对这些编码的蛋白质进行功能分析并与相应的症状做比较,找到最可能的候选致病基因,对患者的染色体进行细胞学检查,利用突变基因动物模型与疾病的一致性,最终确定该候选基因是否是致病基因。

1. 历史背景

定位克隆是研究遗传疾病的最重要的分子方法之一,自20世纪80年代早期以来,它已被广泛用于确定具有孟德尔遗传特征的遗传疾病的分子起源,是该领域中一个必要的研究步骤。Botstein及其同事提出了使用酵母中天然存在的DNA序列多态性作为遗传标记追踪染色体区域的传递,1987年Donis-Keller等报道了含大约400个DNA标记的遗传连锁图谱,1995年Hudson等构建了人类基因组的杂交图谱并整合了包含5 264个基因座的人类基因组的遗传连锁图谱,这使得定位克隆成为可能。研究者从先前的研究中得到了一些教训:候选基因法根据已有的知识,大多数与疾病有关的基因完全没有被怀疑;致病突变通常会导致编码蛋白质发生重大变化;孟德尔疾病十分复杂,涉及基因座异质性、不完全外显率和可变的表达性。

2. 原理及意义

连锁分析是基于家系研究的一种方法,是单基因遗传病定位克隆方法的核心。它是利用遗传标记在家系中进行分型,再利用数学手段计算遗传标记在家系中是否与致病突变产生共分离。连锁分析是利用连锁的原理研究致病基因与遗传标记的关系。根据孟德尔分离定律,如果同一染色体上的位点不连锁,那么遗传标记将独立于致病基因而分离,与致病基因位于同一单倍体或不同单倍体的机会各占一半,否则表明连锁的存在。这种方法对于致病等位基因具有高度外显性的性状特别有用,即遗传变异的存在与缺失总是与疾病的存在与缺失同时发生。因此,在糖尿病领域,连锁分析有助于发现构成各种类型单基因糖尿病的基因,例如青少年发病的成年型糖尿病(MODY)或新生儿糖尿病。

连锁研究确定了在家庭中与疾病高度分离的遗传标记,已经成功确定了单基因疾病的致病性变异,只有2个2型糖尿病的候选基因通过连锁分析确定,即*CAPN10*和*TCF7L2*。因此,将这种方法应用于普通的糖尿病已经被证明是没有回报的。

用定位克隆分离基因是根据功能基因在基因组中都有相对较稳定的基因座,致病相关基因及其邻近的遗传标记(高杂合度的微卫星多态)在世代传承过程中存在共分离或共遗传的现象,通过覆盖密度适当的遗传标记在家系中进行分型,以此找到与致病相关基因紧密连锁的某一遗传标记,从而确定该基因在染色体上的大体位置。在此基础上,在该染色体区域再使用覆盖密度更高的遗传标记做深入的连锁分析、单倍型分析或连锁不平衡分析,就可将致病相关基因确定在较小的区域;或者,结合易感区域内基因功能选择候选基因进行研究。这样,就能对该区域内有限数目的基因进行筛选,确定致病相关基因。这种方法最适用于有多个患者的大家系研究。

3. 方法

(1)确定表型:2 型糖尿病的诊断参照世界卫生组织(WHO)公布的诊断标准。

(2)选择家庭成员进行测序:若由于成本原因只能选择一部分家庭成员进行测序,可以利用 SNP 基因分型数据。

(3)提取变异数据:对家庭中的个体进行测序之后,从中提取变异。如果可用数据库中没有该变异,则可以假定它是罕见的。进行连锁分析时,必须有每个家庭成员的基因型信息,其中至少有一个家庭成员存在变异位点。如果此信息不可用,则无法区分缺失数据和纯合非携带者。

(4)计算 LOD 分数:遗传标记的信息被用来检测是否每个标记所代表的染色体区域与疾病共分离。这个过程是通过比较似然性来完成的,即比较分离方式是由于与疾病连锁的似然性和由于随机造成的似然性之间的差异,结果可用 LOD 值和 P 值表示。

4. 2 型糖尿病的连锁分析研究进展

由于多基因变异的低外显率,复杂疾病在亲属中发生的风险相对较小,因此连锁方法对于多基因性状研究的统计能力有限。但有两个明显的例外,即 CAPN10 和 TCF7L2,CAPN10 最初是在一项关于墨西哥裔美国人的研究中发现的,但是这项结果没有在任何一项全基因组关联研究(GWAS)中被证实。而在冰岛人群中发现的 TCF7L2 基因的变异是迄今为止最具代表性的 2 型糖尿病相关的变异,Struan 等于 2006 年通过连锁分析发现位于 TCF7L2 基因 3 号内含子的微卫星 DG10S478 及与之呈连锁不平衡的 SNP 位点 rs12255372 和 rs7903146 与 2 型糖尿病相关,风险等位基因的 OR 值约为 1.4。他们首先在美国和丹麦人群中验证了这一结果。随后,多个在欧洲、非洲及日本人群中开展的病例对照研究均得到相似结论。2007 年,Sladek 等通过第一项大规模全基因组关联研究再次证实了 TCF7L2 与 2 型糖尿病的关联。通过连锁研究发现的 TCF7L2 与 2 型糖尿病的关联是意料之外的,这说明全基因组方法可以突破先验知识的限制。但总的来说,连锁分析并未对 2 型糖尿病产生可重复的阳性结果。这是因为在 2 型糖尿病中,没有一个基因位点对普通人群甚至个别家族谱系产生非常强烈的影响。因此,遗传变异的影响是概率性的而不是确定性的;由于一系列其他因素,很多具有某些风险变异的人可能不患 2 型糖尿病,而携带保护性等位基因的人反而可能患 2 型糖尿病。在这种情况下,连锁分析所依赖的家族内减数分裂所提供的信息将大大减少,并且所需的家族数量可能会非常大。

总之,用于成功鉴定孟德尔遗传疾病致病基因的方法通常不能很好地鉴定 2 型糖尿病的致病基因,这表明 2 型糖尿病大部分遗传因素来自多个基因座,而每个基因座的影响都很小。

5. 优点与局限性

这种方法可能检测出强烈影响疾病的罕见基因变异位点,但在揭示对复杂疾病影响较小的常见基因方面的作用是有限的。并且,它需要构建跨叠克隆群和精细遗传图谱,耗费大量的人力、物力和时间;涉及患病家系、群体等多个研究人群,样本较难收集,不易开展。

（三）全基因组关联研究法

全基因组关联研究(genome-wide association study, GWAS)是识别与疾病风险或特定性状相关的遗传变异的一种方法。该方法通过识别分布于人类全基因组范围内的分子标记,基于它们与分析性状的连锁不平衡关系,利用各种统计分析方法,筛选出与复杂性状表现型变异相关联的分子标记,以获得与这些性状关联的候选基因或基因组区域,进而分析这些分子标记对表现型的遗传效应。

它测量和分析人类基因组中的 DNA 序列变异,以确定人群中常见疾病的遗传风险因素。GWAS 的最终目标是使用遗传风险因素来预测谁有风险,并确定疾病易感性的生物学基础,以制定新的预防和治疗策略。

1. 历史背景

GWAS 是一项大规模的无假设的研究,它可以调查整个人类基因组的遗传变异,在不论疾病是否存在的情况下识别与连续性状相关的新遗传关联。

在 GWAS 出现之前,主要利用候选基因法和基于家族的连锁分析法,连锁分析可以检测出强烈影响疾病的罕见基因位点,但在揭示对复杂疾病影响较小的常见基因变异方面的作用是有限的,因此只有少数基因座可以完全确定与 2 型糖尿病有关。21 世纪初几项科学的进步,使得 GWAS 成为可能。人类基因组计划的完成极大地促进了我们对人类基因组的了解,为研究遗传变异提供了好的基础;2005 年国际 HapMap 项目的第一阶段完成,开展了史无前例的 SNP 发现计划,提供了第一份详细的人类单体型和 LD 图谱,这使得识别能够代表人类基因组中大多数常见变异的相对少量的 SNP 成为可能;可以高精度同时查询数十万个 SNP 的基因分型的芯片的产生;公共数据库中数百万 SNP 的图谱为定义整个基因组的单倍型变异提供了公共资源。因此,人类基因组中大多数常见变异(即少数等位基因频率>5% 的变异)首次可以一次性检测出来。

2. 原理及意义

（1）单核苷酸多态性:遗传变异的现代单位是单核苷酸多态性(SNP),它是等位基因频率高于 0.01 的单碱基替换,在人类基因组中的发生频率很高。许多 SNP 存在于大部分人群中,GWAS 利用了丰富且易于分型的分子标记,即 SNP。GWAS 要确定每个研究对象中各种 SNP 相关的等位基因,并进行统计比较以鉴定与特定性状相关的 SNP 或基因。如果某个等位基因在患病个体中比正常人更常见,就能说明该等位基因或附近的其他变异可能导致疾病或者能够增加疾病的风险。根本上来说,SNP 检验了表型不同的个体之间等位基因频率不同的假设。

（2）2 型糖尿病的连锁分析失效：在全基因组范围内寻找遗传变异有两种方法，即全基因组连锁研究和 GWAS。大多数罕见遗传疾病可以由单个基因内的多个不同遗传变异导致，连锁分析成功应用于鉴定导致单基因疾病或高度外显性的罕见遗传变异，当应用于常见的遗传疾病时，连锁分析的效果不佳，这表明影响常见疾病的遗传机制不同于罕见疾病。

（3）常见疾病-常见变异假说：GWAS 不是无假设的，它基于常见疾病-常见变异（common disease-common variant，CD – CV）假说，假说说明了常见疾病可能受到人群中常见的遗传变异的影响。在过去十年中，GWAS 已经对多种表型和疾病进行了常见疾病-常见变异假说的检验，虽然这些疾病的大部分遗传性尚未得到解释，但常见等位基因肯定在常见疾病的易感性中发挥作用，美国国家人类基因组研究所 GWAS 目录（http：//www. genome. gov/gwastudies）列出了超过 3 600 个针对常见疾病或性状鉴定的 SNP，一般来说，常见疾病具有多个易感等位基因，每个等位基因的效应量都较小（通常会增加 1. 2~2 倍的人群风险）。从这些结果我们可以说，对于大多数常见疾病，CD – CV 假设是正确的。

3. 方法

（1）研究设计：采用病例对照设计或定量研究设计，病例对照通常是二分类变量，如 2 型糖尿病患者/正常人群，病例对照设计比较了 2 型糖尿病患者和正常人群之间 SNP 或等位基因的频率，即与对照组相比，2 型糖尿病患者中 SNP 的较高频率表明 SNP 与 2 型糖尿病的风险增加相关。而定量研究设计评估可测量的连续性状，如血糖水平，数量性状可以精确测量。数量性状设计检测遗传效应有更强的统计学意义。

（2）收集样本和基因分型：收集病例/对照的种族、年龄、性别、身体状况和地理区域等信息；提取所有病例和对照个体的基因组信息；使用基于芯片的微阵列技术进行全基因组基因分型分析，主要使用两种基因分型平台（Illumina 或 Affymetrix）进行全基因组基因分型，对照 2 型糖尿病组和对照组并收集有显著差异的 SNP 数据（$P<5\times10^{-8}$）。

（3）关联性检验：全基因关联数据的分析是一系列单位点检测，独立检查每个 SNP 与 2 型糖尿病的关联，检验方法取决于所研究的表型的类别（数量性状或二分类变量）。二分类变量使用列联表法或者逻辑回归二元分析。数量性状通常使用广义线性模型进行分析，最常见的是方差分析（ANOVA）。

（4）协变量调整和人群分层：还需要根据已知的影响因素进行调整，如性别、年龄、研究地点和已知的临床协变量。协变量统计减少了由于研究设计中抽样误差产生的虚假关联，但调整的代价是增加自由度，这可能会影响统计功效。

（5）多重测试校正：较低的 P 值表明，如果基因和表型没有关联，那么得到这一结果的可能性极小。如果 P 值低于预先设定的 α 值（通常为 0. 05），则拒绝零假设。这意味有 5% 的可能拒绝可能是真的零假设，则认为结果是假阳性。对于一项测试了许多假设并应用了许多统计测试的 GWAS，发现累积一个或多个假阳性的可能性很高。有几种常用的方法可以进行多重测试的校正：对多重测试进行 Bonferroni 校正、调整错误发现率以估计假阳性的显著结果的比例、用排列检验调整显著性阈值。

（6）重复研究（replication study）：筛选出可能是 2 型糖尿病易感位点的 SNP 后，需要进行重复研究来区分假阳性和真阳性。重复研究的人群应当选择足够的样本量;在相同的人群中进行重复研究,一旦在目标人群得到了相同的结果,可以扩展到其他人群已确定 SNP 与 2 型糖尿病的关联是否有种族异质性。

（7）数据插补:GWAS 的 meta 分析目的是检验所有 GWAS 中相同等位基因的影响,然而如果这些研究使用的是不同的基因分型平台,那么 meta 分析则很困难,为了解决这个问题,可以估算 GWAS 数据集,利用 Hapmap 或千人基因组计划中已知的连锁不平衡模式和单体型频率估算研究中未直接分型的 SNP 的基因型,从而生成一组共同的 SNP。一些流行的基因型插补算法有 BIMBAM、IMPUT、MACH 和 BEAGLE。

4. 2型糖尿病的 GWAS 研究进展

在过去的十年中,GWAS 一直是确定 2 型糖尿病遗传变异的最重要的方法。2007 年,Sladek 等首次报道了在法国人群中开展的 2 型糖尿病易感基因的全基因组关联研究的结果,除了确认与 TCF7L2 基因的已知关联外,还确定了三个与胰岛 β 细胞相关的新易感基因座:SLC30A8 及两组处于连锁不平衡单体型块的基因(IDE－KIF11－HHEX、EXT2－ALX4)。几项独立的 GWAS 催生了规模不断变大的 meta 分析,最大规模的 2 型糖尿病遗传关联研究由 Marijana 及其同事于 2020 年完成,他们对包括五个祖先的群体(欧洲人、非洲裔美国人、西班牙人、南亚人和东亚人)进行了一项多种族的全基因组 2 型糖尿病关联分析(共 228 499 例病例和 1 178 783 例对照),对来自百万退伍军人计划(MVP)、DIAMANTE Consortium、Penn Medicine Biobank、Pakistan Genomic Resource、Biobank Japan、Malmö Diet and Cancer Study、Medstar 和 PennCath 共 8 个队列进行 meta 分析,这项研究在全基因组范围内共鉴定了 568 个 2 型糖尿病风险位点,其中有 293 个是这项研究新发现的。迄今为止,GWAS 在全基因组范围内已确定超过 700 个风险位点,其中一半是在过去 3 年中发现的,这些风险位点结合起来解释了近 20% 的 2 型糖尿病遗传性。

GWAS 也从最初的只研究欧裔人群扩展到非欧裔人群,近几年 GWAS 也在亚洲人、非洲裔美国人、西班牙裔、美洲印第安人和墨西哥或拉丁美洲人群中报告了许多新的变异,2020 年 Cassandra 等在东亚人群中确定了 61 个与 2 型糖尿病易感性有关的新位点。多种族大规模 meta 分析和比较多人群中的变异的 GWAS 表明,在不同种族群体中,大多数遗传变异具有显著的一致性。

GWAS 相关研究的巨大进步使研究者对于 2 型糖尿病的遗传学有了更进一步的了解。尽管目前通过 GWAS 确定了 700 多个风险位点,但通过 GWAS 发现的大多数易感基因都位于以前未被怀疑的 2 型糖尿病病理生理学相关基因的附近。这表明先验知识会限制科学的发展。

大多数 2 型糖尿病的遗传决定因素影响不大。TCF7L2 基因中的 rs7903146 SNP 是至今发现的在广泛人群中与 2 型糖尿病关联性最强的变异(OR=1.4),一些关联性更强的变异只在少数人群中发现。2008 年首次报道了在东亚人群中发现新的易感基因 KCNQ1,后来陆续在韩国人、中国人和新加坡人中验证,因此 KCNQ1 被认为是东亚人 2 型糖尿病最重要的位点。在格陵兰因纽特人的 TBC1D4 基因中 p. Arg684Ter 变异的纯合子携带者患 2 型糖尿病风险增加 10 倍(OR=10.3),这种变异在因纽特人中分离频率高(少数等位基因频率为 17%),但在其他人群中很少见或呈单态；在萨摩亚人这一 2 型糖尿病患病率较高的人群中，*CREBRF* 的多态性 rs373863828 和 p. Arg457G1n 中一种常见的错义突变与 BMI 显著增加相关，这种变异在萨摩亚人中等位基因的频率为 26%，但在其他人群中罕见。在跨多个种族的数千个样本中的全外显子组和全基因组测序没有揭示过多的罕见变异关联，因此，2 型糖尿病的遗传结构似乎涉及数百种具有较小影响的变异。

大多数发现的已识别的变异都与胰岛 β 细胞功能受损有关，胰岛素分泌比胰岛素抵抗表现出更明显的遗传性，因为大多数 2 型糖尿病变异已被证实对胰岛 β 细胞功能有影响，主要影响胰岛素分泌而不是胰岛素抵抗。例如，在 2 型糖尿病患者中 *HHEX* 基因和 *SLC30A8* 基因的变异与胰岛 β 细胞功能障碍有关而不是胰岛素抵抗；*CDKAL1* 基因变异通过减少胰岛素分泌增加 2 型糖尿病风险。由于难以发现与胰岛素抵抗相关的基因，很大一部分 2 型糖尿病的遗传知识仍然是未知的。关于胰岛素抵抗可能涉及更为复杂的机制，涉及胰岛素抵抗的变异频率可能较低、相关的基因座可能更少，并且有可能很大一部分受到环境成分的影响。今后依靠更大的样本、更精细的表型分析、对基因与环境相互作用的评估，这些遗传信息可能很快就会浮出水面。

5. 优点与局限性

与候选基因关联研究不同，GWAS 是一种无假设的方法，可扫描整个基因组以寻找常见遗传变异和感兴趣的特征之间的关联。全基因组关联研究在常见的多因素疾病的遗传研究中开辟了新时代，提供了基因的系统分析，与基于候选基因的研究相比，全基因组研究的好处不仅在于确定性状差异的遗传基础，还在于揭示性状背后的新的分子途径和相互作用，在识别新的基因变异—性状关联方面取得了显著的进步。尽管 GWAS 策略在发现 2 型糖尿病遗传变异方面取得了巨大的成功，但我们也必须认识到它的一些局限性。

（1）GWAS 最初只研究欧裔人群：2 型糖尿病的遗传具有高度异质性，不同地区、不同种族人群的遗传背景不同，参与 2 型糖尿病发生的易感基因也不同，近几年出现了涉及亚洲人、非洲裔美国人、西班牙裔、美洲印第安人和墨西哥或拉丁美洲人群的 GWAS（如上述），期待未来涉及更广泛人群的 2 型糖尿病相关 GWAS 出现，以扩大我们对全人类 2 型糖尿病易感基因的认识。

（2）GWAS 只捕获常见的遗传变异：由于基因分型阵列的组成和罕见变异的统计原因，大多数 GWAS 主要集中于常见变异（即少数等位基因频率>5%），导致 GWAS 对于一些不常见的变异的遗漏，但是千人基因组计划对来自 14 个种群的 1 092 个体的基因组进行测序，提供了一份规模庞大的单倍型图，在医学遗传学重点人群中以 1% 的频率捕获多达 98% 的 SNP 资源，能够分析来自不同人群（包括混合人群）的常见和低频变异。

（3）GWAS 无法识别 2 型糖尿病的所有遗传决定因素：这并不是 GWAS 独有的限制，至今还没有一项技术可以识别复杂性状的所有遗传因素。识别影响很小的常见变异、基因-基因相互作用和基因-环境相互作用一直都是 GWAS 面临的困难，识别基因-基因相互作用在统计能力和方法方面都存在很大的挑战。关于 2 型糖尿病的 GWAS 大多数没有考虑基因与环境的相互作用，2 型糖尿病是多种遗传和环境因素之间复杂相互作用的结果，许多变异的影响因为环境变化而不同,在关联分析中可能都被遗漏。

(4) GWAS 不一定能精确定位致病基因:GWAS 基于连锁不平衡原理,能够初步筛选出与遗传标记相邻的多个遗传变异的基因座,但难以区分该片段中的哪些 SNP 是 2 型糖尿病的致病突变。此外,多数 GWAS 关联到基因组的非编码区是一直以来存在的挑战。要想定位致病位点,还需要联合其他技术,如精细作图(fine mapping)、功能分析等。通常需要进行功能分析确定处于连锁不平衡的变异中哪个基因是致病的,已经有研究取得了一些进展,Hamming 等确定了磺酰脲受体基因 *ABCC8* 中的 S1369A 变异可能是格列齐特敏感性增加的原因,而不是与其处于强连锁不平衡的 *KCNJ11* 中的 E23K 变异。但是随着精细作图方法的进步(如贝叶斯法),SNP 阵列和基因插补参考面板密度的提高使得 2 型糖尿病基因座精细作图到单体分辨率;此外,在候选区域定制覆盖更密集的 SNP 基因分型阵列(如免疫芯片),通过利用连锁不平衡的群体差异,跨种族、混合群体精细作图等能够为准确定位 2 型糖尿病易感基因提供有效的策略。

二、2 型糖尿病易感基因的临床应用

2 型糖尿病在发现易感基因的方面取得了快速的发展,若在未来能够阐明大部分 2 型糖尿病的遗传结构,将会为诊疗 2 型糖尿病带来更大的进步。

(一) 对 2 型糖尿病进行风险预测

预测非糖尿病个体患 2 型糖尿病的风险将有助于早期干预策略以预防或延缓疾病的发作。自从发现 2 型糖尿病相关的多种变异后,遗传风险评分(genetic risk score, GRS)已经成为一种预测糖尿病风险的常用方法。通过大规模 GWAS 发现的与 2 型糖尿病相关的基因变异对个体的影响不大,但是,将它们组合在一起形成遗传风险评分,可以评估当前遗传信息的预测能力。GRS 由已报道的 2 型糖尿病相关基因座的 SNP 组成,计算个体在所有 SNP 中的风险等位基因数量。GRS 用来代表个人对 2 型糖尿病的遗传倾向,选择接收者操作特征曲线(receiver operating characteristic, ROC)用于评估基因预测人群疾病的辨别能力,ROC 曲线下的面积(area under the ROC curve, AUC)用于评估模型正确区分 2 型糖尿病高风险个体和低风险个体的概率。AUC 值的范围为 0.5(缺乏辨别力)到 1.0(完全辨别力)。GRS 预测了跨种族和跨年龄的 2 型糖尿病的风险。尽管已经发现了大量与 2 型糖尿病相关的变异,但将 GRS 用于 2 型糖尿病预测和人群风险分层仍面临着一些挑战。GRS 预测 2 型糖尿病与通常测量的风险因素(如空腹血糖、BMI 和家族史)是独立的,但常见的遗传变异对已经包括这些风险因素的模型的预测能力几乎没有增加。因此使用已建立的遗传标记的 2 型糖尿病的预测性能是有限的,对此的一个解释是遗传变异可能通过其对传统风险因素的影响而发挥其致糖尿病的作用。目前遗传学家、伦理学家和临床医生的共识是,由于 GRS 的科学和技术不确定性及其有限的预测能力,应限制其在基因筛查中的使用。

已证实对有传统 2 型糖尿病因素的人群有效的干预措施,也可以帮助 GRS 筛查确定为高风险的人群预防 2 型糖尿病。然而,现有的证据表明遗传标记对 2 型糖尿病的预测能力很弱。

在未来的研究中,确定病因变异、表观修饰、基因-基因相互作用和基因-环境相互作用可能会提高 2 型糖尿病风险预测的临床应用。

（二）为治疗干预和药物遗传学提供机会

2 型糖尿病遗传学的发现在两方面影响治疗。首先,如果疾病发病机制取得了重大进展,新的机制会产生新的治疗方法,例如 *SLC30A8*（编码 Zn^{2+} 转运蛋白,ZnT-8）的错义突变 rs13266634 与 2 型糖尿病的关联提示了 Zn^{2+} 在胰岛 β 细胞中转运的重要性,该基因变异对胰岛素包装和分泌有重要影响,提示了该位点可能作为新的药物靶点。其次,个体基因组的信息可能会优化治疗,目前,药物遗传学在糖尿病中的临床应用仅限于单基因糖尿病,其分子诊断清楚地决定了治疗方法。然而,药物遗传学在 2 型糖尿病中的应用十分具有挑战性。

在最初的 2 型糖尿病易感基因中,*PPARγ* 是编码噻唑烷二酮类药物靶点的基因,以及 *KCNJ11* 和 *ABCC8* 是编码磺酰脲类靶点的基因。Wessel J 等研究已将 GLP-1 受体激动剂的靶点确定为另一种 2 型糖尿病相关基因。这些已经确定的 2 型糖尿病药物靶点表明,在许多与 2 型糖尿病相关的基因座中可能存在其他基因可以开发合适的药物。在过去十年中,三类新的降糖药物出现了——GLP-1 受体激动剂、DDP-4 抑制剂、SGLT-2 抑制剂。在与 2 型糖尿病相关的基因座中,可能存在其他基因可以开发新的药物。

（三）有助于对患者进行分层,实施精准医疗或个性化医疗

在过去的十年中,降糖药物的发展十分迅速。许多研究证实了常用 2 型糖尿病药物(包括二甲双胍、DPP-4 抑制剂、GLP-1 受体激动剂和磺脲类药物)显示出了治疗反应的遗传变异性,这说明基因的遗传变异会导致个体对糖尿病药物的反应有差异。Pearson 等研究发现 *TCF7L2* 的变异会影响患者对磺酰脲类药物的治疗反应,但不影响二甲双胍的治疗效果;还有研究发现编码 MATE1 蛋白的 *SLC47A1* 的遗传变异可以影响二甲双胍的降糖作用;*ATM* 基因附近的常见变异与 2 型糖尿病患者对二甲双胍的反应有关,这些研究确定了遗传变异可以改变对 2 型糖尿病治疗的反应,但就目前而言,这些关联的影响太小,不适合应用于临床。药物遗传学的发展能促进 2 型糖尿病患者的个性化治疗,将大大提高个体的治疗质量。探寻药物-基因相互作用机制可能有助于对 2 型糖尿病患者群体进行分层,对群体进行个性化的治疗方案,从而提高 2 型糖尿病的治疗质量。这里介绍的研究代表了个性化糖尿病治疗的开始阶段。2 型糖尿病等复杂疾病在个体化医疗的实施中提出了挑战。随着我们对于遗传变异在 2 型糖尿病病病因学和治疗反应的作用的了解越来越多,基因测序价格不断下降,各类大型糖尿病研究联盟(Go-T2D、T2D-GENES、DIAGRAM)的出现,以及新兴的比较有效性研究(GRADE),如糖尿病的血糖降低方法(https://portal.bsc.gwu.edu/web/grade),这些不断出现的机会为糖尿病个体化医疗的未来提供广阔的前景。可能在不久的将来,每个 2 型糖尿病患者都能进行基因分型或基因测序,以获取患者遗传变异以及基因-药物相互作用的完整信息,从而对患者实施精准医疗。

参·考·文·献

［1］ Altshuler D, Daly MJ, Lander ES. Genetic mapping in human disease［J］. Science, 2008, 322(5903)：881 - 888.

［2］ Altshuler D, Hirschhorn JN, Klannemark M, et al. The common PPARgamma Pro12Ala polymorphism is associated with decreased risk of type 2 diabetes［J］. Nat Genet, 2000, 26：76 - 80.

［3］ Carlson CS, Eberle MA, Rieder MJ, et al. Selecting a maximally informative set of single-nucleotide polymorphisms for association analyses using linkage disequilibrium［J］. Am J Hum Genet, 2004, 74(1)：106 - 120.

［4］ Daniels MA, Kan C, Willmes DM, et al. Pharmacogenomics in type 2 diabetes：oral antidiabetic drugs［J］. Pharmacogenomics J, 2016, 16(5)：399 - 410.

［5］ David S. A current guide to candidate gene association studies［J］. Trends Genet, 2021, 37(12)：1056 - 1059.

［6］ Deeb SS, Fajas L, Nemoto M, et al. A Pro12Ala substitution in PPARgamma2 associated with decreased receptor activity, lower body mass index and improved insulin sensitivity［J］. Nat Genet, 1998, 20(3)：284 - 287.

［7］ DeForest N, Majithia AR. Genetics of type 2 diabetes：implications from large-scale studies［J］. Curr Diab Rep, 2022.

［8］ Fuchsberger C, Flannick J, Teslovich TM, et al. The genetic architecture of type 2 diabetes［J］. Nature, 2016, 536(7614)：41 - 47.

［9］ Gloyn AL, Weedon MN, Owen KR, et al. Large-scale association studies of variants in genes encoding the pancreatic beta-cell KATP channel subunits Kir6.2 (KCNJ11) and SUR1 (ABCC8) confirm that the KCNJ11 E23K variant is associated with type 2 diabetes［J］. Diabetes, 2003, 52(2)：568 - 572.

［10］ Grant SF, Thorleifsson G, Reynisdottir I, et al. Variant of transcription factor 7-like 2 (TCF7L2) gene confers risk of type 2 diabetes［J］. Nat Genet, 2006, 38(3)：320 - 323.

［11］ Gudmundsson J, Sulem P, Steinthorsdottir V, et al. Two variants on chromosome 17 confer prostate cancer risk, and the one in TCF2 protects against type 2 diabetes［J］. Nat Genet, 2007, 39(8)：977 - 983.

［12］ Hamming KS, Soliman D, Matemisz LC, et al. Coexpression of the type 2 diabetes susceptibility gene variants KCNJ11 E23K and ABCC8 S1369A alter the ATP and sulfonylurea sensitivities of the ATP-sensitive K(+) channel［J］. Diabetes, 2009, 58(10)：2419 - 2424.

［13］ Helgason A, Palsson S, Thorleifsson G, et al. Refining the impact of TCF7L2 gene variants on type 2 diabetes and adaptive evolution［J］. Nat Genet, 2007, 39：218 - 225.

［14］ Hindorff LA, Sethupathy P, Junkins HA, et al. Potential etiologic and functional implications of genome-wide association loci for human diseases and traits［J］. Proc Natl Acad Sci USA, 2009, 106(23)：9362 - 9367.

［15］ Hirschhorn JN, Lohmueller K, Byrne E, et al. A comprehensive review of genetic association studies［J］. Genet Med, 2002, 4(2)：45 - 61.

［16］ Horikawa Y, Oda N, Cox NJ, et al. Genetic variation in the gene encoding calpain-10 is associated with type 2 diabetes mellitus［J］. Nat Genet, 2000, 26(2)：163 - 175.

［17］ Horikoshi M, Hara K, Ito C, et al. A genetic variation of the transcription factor 7-like 2 gene is associated with risk of type 2 diabetes in the Japanese population［J］. Diabetologia, 2007, 50：747 - 751.

［18］ Kimber CH, Doney AS, Pearson ER, et al. TCF7L2 in the Go-DARTS study：evidence for a gene dose effect on both diabetes susceptibility and control of glucose levels［J］. Diabetologia, 2007, 50：1186 - 1191.

［19］ Kwon JM, Goate AM. The candidate gene approach［J］. Alcohol Res Health, 2000, 24(3)：164 - 168.

［20］ Lander ES, Schork NJ. Genetic dissection of complex traits［J］. Science, 1994, 265(5181)：2037 - 2048.

［21］ Li Y, Willer C, Sanna S, et al. Genotype imputation［J］. Annu Rev Genomics Hum Genet, 2009, 10：387 - 406.

［22］ Mahajan A, Taliun D, Thurner M, et al. Fine-mapping type 2 diabetes loci to single-variant resolution using high-density imputation and islet-specific epigenome maps［J］. Nat Genet, 2018, 50(11)：1505 - 1513.

［23］ Mahajan A, Wessel J, Willems SM, et al. Refining the accuracy of validated target identification through coding variant fine-mapping in type 2 diabetes［J］. Nat Genet, 2018, 50(4)：559 - 571.

［24］ McCarthy MI. Growing evidence for diabetes susceptibility genes from genome scan data［J］. Curr Diab Rep, 2003, 3(2)：159 - 167.

［25］ Meigs JB, Shrader P, Sullivan LM, et al. Genotype score in addition to common risk factors for prediction of type 2 diabetes［J］. N Engl J Med, 2008, 359(21)：2208 - 2219.

［26］ Moltke I, Grarup N, Jørgensen ME, et al. A common Greenlandic TBC1D4 variant confers muscle insulin resistance and type 2 diabetes［J］. Nature, 2014, 512(7513)：190 - 193.

［27］ Morris AP, Voight BF, Teslovich TM, et al. DIAbetes Genetics Replication And Meta-analysis (DIAGRAM)

Consortium. Large-scale association analysis provides insights into the genetic architecture and pathophysiology of type 2 diabetes[J]. Nat Genet, 2012, 44(9): 981 – 990.

[28] Okada Y, Kubo M, Ohmiya H, et al. Common variants at CDKAL1 and KLF9 are associated with body mass index in east Asian populations[J]. Nat Genet, 2012, 44(3): 302 – 306.

[29] Onengut-Gumuscu S, Chen WM, Burren O, et al. Fine mapping of type 1 diabetes susceptibility loci and evidence for colocalization of causal variants with lymphoid gene enhancers[J]. Nat Genet, 2015, 47 (4): 38138 – 38146.

[30] Ott J, Wang J, Leal SM. Genetic linkage analysis in the age of whole-genome sequencing[J]. Nat Rev Genet, 2015, 16(5): 275 – 284.

[31] Qi Q, Li H, Wu Y, et al. Combined effects of 17 common genetic variants on type 2 diabetes risk in a Han Chinese population[J]. Diabetologia, 2010, 53 (10): 2163 – 2166.

[32] Sandhu MS, Weedon MN, Fawcett KA, et al. Common variants in WFS1 confer risk of type 2 diabetes [J]. Nat Genet, 2007, 39(8): 951 – 953.

[33] Saxena R, Voight BF, Lyssenko V, et al. Genome-wide association analysis identifies loci for type 2 diabetes and triglyceride levels[J]. Science, 2007, 316 (5829): 1331 – 1336.

[34] Scott LJ, Mohlke KL, Bonnycastle LL, et al. A genome-wide association study of type 2 diabetes in Finns detects multiple susceptibility variants [J]. Science, 2007, 316(5829): 1341 – 1345.

[35] SIGMA Type 2 Diabetes Consortium, Williams AL, Jacobs SB, et al. Sequence variants in SLC16A11 are a common risk factor for type 2 diabetes in Mexico[J]. Nature, 2014, 506: 97 – 101.

[36] Sladek R, Rocheleau G, Rung J, et al. A genome-wide association study identifies novel risk loci for type 2 diabetes[J]. Nature, 2007, 445(7130): 881 – 885.

[37] Smith KR, Bromhead CJ, Hildebrand MS, et al. Reducing the exome search space for mendelian diseases using genetic linkage analysis of exome genotypes[J]. Genome Biol, 2011, 12(9): R85.

[38] Spracklen CN, Horikoshi M, Kim YJ, et al. Identification of type 2 diabetes loci in 433, 540 East Asian individuals [J]. Nature, 2020, 582 (7811): 240 – 245.

[39] Staiger H, Machicao F, Stefan N, et al. Polymorphisms within novel risk loci for type 2 diabetes determine beta-cell function[J]. PLoS One, 2007, 2 (9): e832.

[40] Steinthorsdottir V, Thorleifsson G, Reynisdottir I, et al. A variant in CDKAL1 influences insulin response and risk of type 2 diabetes[J]. Nat Genet, 2007, 39 (6): 770 – 775.

[41] Sun X, Yu W, Hu C. Genetics of type 2 diabetes: insights into the pathogenesis and its clinical application [J]. Biomed Res Int, 2014, 2014: 926713.

[42] Tabor HK, Risch NJ, Myers RM. Candidate-gene approaches for studying complex genetic traits: practical considerations[J]. Nat Rev Genet, 2002, 3: 391 – 397.

[43] Venkatachalapathy P, Padhilahouse S, Sellappan M, et al. Pharmacogenomics and personalized medicine in type 2 diabetes mellitus: potential implications for clinical practice[J]. Pharmgenomics Pers Med, 2021, 14: 1441 – 1455.

[44] Voight BF, Scott LJ, Steinthorsdottir V, et al. Twelve type 2 diabetes susceptibility loci identified through large-scale association analysis[J]. Nat Genet, 2010, 42(7): 579 – 589.

[45] Vujkovic M, Keaton JM, Lynch JA, et al. Discovery of 318 new risk loci for type 2 diabetes and related vascular outcomes among 1. 4 million participants in a multi-ancestry meta-analysis[J]. Nat Genet, 2020, 52 (7): 680 – 691.

[46] Wessel J, Chu AY, Willems SM, et al. Low-frequency and rare exome chip variants associate with fasting glucose and type 2 diabetes susceptibility [J]. Nat Commun, 2015, 6: 5897.

[47] Zeggini E, Scott LJ, Saxena R, et al. Meta-analysis of genome-wide association data and large-scale replication identifies additional susceptibility loci for type 2 diabetes [J]. Nat Genet, 2008, 40(5): 638 – 645.

[48] Zeggini E, Weedon MN, Lindgren CM, et al. Wellcome Trust Case Control Consortium (WTCCC), McCarthy MI, Hattersley AT: Replication of genome-wide association signals in UK samples reveals risk loci for type 2 diabetes[J]. Science, 2007, 316(5829): 1336 – 1341.

[49] Ziegler A, Knig IR. A statistical approach to genetic epidemiology: concepts and applications, with an e-learning platform[M]. 2nd ed. Hoboken: John Wiley & Sons, 2010.

第二节　降糖药物疗效的遗传预测技术

一、降糖药的药物基因组学研究的现状

过去十年中,降糖药物有了快速的发展。目前治疗 2 型糖尿病的口服降糖药包括二甲双胍、磺脲类(SU)、噻唑烷二酮类(TZD)、格列奈类、α-葡萄糖苷酶抑制剂和钠-葡萄糖协同转运蛋白-2(SGLT2)抑制剂,注射类降糖药包括胰高血糖素样肽-1(GLP-1)受体激动剂和胰岛素。药物基因组学是研究遗传和获得性遗传变异在药物反应中的作用。随着 GWAS 的出现,关于遗传和获得性遗传变异在药物反应中的作用研究经历了从药物遗传学到药物基因组学的演变,从关注个体候选基因转向 GWAS。即使是对降糖方案有相似要求的患者,在治疗期间的药物处置、血糖反应、耐受性和不良反应发生率方面也表现出很大的差异。药物基因组学是一个很有前途的研究领域,可以寻找解释糖尿病治疗反应中个体之间差异性的基因多态性,有助于优化药物选择、剂量和治疗持续时间,并避免药物不良反应的生物标志物。此外,药物基因组学可以为药物作用机制提供新的见解,从而有助于开发新的治疗药物。

(一)二甲双胍

二甲双胍是大多数需要药物干预的 2 型糖尿病患者的起始用药,是 2 型糖尿病治疗的一线药物。二甲双胍是双胍类药物中唯一可用的抗糖尿病药物,双胍类其他的药物会增加乳酸酸中毒的风险。二甲双胍可以减少肝糖原输出、降低基础血糖和餐后血糖,使 HbA_{1c} 降低 1%~2%。然而,很多患者对于二甲双胍单药治疗的反应有很大的差异,大约有 35% 的患者不能实现较好的血糖控制。

1. 药代动力学

二甲双胍的作用依赖于 OCT2、OCT3、MATE1、MATE2 几种转运蛋白,二甲双胍由血浆单胺转运蛋白,PMAT(*SLC29A4* 编码)和有机阳离子转运蛋白 3,OCT3(*SLC22A3* 编码)介导在肠道吸收,由 OCT1(*SLC22A1* 编码)介导进入血液中,OCT1 还负责肝脏摄取二甲双胍,OCT2(*SLC22A2* 编码)将二甲双胍转运到近端小管细胞中,MATE1(*SLC47A1* 编码)和 MATE2(*SLC47A2* 编码)一起介导二甲双胍排泄到尿液中,约 50% 的口服给药剂量被吸收到体循环中。这些转运基因的多态性影响二甲双胍的摄取和排泄。

(1)OCT2(*SLC47A2* 编码):二甲双胍在肾脏的排泄过程主要由 OCT2 介导,韩国的一项研究表明 *SLC47A2* 基因的变异 rs201919874(T199I)、rs145450955(T201M)和 rs316019(A270S)与二甲双胍肾清除率降低和血浆浓度增加有关。Wang 等研究表明 rs316019 的多态性在高加索和非裔美国人中与二甲双胍的清除率增加有关,而在亚洲人群中则与清除率降低有关。

（2）OCT3（*SLC22A3* 编码）：OCT3 与肠上皮和肝细胞对二甲双胍的摄取有关，Chen 等发现与野生型 OCT3 相比，二甲双胍对 *OCT3* 基因敲除小鼠葡萄糖浓度影响降低了。Mahrooz 等研究了 *OCT3* 基因的两种常见变异，rs3088442G>A 患 2 型糖尿病的风险较低，而 rs2292334G>A 对 2 型糖尿病的易感性增加。

（3）MATE1（*SLC47A1* 编码）：2009 年，Becker 及其同事研究发现 rs2289669（G>A）与 HbA$_{1c}$ 水平降低显著相关，这项结果后来在中国、欧洲国家、伊朗人群中得到了验证。有多项研究表明编码 MATE1 的 *SLC47A1* 基因的 rs2252281、rs2289669、rs8065082 多态性位点与二甲双胍的疗效有关，但是在某些人群中，rs2289669 对二甲双胍反应的影响尚未得到证实。

（4）MATE2（*SLC47A2* 编码）：编码 MATE2 的 *SLC47A2* 基因的多态性 rs12943590 的 A 等位基因携带者葡萄糖水平更高，并且肾脏清除率更高。Choi 及其同事开展了 *SLC47A2* 的变异与二甲双胍反应的关联研究。结果显示两个非同义 *SLC47A2* 变异（485C>T 和 1177G>A）与二甲双胍摄取显著降低和蛋白质表达水平降低相关；rs12943590（g. -130G>A）的纯合个体对二甲双胍的反应明显较弱。

2. 药效学

共济失调-毛细血管扩张症突变（ATM）：Zhou 等于 2011 年报告了一项针对 1 024 名苏格兰 2 型糖尿病患者对二甲双胍的血糖反应的全基因组关联研究，并在两个队列中进行了验证，其中包括 1 783 名苏格兰人和英国前瞻性糖尿病研究（UKPDS）的 1 113 名患者。评估了 705 125 个 SNP 中，有 14 个 SNP 与二甲双胍反应显著相关，这些 SNP 都位于 *ATM* 基因的连锁不平衡区域，相关性最强的是 rs11212617。

（二）磺脲类药物

磺脲类药物（sulfonylureas，SU）是一种胰岛素促分泌剂，建议与其他降糖药联合使用可以更好地控制血糖。

1. 药代动力学

SU 进入血液循环后，与血浆蛋白结合，通过肝脏细胞色素 P450 清除，细胞色素 P450 同工酶 CYP2C9 是关键的代谢酶，负责磺脲类药物的氧化。*CYP2C9* 基因是相对多态的，最常见的等位基因 *CYP3C9*＊1 作为野生型，出现频率较低的非同义等位基因 *CYP2C9*＊2（rs1799853 或 Arg144Cys）和 *CYP2C9*＊3（rs1057910 或 Ile359Leu）与 CYP2C9 的功能损害有关。

SU 的药代动力学相关基因的遗传变异比药效学的变异对磺脲类药物反应的影响更大。*CYP2C9* 基因的多态性是大多数 SU 消除率变异的原因之一。*CYP2C9*＊2（Arg144Cys）和 *CYP2C9*＊3（Ile359Leu）变异会导致酶的活性降低，从而 SU 代谢更加缓慢，在血液中保持较高的浓度。早在 2002 年，在几项药代动力学研究中，Kirchheiner 及其同事证明了 *CYP2C9* 的两个常见变异 rs1799853 与 rs1057910 与磺脲类药物的治疗反应有关。而 Zhou 等利用一项大型队列研究提供了直接证据，通过研究 GO－DARTS 队列中 1 073 例 SU 单药治疗（主要是格列齐特）患者，结果显示携带非野生型等位基因（即 *CYP3C9* ＊2/＊2，＊2/＊3，＊3/＊3）的患者接受 SU 单药治疗后达到 HbA_{1c} 水平<7%的可能性是野生型纯合子($CYP3C9*1/*1$)的 3.4 倍，尤其是 $CYP3C9*2/*3$。2018 年的一项研究再次证明了，与野生型患者相比，$CYP2C9*2/*3$ 变异的患者接受格列本脲治疗降糖效果更好。

2. 药效学

SU 通过阻断胰岛 β 细胞中的 K_{ATP} 通道来促进胰岛 β 细胞释放胰岛素实现降低血糖。K_{ATP} 通道复合体由一个结合药物的磺脲受体-1(SUR－1)亚单位和一个内向整流钾离子通道(Kir6.2)亚单位组成，SU 与 SUR－1 结合，会导致胰岛 β 细胞 K_{ATP} 通道关闭，导致细胞膜去极化并引发钙内流，含有胰岛素的囊泡胞吐，最后胰岛素分泌增加。

SUR－1 和 Kir6.2 分别由 $ABCC8$、$KCNJ11$ 编码，$ABCC8$ 和 $KCNJ11$ 的突变会影响 2 型糖尿病患者对磺脲类药物的反应。关于 $KCNJ11$ 基因多态性研究最广泛的是 E23K(rs5219)，它会导致谷氨酸(E)被赖氨酸(K)取代，对长期用 SU 治疗的患者，E23K 变异与 SU 治疗失败有关。$ABCC8$ 基因的三个多态性 rs757110(Ser1369Ala)、rs799854、rs1799859 与 SU 的治疗反应相关。Feng Y 等发现 $ABCC8$ 基因中的一个常见变异体 Ser1369Ala 与格列齐特在中国非肥胖 2 型糖尿病患者中的抗糖尿病疗效显著相关，Ala/Ala 基因型患者对格列齐特的反应明显比 Ser/Ser 基因型患者好。$KCNJ11$ 基因中的 E23K(rs5219)变异和 $ABCC8$ 基因中的 S1369A(rs757110)变异处于强连锁不平衡状态，构成易患 2 型糖尿病的单倍型。

$TCF7L2$ 是药物遗传学研究的一个非常有前途的基因，该基因含有几个与 2 型糖尿病发生密切相关的变异，迄今为止，该基因的致病机制尚未阐明。全基因组测序技术发现了 $TCF7L2$ 与 SU 治疗反应的相关性，对来自 GoDARTS 队列的 901 名接受 SU 治疗的苏格兰 2 型糖尿病患者研究 $TCF7L2$ 多态性对 SU 治疗效果的影响，发现位于 $TCF7L2$ 基因内含子区域的 rs12255372 与 SU 反应密切相关。与携带 rs12255372 T/T 变异的患者相比，携带 G/G 变异的患者在治疗 1 年内达到 HbA_{1c} 水平<7%的可能性低两倍。$TCF7L2$ 基因中的另一个内含子变异 rs7903146 也有类似的关联，与携带 C/C 变异的患者相比，携带 T/T 变异的患者对 SU 的反应更差，并且治疗失败风险更高。这些数据表明 $TCF7L2$ 多态性是影响 SU 治疗后血糖反应的重要因素。

（三）噻唑烷二酮类

1. 药代动力学

噻唑烷二酮类(Thiazolidinediones，TZD)主要通过 CYP2C8 代谢，吡格列酮和罗格列酮在肝脏中主要通过它代谢，一小部分通过 CYP2C9。部分研究表明 $CYP2C8$ 变异 $*3$(R139K/rs11572080 和 K399R/rs10509681)和 $*11$(E274X/rs78637576)与罗格列酮的血浆水平有关。Kirchheiner 等观察到携带 $CYP2C8*3$ 变异与更高的罗格列酮清除率及其更短的血浆半衰期有关，但它不能降低健康个体的血糖水平。在南丹麦糖尿病研究数据库的 187 名 2 型糖尿病患者中观察到类似的结果，发现 $CYP2C8*3$ 与较低的罗格列酮血浆水平相关，因此治疗反应降低。Dawed 等研究表明，对于接受罗格列酮治疗的患者，携带 $CYP2C8*3$ 等位基因的患者比野生型的 HbA_{1c} 降低幅度更大、体重增加更少，但是这些变异对吡格列酮的治疗效果没有影响。Yeo 等在 50 名韩国人中发现了 $CYP2C8*11$ 变异杂合携带者体内罗格列酮的血浆浓度明显较高，然而等位基因频率的评估显示 *CYP2C8 * 11* 变异在亚洲人中很少见（低于 0.5%），在高加索人中不存在。

2. 药效学

TZD 通过与核过氧化物酶体增殖激活受体-γ，PPAR - γ（*PPAR - γ* 基因编码）结合从而改善胰岛素的敏感性，*PPAR - γ* 基因的 Pro12Ala 变异已被证实与胰岛素抵抗有关。Hsieh 等研究发现 *PPAR - γ* 基因的多态性 Pro12Ala 与中国 2 型糖尿病患者对吡格列酮的反应有关。

（四）DDP - 4 抑制剂

二肽基肽酶 4（dipeptidyl peptidase - 4 inhibitor，DDP - 4）抑制剂通过抑制二肽基肽酶 4（负责胰高血糖素样肽-1 和胃抑肽快速降解的酶）来增加内源性肠促胰岛素水平，DDP - 4 抑制剂是 2 型糖尿病的二线治疗方式，常见的 DDP - 4 抑制剂包括：阿格列汀、利格列汀、维达列汀、沙格列汀、西他列汀。DDP - 4 抑制剂的受体基因 *GLP - 1R* 的多态性影响 DDP - 4 抑制剂的治疗反应，Han 等研究表明，与 *GLP - 1R* 多态性 rs3765467 主要基因型（GG）相比，次要等位基因型（GA/AA）患者 HbA_{1c} 降低幅度更大。Javorský 等研究表明 *GLP - 1R* 的错义变异会导致 2 型糖尿病患者对格列汀治疗的效果下降。

（五）GLP - 1 受体激动剂

胰高血糖素样肽-1（glucagon-like peptide - 1 receptor，GLP - 1）受体激动剂是优先推荐用于有心血管风险的 2 型糖尿病患者的降糖药之一，它可以改善胰岛素敏感性、降低 HbA_{1c} 的水平、减轻体重。GLP - 1 受体由 *GLP - 1R* 编码，Sathananthan 等于 2010 年首次证明了 *GLP - 1R* 的遗传变异在 GLP - 1 受体激动剂的治疗反应中的潜在作用，他们发现 *GLP - 1R* rs6923761 导致 168 位甘氨酸被丝氨酸取代，可能降低患者对于 GLP - 1 受体激动剂的反应性。De Luis 及其同事的研究结果表明，利用利拉鲁肽治疗期间，携带 rs6923761 变异 A 等位基因的 2 型糖尿病患者体重和脂肪量下降幅度更大。Chedid 等研究显示，与 rs6923761 GG 基因型患者相比，携带少数等位基因 A（AA 和 AG）的患者胃排空延迟时间更长。Lin 等研究显示 *GLP - 1R* rs3765467 和 rs761386 与 2 型糖尿病患者的血浆葡萄糖标准差的变化显著相关。*TCF7L2* 基因编码维持基础和 GLP - 1 受体激动剂诱导的胰岛 β 细胞增殖所需的转录因子。已经有研究证明 *TCF7L2* 基因的遗传变异会影响 DPP - 4 抑制剂和 GLP - 1 受体激动剂治疗的效果。关于以上的基因位点仅有少量的证据，今后需要更多的研究去了解 *GLP - 1R* 多态性对于治疗效果的影响。

（六）SGLT2 抑制剂

钠-葡萄糖协同转运蛋白-2（sodium-glucose co-transporter 2，SGLT2）抑制剂是一类新的治疗 2 型糖尿病的药物，SGLT2 抑制剂可减少肾小管对葡萄糖的重吸收，从而导致血浆葡萄糖浓度的降低，还与降低血压和体重有关。*SLC5A2* 基因编码 SGLT2，SGLT2 在体内经过葡萄糖醛酸化，尿苷二磷酸-葡萄糖醛酸转移酶（uridine diphosphate-glucuronosyltransferase，UGT）的多态性会影响 SGLT2 的代谢;*UGT1A9* 基因编码 UGT,Franke 及其同事证明了 *UGT1A9 * 3* 等位基因(rs72551330)在卡格列净药代动力学中的作用。Zimdahl 等一项研究评估了编码 SGLT2 的基因 *SLC5A2* 中常见的 SNP 是否会影响 2 型糖尿病患者的糖尿病相关代谢特征,结果显示 *SLC5A2* 基因中的常见遗传变异不影响血浆葡萄糖浓度、胰岛素敏感性/抵抗性、胰岛素释放、体脂或收缩压。至今关于基因多态性对 SGLT2 抑制剂作用的了解仍然有限,需要更多研究来揭示相关机制。

二、降糖药的药物基因组学的临床应用

目前美国糖尿病学会指南仅仅基于 2 型糖尿病患者的表型提出治疗方案,但基因的作用因素大大影响 2 型糖尿病的治疗效果,二甲双胍、SU 和 TZD 等糖尿病药物的基因组学的研究是比较丰富的,而 GLP - 1 受体激动剂、DDP - 4 抑制剂、SLGT2 抑制剂相关的基因组学研究仍然较少,并且这些研究大多数都在单一种群中进行,可能具有异质性,期待未来出现更多、更大规模、涉及更多种群的关于 2 型糖尿病药物基因组学的研究。

基因多态性会影响口服降糖药的治疗效果,药物基因组学通过优化药物种类和剂量的选择,降低不良反应的风险,从而实施个性化医疗的原则。目前的指南还没有考虑到个体的差异性,但是由于基因测序成本不断下降,为 2 型糖尿病患者进行基因测序在未来可能实现,从而避免无效药物的使用,降低药物和住院成本,为患者带来最大限度的健康益处。

但是和单基因糖尿病相比,2 型糖尿病个体化治疗仍然很不成熟。即使有越来越多的证据表明基因多态性影响降糖药对 2 型糖尿病的治疗反应,但是当前可用的药物基因组学研究的相关性受到遗传效应小、样本量小、统计能力有限、统计数据不足(例如模型缺乏基因-药物相互作用)、混杂因素考虑不全、研究设计不同、缺乏重复性研究等影响,2 型糖尿病个体化治疗领域在应用于临床实践前还需要不断发展。因此,需要进行更多设计良好、样本量足够大、糖尿病表型特征明确的研究,以研究和复制遗传变异对降糖药物反应的影响。跨研究的 meta 分析可以为关联提供有力的证据。

此外,未来的药物基因组学研究还应关注基因-基因的相互作用以及相关基因的 DNA 甲基化的作用。关于基因-基因的相互作用,Christensen 及其同事的一项研究结果发现,*SLC22A1* 基因多态性 rs316019 和 *SLC47A1* 基因多态性 rs2252281 的相互作用会影响二甲双胍的肾清除率。Xiao 及其同事证明了 *SLC47A1* 基因多态性 rs2289669 和 *SLC22A1* 基因多态性 rs594709 之间的相互作用会影响中国患者二甲双胍治疗后的血糖、胰岛素水平以及胰岛素抵抗和血脂改善。表观遗传修饰也可能影响糖尿病的药物遗传学,如 OCT1 和二甲双胍药代动力学相关基因的异常 DNA 甲基化可能会影响其在肝脏的表达,从而影响二甲双胍的转运。

药物遗传学研究提供了一种更好地理解和改进药物治疗的方法。基因测序成本的降低和越来越多的大型糖尿病研究联盟的出现,如 Go - T2D、T2D - GENES 和 DIAGRAM 为 2 型糖尿病患者个体化医疗的发展提供了广阔的前景。作为一个新兴领域,药物基因组学旨在探索药物的可能分子机制以及与药物疗效相关的特定基因变异,从而为优化药物选择、剂量、治疗持

续时间和避免药物不良反应的决策做出贡献。然而,迄今为止确定的基因座仅解释了小部分的 2 型糖尿病遗传性,遗传信息的临床应用仍处于初步阶段。

参·考·文·献

[1] Aquilante CL. Sulfonylurea pharmacogenomics in Type 2 diabetes: the influence of drug target and diabetes risk polymorphisms [J]. Expert Rev Cardiovasc Ther, 2010, 8(3): 359 - 372.

[2] Baldwin SJ, Clarke SE, Chenery RJ. Characterization of the cytochrome P450 enzymes involved in the in vitro metabolism of rosiglitazone[J]. Br J Clin Pharmacol, 1999, 48(3): 424 - 432.

[3] Becker ML, Visser LE, van Schaik RH, et al. Genetic variation in the multidrug and toxin extrusion 1 transporter protein influences the glucose-lowering effect of metformin in patients with diabetes: a preliminary study[J]. Diabetes, 2009, 58(3): 745 - 749.

[4] Buse JB, Wexler DJ, Tsapas A, et al. 2019 Update to: management of hyperglycemia in type 2 diabetes, 2018. A consensus report by the American Diabetes Association (ADA) and the European Association for the Study of Diabetes (EASD)[J]. Diabetes Care, 2020, 43(2): 487 - 493.

[5] Castelán-Martínez OD, Hoyo-Vadillo C, Bazán-Soto TB, et al. CYP2C9 ∗ 3 gene variant contributes independently to glycaemic control in patients with type 2 diabetes treated with glibenclamide[J]. J Clin Pharm Ther, 2018, 43(6): 768 - 774.

[6] Chedid V, Vijayvargiya P, Carlson P, et al. Allelic variant in the glucagon-like peptide 1 receptor gene associated with greater effect of liraglutide and exenatide on gastric emptying: a pilot pharmacogenetics study [J]. Neurogastroenterol Motil, 2018, 30(7): e13313.

[7] Chen EC, Liang X, Yee SW, et al. Targeted disruption of organic cation transporter 3 attenuates the pharmacologic response to metformin [J]. Mol Pharmacol, 2015, 88(1): 75 - 83.

[8] Chen Y, Li S, Brown C, et al. Effect of genetic variation in the organic cation transporter 2 on the renal elimination of metformin[J]. Pharmacogenet Genomics, 2009, 19(7): 497 - 504.

[9] Choi JH, Yee SW, Ramirez AH, et al. A common 5′-UTR variant in MATE2-K is associated with poor response to metformin[J]. Clin Pharmacol Ther, 2011, 90(5): 674 - 684.

[10] Christensen MM, Pedersen RS, Stage TB, et al. A gene-gene interaction between polymorphisms in the OCT2 and MATE1 genes influences the renal clearance of metformin[J]. Pharmacogenet Genomics, 2013, 23 (10): 526 - 534.

[11] Davegårdh C, García-Calzón S, Bacos K, et al. DNA methylation in the pathogenesis of type 2 diabetes in humans[J]. Mol Metab, 2018, 14: 12 - 25.

[12] Dawed AY, Donnelly L, Tavendale R, et al. CYP2C8 and SLCO1B1 Variants and therapeutic response to thiazolidinediones in patients with type 2 diabetes[J]. Diabetes Care, 2016, 39(11): 1902 - 1908.

[13] de Luis DA, Diaz Soto G, Izaola O, et al. Evaluation of weight loss and metabolic changes in diabetic patients treated with liraglutide, effect of RS 6923761 gene variant of glucagon-like peptide 1 receptor [J]. J Diabetes Complications, 2015, 29(4): 595 - 598.

[14] Elk N, Iwuchukwu OF. Using personalized medicine in the management of diabetes mellitus[J]. Pharmacotherapy, 2017, 37(9): 1131 - 1149.

[15] Feng Y, Mao G, Ren X, et al. Ser1369Ala variant in sulfonylurea receptor gene ABCC8 is associated with antidiabetic efficacy of gliclazide in Chinese type 2 diabetic patients[J]. Diabetes Care, 2008, 31(10): 1939 - 1944.

[16] Francke S, Mamidi RN, Solanki B, et al. In vitro metabolism of canagliflozin in human liver, kidney, intestine microsomes, and recombinant uridine diphosphate glucuronosyltransferases (UGT) and the effect of genetic variability of UGT enzymes on the pharmacokinetics of canagliflozin in humans[J]. J Clin Pharmacol, 2015, 55(9): 1061 - 1072.

[17] Hamming KS, Soliman D, Matemisz LC, et al. Coexpression of the type 2 diabetes susceptibility gene variants KCNJ11 E23K and ABCC8 S1369A alter the ATP and sulfonylurea sensitivities of the ATP-sensitive K(+) channel[J]. Diabetes, 2009, 58(10): 2419 - 2424.

[18] Han E, Park HS, Kwon O, et al. A genetic variant in GLP-1R is associated with response to DPP-4 inhibitors in patients with type 2 diabetes [J]. Medicine (Baltimore), 2016, 95(44): e5155.

[19] Hsieh MC, Lin KD, Tien KJ, et al. Common polymorphisms of the peroxisome proliferator-activated receptor-gamma (Pro12Ala) and peroxisome proliferator-activated receptor-gamma coactivator-1 (Gly482Ser) and the response to pioglitazone in Chinese patients with type 2 diabetes mellitus [J]. Metabolism, 2010, 59(8): 1139 - 1144.

[20] Javorský M, Gotthardová I, Klimčáková L, et al. A missense variant in GLP-1R gene is associated with the glycaemic response to treatment with gliptins [J]. Diabetes Obes Metab, 2016, 18(9): 941 - 944.

［21］　Kang HJ，Song IS，Shin HJ，et al. Identification and functional characterization of genetic variants of human organic cation transporters in a Korean population［J］. Drug Metab Dispos，2007，35（4）：667－675.

［22］　Kirchheiner J，Bauer S，Meineke I，et al. Impact of CYP2C9 and CYP2C19 polymorphisms on tolbutamide kinetics and the insulin and glucose response in healthy volunteers［J］. Pharmacogenetics，2002，12（2）：101－109.

［23］　Kirchheiner J，Brockmöller J，Meineke I，et al. Impact of CYP2C9 amino acid polymorphisms on glyburide kinetics and on the insulin and glucose response in healthy volunteers［J］. Clin Pharmacol Ther，2002，71（4）：286－296.

［24］　Kirchheiner J，Roots I，Goldammer M，et al. Effect of genetic polymorphisms in cytochrome p450（CYP）2C9 and CYP2C8 on the pharmacokinetics of oral antidiabetic drugs：clinical relevance［J］. Clin Pharmacokinet，2005，44（12）：1209－1225.

［25］　Kirchheiner J，Thomas S，Bauer S，et al. Pharmacokinetics and pharmacodynamics of rosiglitazone in relation to CYP2C8 genotype［J］. Clin Pharmacol Ther，2006，80（6）：657－667.

［26］　Liang X，Giacomini KM. Transporters involved in metformin pharmacokinetics and treatment response［J］. J Pharm Sci，2017，106（9）：2245－2250.

［27］　Lin CH，Lee YS，Huang YY，et al. Polymorphisms of GLP-1 receptor gene and response to GLP-1 analogue in patients with poorly controlled type 2 diabetes［J］. J Diabetes Res，2015，2015：176949.

［28］　Liu Z，Habener JF. Glucagon-like peptide-1 activation of TCF7L2-dependent Wnt signaling enhances pancreatic beta cell proliferation［J］. J Biol Chem，2008，283（13）：8723－8735.

［29］　Mahrooz A，Alizadeh A，Hashemi-Soteh MB，et al. Polymorphic variants rs3088442 and rs2292334 in the organic cation transporter 3（OCT3）gene and susceptibility against type 2 diabetes：role of their interaction［J］. Arch Med Res，2017，48（2）：162－168.

［30］　Mannino GC，Sesti G. Individualized therapy for type 2 diabetes：clinical implications of pharmacogenetic data［J］. Mol Diagn Ther，2012，16（5）：285－302.

［31］　McIntosh CH，Demuth HU，Pospisilik JA，et al. Dipeptidyl peptidase IV inhibitors：how do they work as new antidiabetic agents？［J］. Regul Pept，2005，128（2）：159－165.

［32］　Nasykhova YA，Tonyan ZN，Mikhailova AA，et al. Pharmacogenetics of type 2 diabetes-progress and prospects［J］. Int J Mol Sci，2020，21（18）：6842.

［33］　Overbeek JA，Heintjes EM，Prieto-Alhambra D，et al. Type 2 diabetes mellitus treatment patterns across europe：a population-based multi-database study［J］. Clin Ther，2017，39（4）：759－770.

［34］　Pearson ER，Donnelly LA，Kimber C，et al. Variation in TCF7L2 influences therapeutic response to sulfonylureas：a GoDARTs study［J］. Diabetes，2007，56（8）：2178－2182.

［35］　Sansome DJ，Xie C，Veedfald S，et al. Mechanism of glucose-lowering by metformin in type 2 diabetes：Role of bile acids［J］. Diabetes Obes Metab，2020，22（2）：141－148.

［36］　Sathananthan A，Man CD，Micheletto F，et al. Common genetic variation in GLP-1R and insulin secretion in response to exogenous GLP-1 in nondiabetic subjects：a pilot study［J］. Diabetes Care，2010，33（9）：2074－2076.

［37］　Sesti G，Laratta E，Cardellini M，et al. The E23K variant of KCNJ11 encoding the pancreatic beta-cell adenosine 5′-triphosphate-sensitive potassium channel subunit Kir6.2 is associated with an increased risk of secondary failure to sulfonylurea in patients with type 2 diabetes［J］. J Clin Endocrinol Metab，2006，91（6）：2334－2339.

［38］　Stage TB，Christensen MM，Feddersen S，et al. The role of genetic variants in CYP2C8，LPIN1，PPARGC1A and PPARγ on the trough steady-state plasma concentrations of rosiglitazone and on glycosylated haemoglobin A1c in type 2 diabetes［J］. Pharmacogenet Genomics，2013，23（4）：219－227.

［39］　Wang L，McLeod HL，Weinshilboum RM. Genomics and drug response［J］. N Engl J Med，2011，364（12）：1144－1153.

［40］　Wang ZJ，Yin OQ，Tomlinson B，et al. OCT2 polymorphisms and in-vivo renal functional consequence：studies with metformin and cimetidine［J］. Pharmacogenet Genomics，2008，18（7）：637－645.

［41］　Weinshilboum RM，Wang L. Pharmacogenetics and pharmacogenomics：development，science，and translation［J］. Annu Rev Genomics Hum Genet，2006，7：223－245.

［42］　Wright EM，Loo DD，Hirayama BA. Biology of human sodium glucose transporters［J］. Physiol Rev，2011，91（2）：733－794.

［43］　Xiao D，Guo Y，Li X，et al. The Impacts of SLC22A1 rs594709 and SLC47A1 rs2289669 Polymorphisms on metformin therapeutic efficacy in Chinese type 2 diabetes patients［J］. Int J Endocrinol，2016，2016：4350712.

［44］　Yeo CW，Lee SJ，Lee SS，et al. Discovery of a novel allelic variant of CYP2C8，CYP2C8 ＊ 11，in Asian populations and its clinical effect on the rosiglitazone disposition in vivo［J］. Drug Metab Dispos，2011，39（4）：711－716.

［45］　Zelniker TA，Wiviott SD，Raz I，et al. SGLT2 inhibitors for primary and secondary prevention of cardiovascular and renal outcomes in type 2 diabetes：a systematic review and meta-analysis of cardiovascular outcome trials［J］. Lancet，2019，393（10166）：31－39.

［46］　Zimdahl H，Haupt A，Brendel M，et al. Influence of

common polymorphisms in the SLC5A2 gene on metabolic traits in subjects at increased risk of diabetes and on response to empagliflozin treatment in patients with diabetes[J]. Pharmacogenet Genomics, 2017, 27 (4): 135 – 142.

[47] Zimdahl H, Ittrich C, Graefe-Mody U, et al. Influence of TCF7L2 gene variants on the therapeutic response to the dipeptidylpeptidase-4 inhibitor linagliptin [J]. Diabetologia, 2014, 57(9): 1869 – 1875.